Dr. med. Catharina Hamm

Save your Heart

Dr. med. Catharina Hamm

Save your Heart

Starte deinen Weg in ein herzgesundes Leben

Mit Illustrationen von Lorena Addotto

dtv

MIX
Papier | Fördert gute Waldnutzung
FSC® C083411

3. Auflage 2025
Originalausgabe 2024

Tumblingerstraße 21, 80337 München
produktsicherheit@dtv.de
Umschlaggestaltung: SERIFA, Christian Otto
Umschlagfotos: Sabina Radtke Photography (München)
Illustrationen: Lorena Addotto
Satz: Nadine Clemens, München
Druck und Bindung: CPI books GmbH, Leck
Printed in Germany · ISBN 978-3-423-26405-1

Für alle Frauenherzen dieser Welt

&

für Clara und Carl

Inhalt

Prolog: Bikini-Medizin ist nicht genug

Ein heißer Juniabend. Die Frau liegt auf der kalten Untersuchungsliege im klimatisierten Herzkatheterlabor. Der Rettungsdienst hat sie mit einem akuten Herzinfarkt in die Klinik gebracht. Während des Transportes blieb ihr Herz zweimal stehen – Kammerflimmern – und sie musste mit einem Defibrillator wiederbelebt werden. Jetzt ist sie schläfrig von den Medikamenten und dem Schmerz in ihrer Brust. Sie schaut mich an und fragt, was ich mache. Ich sage, dass ich die diensthabende Ärztin im Herzkatheterlabor sei und soeben ihre Herzschlagader geöffnet hätte. Die sei durch ein Blutgerinnsel komplett verschlossen gewesen. Ich hatte der Frau eine Gefäßstütze, einen Stent, eingebaut, der die Stelle jetzt offen hält. Der Verschluss des Herzvorderwandgefäßes hatte dazu geführt, dass ein großer Teil des Herzmuskels nicht mehr genug Sauerstoff bekommen hatte. Kein Sauerstoff, kein Leben. Herzstillstand. Die Frau will es nicht glauben. Ein Herzinfarkt? Sie? Mit 58? Sie war mit ihrer Freundin zum abendlichen Walking im Park, als ein heftiger Schmerz in ihrer linken Brust sie um den Atem brachte. Sie kannte den Schmerz aus den letzten Tagen, dieses Gefühl, als säße ein Elefant auf ihrer Brust, vor allem, wenn sie sich schnell bewegte. Allerdings war er nach einigen Sekunden immer wieder von allein weggegangen. Sie war – verunsichert von den Beschwerden – vor einigen Tagen abends beim Ärztlichen Notdienst gewesen, dort hatte man sie beruhigt: Wahrscheinlich sei ein Wirbel blockiert; man empfahl ihr eine Vorstellung beim Orthopäden. Aber dann, im Park, schnürte ihr der Schmerz die Kehle zu, ihr wurde heiß, sie hatte das Gefühl, ihr Herz springt ihr gleich aus der Brust, ihre Knie sackten zusammen. An mehr kann sie sich nicht erinnern.

Wir Frauen nehmen in unserer Gesellschaft oft mehrere Rollen gleichzeitig ein: Wir haben einen Beruf, sind Lehrerinnen, Ärztinnen, Kassiererinnen, Anwältinnen, Unternehmerinnen, Marketingmanagerinnen und Verkäuferinnen. Wir sind Mütter, Hausfrauen, Partnerinnen, Ehefrauen und Pflegerinnen. Unsere eigene Gesundheit vernachlässigen wir zwischen all den Anforderungen viel zu oft, dabei kümmern wir uns mit Hingabe um die Gesundheit unserer Kinder, Partner, Eltern oder Haustiere. Frauen (mich eingeschlossen) haben (zu Recht) Angst vor Brustkrebs oder Gebärmutterhalskrebs. Über unsere Herzgesundheit hingegen denken wir kaum nach.

Das verwundert nicht, denn jahrzehntelang regierte der »Bikini Approach« in der Medizin: Frauengesundheit beschränkte sich auf die weibliche Brust und die Fortpflanzungsorgane – nur da, so die vorherrschende Meinung, unterscheidet sich die Gesundheit von Frauen von derjenigen der Männer. Der Fokus in der Frauenmedizin wurde folglich auf die reproduktiven Lebensjahre, vor allem die Schwangerschaft, gerichtet, während andere wesentliche Aspekte unserer Gesundheit auf der Strecke blieben. Im 19. Jahrhundert hätte dieser Ansatz einen Sinn ergeben, denn damals betrug die Lebenserwartung von Frauen selten mehr als vierzig Jahre, viele überlebten das Wochenbett nicht oder erlagen Infektionskrankheiten und verstarben schlichtweg zu jung, um überhaupt Herz-Kreislauf-Erkrankungen zu entwickeln.

Aber auch zwei Jahrhunderte später sind es immer noch die Männer, deren Gesundheit in den Fokus gerückt wird, wenn es um Herzerkrankungen geht. Kein Wunder, denn Medizin und Forschung waren jahrelang fest in Männerhand. Frauen spielten historisch in der Herzmedizin keine Rolle, weder als Patientin noch als Forscherin. Und es kommt noch schlimmer: Frauen wurden häufig sogar dafür verantwortlich gemacht, dass der Mann einen Herzinfarkt bekam. Renommierte medizinische Fachjournale befeuerten die öffentliche Debatte darüber, dass Frauen zu viel von ihren Männern im Haushalt forderten und diese deshalb Herzinfarkte erlitten. Frauen sollten Kochkurse belegen, um dem herzkranken Ehemann dann bitte schön die richtige Kost für das geschwächte Herz zu servieren. Der Mythos der Mitschuld der Ehefrau hielt sich bis in die Achtzigerjahre. Ziemlich heftig, oder?[1]

Die »Vermännlichung« der Herzmedizin und die Vernachlässigung der Frauenherzgesundheit in der Medizin und Forschung (danke für nichts, Patriarchat!) haben fatale Folgen. Die Sterblichkeit bei Herzerkrankungen hat zwar in den letzten vierzig Jahren deutlich abgenommen, allerdings ist diese Abnahme bei Frauen, insbesondere bei den jüngeren Frauen, nicht in gleichem Maße zu verzeichnen wie bei Männern.[2] Und: Herz-Kreislauf-Erkrankungen sind die Todesursache Nummer 1 für Frauen in der westlichen Welt! Obwohl ein Großteil der Todesfälle durch die richtige Vorsorge (also Prävention) und die Früherkennung verhindert werden könnten. Aber die Präventivmedizin, in der es darum geht, dass Krankheiten gar nicht erst entstehen und der Mensch gesund bleibt, fristet genauso wie die Frauenherzgesundheit ein Schattendasein. Unsere Akutmedizin – die ohne Frage grundsätzlich eine sehr gute Qualität hat – ist auf die Behandlung von Krankheiten ausgelegt. Die Präventivmedizin jedoch, zielt darauf ab, Krankheiten und gesundheitliche Probleme zu verhindern, anstatt sie nur zu behandeln, nachdem sie aufgetreten sind.

Warum ist »Gesundheit« oder »gesunde Ernährung« nicht schon ein Pflichtfach in der Schule? Warum muss man erst herzkrank werden, damit man einen Herzcheck von der Krankenkasse erstattet bekommt? Warum müssen erst Ablagerungen an den Gefäßen nachweisbar sein, bevor hohe Cholesterinwerte ernst genommen werden? Prävention müsste viel früher anfangen, und zwar bei jedem Einzelnen von uns. Denn das Gesundheitssystem könnte viel Geld und Ressourcen sparen, wenn wir frühzeitig beginnen würden, uns mit unserer Gesundheit und deren Erhalt zu beschäftigen. Allen voran mit der Herzgesundheit.

Ich möchte daher das Spotlight auf den wichtigsten Muskel in deinem Körper richten: dein Herz. Als Kardiologin fasziniert mich dieses besondere Organ jeden Tag, es ist eher klein, dabei gleichzeitig extrem komplex und unglaublich stark. Es hält dich am Leben mit jedem Schlag, in jeder Sekunde. Aber es ist auch verletzlich, der Verschluss eines nur wenige Millimeter großen Herzkranzgefäßes kann es zum Stillstand bringen, heftiger psychischer Stress kann es besonders bei Frauen krank machen und brechen lassen (das sogenannte Broken-Heart-Syndrom gibt es wirklich).

Aus Erfahrung kann ich sagen, die meisten Menschen schätzen ihre Herzgesundheit erst dann, wenn sie herzkrank sind. Nicht immer, aber immer öfter, wenn ich eine Patientin mit akutem Herzinfarkt behandle, stelle ich fest: Es sind die Frauen, die besonders erstaunt sind, dass es »was am Herzen« ist. Und das scheint auch die allgemeine Auffassung zu sein. Frauen unterschätzen das eigene Risiko für Herzerkrankungen deutlich. Auch wenn Frauen meistens sehr viel gesundheitsbewusster und gesünder leben als Männer: Die »Awareness« für die Herzgesundheit lässt zu wünschen übrig.

Immer wieder ergeben Umfragen, dass sich mehr Frauen vor Brustkrebs fürchten und es für wahrscheinlicher halten, daran zu sterben, als an einer Herzerkrankung.[3] Dabei sterben zehnmal mehr Frauen pro Jahr an Herz-Kreislauf-Erkrankungen als an Brustkrebs. Schauen wir in die USA. Auch dort zeigen Studien, dass Frauen eher damit rechnen, an Krebs zu versterben, Herz-Kreislauf-Erkrankungen haben sie nicht auf dem Schirm. Trotz vermehrter Aufklärungskampagnen war 2019 die Wahrscheinlichkeit, dass Frauen Herz-Kreislauf-Erkrankungen als Top-Todesursache benannten, um 74 Prozent geringer als noch zehn Jahre zuvor. Die Wahrscheinlichkeit, dass sie Brustkrebs angaben, hat sich hingegen im gleichen Zeitraum verdoppelt.[4] In der Wahrnehmung der Menschen laufen Herz-Kreislauf-Erkrankungen bei Frauen also leider völlig unter dem Radar.

Noch viel erschreckender ist, dass selbst viele Ärztinnen und Ärzte das Risiko für Herzerkrankungen bei Frauen falsch einschätzen. Und das ist nicht nur ein (feministisches) Bauchgefühl, sondern durch knallharte Daten belegt. Eine repräsentative Umfrage unter medizinischem Fachpersonal ergab: Weniger als die Hälfte der befragten Kardiologinnen und Kardiologen fühlte sich sicher in der richtigen Einschätzung des Herz-Kreislauf-Risikos bei Frauen. Das heißt, wenn du beim nächsten Besuch in einer Praxis über dein individuelles Risiko für Herzkrankheiten sprichst, kann es sein, dass du keine eindeutige Einschätzung bekommst.

Auch allgemeine Risikofaktoren für Herzerkrankungen wie Bluthochdruck oder Diabetes werden bei Frauen oftmals zu spät erkannt und nicht adäquat behandelt. Es besteht also viel Nachholbedarf, und es wird Zeit, dass wir Frauen die Antworten bekommen, die wir brauchen und die uns zustehen, wenn es um unser wichtigstes Gut, unsere Gesundheit geht! Wir hängen weit hinterher mit der Erforschung der Frauengesundheit, die finanziellen Mittel, die dafür zur Verfügung gestellt werden, sind im Vergleich zu anderen Forschungsgebieten mickrig.

Aber nicht nur die Forschung hakt, auch die Lehre. Denn immer noch ist viel zu wenig bekannt, dass es bei Herz-Kreislauf-Erkrankungen frauenspezifische Risikofaktoren gibt. Doch woher soll dieses Wissen auch kommen? Ich muss zur Verteidigung vieler Kolleginnen und Kollegen sagen, dass im Medizinstudium wenig bis nichts über Gendermedizin, die sich mit dem Einfluss des Geschlechts auf Gesundheit und Krankheit befasst, gelehrt wird. Nur sehr wenige Universitäten, so zum Beispiel die Charité in Berlin, haben das Fach »Gendermedizin« als Pflichtfach fest im Lehrplan des Medizinstudiums verankert. Zum Glück gibt es an den Universitäten nach und nach immer mehr Lehrstühle für Gendermedizin – davon erhoffe ich mir, dass der medizinische Nachwuchs von Anfang an für dieses Thema sensibilisiert und darauf trainiert wird. Trotzdem halten sich bis heute viele Vorurteile, insbesondere bei männlichen Kollegen. So sagte ein Kollege, als ich ihm vor drei Jahren erzählte, dass ich ein berufsbegleitendes Gendermedizinstudium anfangen werde: »Ist doch alles Quatsch mit dieser Gendermedizin, da kommt nichts bei rum, warum bist du so eine Emanze geworden?«

Dabei sind gerade in der Kardiologie die geschlechterspezifischen Unterschiede offensichtlich. Es geht immer wieder durch die Presse, dass Frauen bei einem Herzinfarkt andere Symptome haben als Männer. Trotzdem beruhen weiterhin die gesamte Herzmedizin sowie übliche Empfehlungen für Therapien hauptsächlich auf Daten, die bei Männern erhoben wurden. Alle gängigen Herzmedikamente wurden jahrelang vornehmlich an männlichen Probanden getestet, Frauen wurden von Studien ausgeschlossen oder waren unterrepräsentiert, insbesondere die im gebärfähigen Alter. Warum? Hormonschwankungen, die möglicherweise zu einer veränderten Wirkung des Medikamentes führen und damit zu einer Verzerrung der Studiendaten sind den Forschenden zu riskant. Kein Wunder also, dass Frauen nicht nur häufiger überdosiert sind, sondern auch häufiger Nebenwirkungen haben. Doch damit man sieht, dass die empfohlene Dosierung viel zu hoch ist, müssen sie erst am Steuer einschlafen und Unfälle verursachen. So geschehen beim Schlafmittel Zopiclon. Inzwischen gibt es hier zumindest eine Dosierung speziell für Frauen.

Aber nicht nur bei Arzneimittelstudien, auch in vielen anderen kardiologischen Studien ist der Frauenanteil zu gering, und das, obwohl die Frauen bei vielen kardiologischen Krankheitsbildern mindestens 50 Prozent der Erkrankten ausmachen. Männer und Frauen sind doch gleich und sollen gleichwertig betrachtet werden? Also einfach alles auf das andere Geschlecht übertragen, oder nicht? Das ist ungefähr so, als machte man den Autoführerschein und sagte dann: Jetzt kann ich auch Lokführer.

Zum Glück waren einige Forscherinnen in den letzten 20 Jahren sehr aktiv, was die Erforschung der Geschlechterunterschiede angeht. Dadurch wissen wir, dass Frauen am Herzen anders erkranken. Sie haben in der Regel weniger Ablagerungen an den Herzkranzgefäßen, bekommen aber häufiger spontane Einrisse der Herzkranzgefäße, und der Herzmuskel erkrankt anders. Auch die auftretenden Beschwerden beim Herzinfarkt unterscheiden sich von denen bei Männern, der typische Brustschmerz steht oft nicht im Vordergrund, vielmehr leiden Frauen an Luftnot, Übelkeit und Rückenschmerzen. Je genauer man hinschaut und hinhört, was die Patentinnen berichten, desto genauer erkennt man die Unterschiede.

Ich habe in meiner langjährigen Berufspraxis oft erlebt, dass Frauen mit Herzerkrankungen deutlich verspätet in die Klinik kamen, weil ihre Beschwerden wochenlang bagatellisiert, fehlgedeutet oder als »psycho« abgestempelt wurden. Mit zum Teil schwerwiegenden, lebensbedrohlichen und leider auch tödlichen Folgen. Mich wundert es nicht, dass vor fünfzig Jahren Frauen mit Herzbeschwerden empfohlen wurde, sich in der Klinik als Mann zu verkleiden, damit sie von Ärzten ernst genommen und behandelt werden. Und selbst heute lesen wir immer noch Studien, die zeigen, dass Frauen, insbesondere die jüngeren bis fünfzig Jahre, nach einem Herzinfarkt eine höhere Sterblichkeit haben als gleich alte Männer.[5] Es dauert bei ihnen einfach zu lange, bis sie in der Klinik ankommen und behandelt werden.[6] Und das, obwohl immer mehr Innovationen in der Herzmedizin vorgestellt werden und Roboter mittlerweile Herzoperationen durchführen können. Der technische Fortschritt scheint also besser zu sein als der menschliche.

2023 erschien eine besorgniserregende Studie mit dem Titel »The underwhelming German life expectancy«, die schwarz auf weiß zeigte, dass Deutschland in puncto Herz-Kreislauf-Erkrankungen schlecht abschneidet, weshalb wir im Ranking bei der Lebenserwartung sowohl für Frauen als auch für Männer im Vergleich zu anderen westeuropäischen Ländern ziemlich weit hinten landeten.[7] Die Sterblichkeit im Hinblick auf Herzerkrankungen von Deutschen im Alter zwischen 50 und 64 Jahren war doppelt so hoch wie bei ihren Altersgenossen in den führenden Ländergruppen, wie der Schweiz oder Japan. Als einer der möglichen Hauptgründe wird die mangelhafte Prävention von Herz-Kreislauf-Erkrankungen angegeben.

Dies soll sich aber nun verbessern. 2023 wurde die sogenannte Nationale Herz-Allianz (NHA) gegründet – ein Bündnis aus Fachgesellschaften und Patientenvertretungen der Herz-Kreislauf-Medizin unter der Schirmherrschaft des Gesundheitsministeriums. Nach dem Motto »Wissen teilen, Gesundheit stärken« ist es ihr langfristiges Ziel, gemeinsam mit der Gesundheitspolitik die Prävention von Herz-Kreislauf-Erkrankungen durch die Schaffung gesundheitsförderlicher Rahmenbedingungen und gezielte Vorsorgeprogramme zu verbessern. Es besteht also Hoffnung, aber du siehst, die Tatsachen sind alarmierend.

Die Versäumnisse der Vergangenheit können wir leider nicht rückgängig machen, aber wir können in Zukunft gesünder sein. Du kannst jetzt deinen Weg in ein herzgesundes Leben starten. Spoiler: Ein »zu früh« gibt es nicht. Auch wenn für viele das Wort »Herzgesundheit« nach Rheumadecke klingt – es sollte zum Beispiel bereits für werdende Mütter Basiswissen sein. Denn schon in der Schwangerschaft prägen wir die (Herz-)Gesundheit unserer ungeborenen Kinder. Es ist also nie zu früh, aber zum Glück auch nie zu spät für einen gesunden Lifestyle. Dein Herz, deine Gefäße und deine Gesundheit werden es dir danken! Mein Ziel ist es, niemals eine Leserin meines Buches mit akutem Herzinfarkt vor mir auf dem Kathetertisch liegen zu haben – denn die lebt ab heute gesünder und besser! Versprochen?

Jetzt noch ein paar Worte dazu, was dich auf den folgenden Seiten erwartet. Zunächst gibt es im ersten Teil eine kleine Einführung in die Funktion deines Herzens. Dann ist es mir wichtig, dass du lernst, welche Erkrankungen und Risikofaktoren dein Herz so gar nicht mag. Nur wer die Risiken kennt, kann sie auch meiden. Du wirst danach wissen, auf welche allgemeinen und frauenspezifischen Risikofaktoren du ein besonderes Augenmerk legen solltest und wie du deine Lebensgewohnheiten anpassen kannst, um Herzkrankheiten abzumildern, aufzuschieben oder besser noch: gar nicht erst zu bekommen. Hier werde ich auch ausführlich über den Einfluss von Hormonen sprechen, denn zwischen unserer ersten Regelblutung und der Menopause (und natürlich auch danach) kann eine Menge passieren und deine spätere Herzgesundheit richtig auf die Probe gestellt werden.

Ein großes Kapitel ist den Themen Ernährung und Bewegung und ihrem Stellenwert für die Herzgesundheit gewidmet. Wer mich aus den sozialen Medien kennt, weiß, dass ich eine absolute Bewegungsfanatikerin bin und gutes Essen sowie gesunde Ernährung liebe. Auch die Bedeutung der Psyche für die Herzgesundheit findet Beachtung, denn es gibt einen enormen (und oft unterschätzten) Zusammenhang zwischen Psyche und Herz – der seelische Zustand prägt die Entstehungen und den Verlauf von Herzerkrankungen maßgeblich. Im letzten Teil des Buches wird es einen Überblick über die wichtigsten Herzerkrankungen bei Frauen geben, außerdem gehe ich auf die gängigsten Medikamente ein, die in der Herzmedizin verordnet werden.

Damit du nicht von zu viel Theorie erschlagen wirst, ist das Buch gespickt mit wichtigen Save-your-Heart-Praxistipps und Wissensboxen. Außerdem werde ich über spannende Fälle aus der klinischen Praxis berichten, die natürlich alle zum Schutz der Privatsphäre modifiziert und anonymisiert sind.

TEIL 1

Discover your Heart – Was du über dein Herz wissen musst

+ + +

In der ersten Hälfte unseres Lebens opfern wir unsere Gesundheit, um Geld zu erwerben, in der zweiten Hälfte opfern wir unser Geld, um die Gesundheit wiederzuerlangen. Und während dieser Zeit gehen Gesundheit und Leben von dannen.

VOLTAIRE

+ + +

Wir müssen reden, über DEIN Herz. Denn seine Funktion und Gesundheit ist von entscheidender Bedeutung für ein langes und erfülltes Leben. Ganz gleich, ob du dich schon mal mit der Gesundheit deines wichtigsten Organs auseinandergesetzt oder dich noch überhaupt nie damit beschäftigt hast, ich werde dir einen guten Rundumblick geben, damit du verstehst, wie dein Herz funktioniert und vor allem welchen potenziellen Gefahren und Risiken es im Laufe deines turbulenten Frauenlebens so ausgesetzt ist. Unser Frauenherz macht in der Tat viel mehr Hormonturbulenzen durch als ein Männerherz, sei es in der Pubertät, während der Schwangerschaft, in der es für zwei schlägt, in der Perimenopause mit wilden Hormonschwankungen oder nach der Menopause mit drastischem Abfall der Hormonpegel.

Einen Vorteil haben Frauen übrigens im Vergleich zu Männern in Sachen Herzgesundheit: Sie haben mehr Zeit. Denn im Schnitt erkranken wir zehn Jahre später an den typischen Herzerkrankungen wie der Koronaren Herzerkrankung mit ihrer lebensbedrohlichen Komplikation – dem Herzinfarkt. Den Vorteil in Bezug auf die Zeit können und sollten wir wirklich gut nutzen, um den Beginn der Erkrankung hinauszuzögern oder am besten ganz zu verhindern. Das würde nicht nur etliche Milliarden Euro Behandlungskosten sparen, sondern auch all die schrecklichen Schicksale vermeiden, die wir tagtäglich in der Klinik zu sehen bekommen. Und nein, ich möchte damit keine Panik machen, sondern einfach einen Appell an euch rausschicken und euch darin bestärken, frühzeitig auf euch und euer Herz aufzupassen.

Skincare is good, Heartcare is better

Vielleicht wunderst du dich, warum ich über die Haut in das Thema Herz einsteige. Das liegt unter anderem daran, dass dermatologische Schönheitsmedizin für die meisten einfach »sexier« klingt als Herzmedizin. Bei »Pflegeroutine« denken wir meist an das tägliche Waschen und Bearbeiten der äußeren Fassade, das bei der Durchschnittsfrau in Deutschland pro Tag angeblich etwa fünfzig Minuten absorbiert.[8] Auf die Woche gerechnet sind das mehr als sechs Stunden. Wenn ich nach meiner täglichen »Pflegeroutine« gefragt werde, denke ich: sieben Stunden Schlaf, gesunde Ernährung mit viel Gemüse und Proteinen, täglich eine Handvoll Nüsse, wenig Zucker, viel Wasser, Sport, Lachen und frische Luft. Denn: Äußere und innere Pflege lassen sich nicht trennen, wenn ich meinen Körper gut behandle, strahlt auch meine Haut und umgekehrt! Und es gibt mehr Schnittstellen zwischen Herz und Haut, als du denkst. Würden alle Frauen täglich so viel Zeit in Herzpflege, also Bewegung, gesunde Ernährung und Stressbewältigung stecken wie in ihre Hautpflege, hätten wir deutlich weniger Gesundheitsprobleme, da bin ich mir sicher. Erschreckenderweise schaffen es aber nicht mal die Hälfte aller Frauen, 150 Minuten Sport pro Woche zu treiben.

Na klar, deine Haut ist dein größtes Organ und bildet eine wichtige Schutzbarriere nach außen, sie reguliert deine Körpertemperatur, schützt dich vor Krankheiten und Infektionen. Deshalb verdient sie zweifellos unsere tägliche Aufmerksamkeit und Pflege. Sicherlich verwendest auch du zahlreiche Cremes, Lotionen und Seren, um deine Haut zu schützen, zu nähren und zu verschönern. Kein Wunder, dass die Hautpflegeindustrie boomt, noch nie waren die Möglichkeiten der äußerlichen Selbstoptimierung größer. Ich gebe zu, auch ich bin eine totale Skincare-Enthusiastin und mein Äußeres ist mir wichtig, aber ich bin auch ein »Health-Nerd« und pflege mein Inneres, jeden Tag.

Die meisten Menschen nehmen sich für die Herzgesundheit, ihre Ernährung oder Maßnahmen zur Stressreduktion viel zu wenig Zeit. Natürlich haben viele auch schlicht und einfach keine Kapazitäten, im hektischen Alltag auch noch an einen gesunden Lebensstil zu denken, aber ich glaube, oft werden die Prioritäten auch falsch gesetzt. Dennoch ist es besser vorauszudenken, statt das Nachsehen zu haben. Wenn du denkst, ein gesunder Lebensstil ist zeitaufwendig, warte, bis die Krankheit da ist. Sie ist mit noch viel mehr Zeitaufwand verbunden, allein die Stunden, die man in Wartezimmern verbringt …

Also, was nutzt uns ein nach außen hin makelloses Aussehen, wenn es »innen« nicht stimmt? Ich möchte dich nicht desillusionieren, aber du kannst cremen und peelen, wie du willst – mit einer kaputten Pumpe bröckelt auch das Äußere. Wenn das Herz nicht mehr gut arbeitet und deine Gefäße voll sind mit Ablagerungen, bekommt auch deine Haut kein Blut mit wertvollen Nährstoffen mehr. Und das hinterlässt sichtbare Spuren, auch in deinem Gesicht.

Ich erinnere mich an einen erfahrenen Professor für Innere Medizin während meiner Ausbildung. Wenn man mit ihm auf Visite in die Zimmer ging, erkannte (und erroch) er bereits beim Betreten des Raums, an welcher Organerkrankung der Patient oder die Patientin litt. Und das, obwohl nur das Gesicht unter der Bettdecke hervorlugte. Das hat mich fasziniert und beeindruckt. Immer gut zu erkennen sind zum Beispiel die sogenannten Xanthelasmen, das sind gelbliche Fettablagerungen an den Augenlidern, die durch eine Fettstoffwechselstörung verursacht werden. Sie sind unschön, aber an sich harmlos für die Haut und nur durch eine Behandlung der hohen Cholesterinwerte und mit keiner Creme der Welt zu kurieren.

Wenn wir uns vor Augen halten, dass Erkrankungen wie Bluthochdruck oder ein zu hoher Cholesterinspiegel die Durchblutung in den

Gefäßen beeinträchtigen können, ist es nur logisch, dass auch die Haut darunter leidet.[9] Menschen, die optisch ihrem tatsächlichen Alter voraus sind, haben oftmals auch eine schlechtere Gesundheit. Dies ist durch Studien belegt, die zeigen, dass solche Risikofaktoren mit einer höheren Wahrscheinlichkeit Zeichen der Hautalterung wie Falten und Pigmentflecken hervorbringen.[10] Oft werde ich außerdem gefragt, ob das frühe Sprießen von vereinzelten grauen Haaren auf eine schlechtere Herzgesundheit hinweisen kann.

Save your heart Wissen

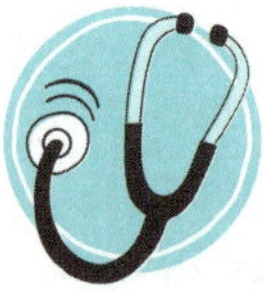

Graue Haare und Herzgesundheit

In der Tat teilen sich ergrauende Haare und Ablagerungen an den Herzkranzgefäßen die gleichen Entstehungsmechanismen: altersbedingte DNA-Schäden, vermehrter oxidativer Stress und alternde Zellen. Das Haar ergraut, weil sogenannte freie Radikale, die bei der Bildung der Haarpigmente entstehen, die pigmentproduzierenden Zellen der Haare attackieren. Je älter wir werden, desto schlechter funktionieren die Gegenspieler, die Antioxidantien. Deshalb ergrauen auch Raucherinnen und Raucher in der Regel früher, denn sie produzieren durch das Qualmen mehr schädigende Radikale. Bei Männern zeigte sich tatsächlich, dass die Stufe der Vergrauung im Haar mit der Verkalkung der Herzkranzgefäße korrelierte. Sprießen schon vor dem 30. Lebensjahr vereinzelt graue Haare, lassen sich bei den Betroffenen auch erhöhte Blutfette, ein schlechterer Zuckerstoffwechsel und erhöhte Entzündungsmarker nachweisen.[11] Allerdings hat graues Haar auch eine starke genetische Komponente. Wenn also deine Eltern auch früh grau geworden sind, ist die Wahrscheinlichkeit hoch, dass es dir genauso gehen wird, ohne dass dies ein Indiz für eine schlechtere Herzgesundheit ist. Immer ausschließen bei frühem Ergrauen: einen Mangel an Vitamin B12 und eine Schilddrüsenunterfunktion.

+ + +

Dein Äußeres wie Haare und Haut sind also gewissermaßen ein Spiegel der inneren Gesundheit. Beim Blick ins Gesicht meiner Patientinnen und Patienten erkenne ich – wenn ich es nicht ohnehin direkt mit meiner feinen Spürnase rieche – zum Beispiel, ob sie rauchen oder nicht. Das Rauchen schädigt die kleinsten Blutgefäße in der Haut, die Folge sind ein weniger rosiges Erscheinungsbild und schlechterer Sauerstofftransport, verbunden mit einem »fahlen« Teint.

Andersherum können allerdings auch Hautleiden die Herzgesundheit beeinflussen. Entzündliche Hauterkrankungen wie die Psoriasis (Schuppenflechte) oder Neurodermitis gehen mit einer erhöhten Entzündungsaktivität einher und können dadurch auch das Risiko für Herz-Kreislauf-Erkrankungen erhöhen.[12, 13] Eine Eindämmung der Entzündungsaktivität hat damit nicht nur Einfluss auf den Verlauf der Hauterkrankung, sondern auch auf das Risiko für Herzerkrankungen. Deshalb sollte sowohl die Pflege der Haut als auch des Herzens nie isoliert betrachtet werden. Denn: Du machst mit »Herzpflege« gleichzeitig auch Gesichtspflege. Alles, was dem Herzen guttut, sei es Sport, gesunde Ernährung, ein schöner Abend mit Freunden oder auch guter Schlaf, lässt auch deine Haut strahlen!

Save your heart Tipp

Wenn du im Spiegelbild Alterungserscheinungen feststellst und beim Einkauf instinktiv zu Anti-Aging-Produkten greifst, dann solltest du anfangen, über deine »inneren Werte« nachzudenken. Das heißt, zu dem Zeitpunkt solltest du auf jeden Fall deine Blutdruck- und Cholesterinwerte bestimmen lassen und spätestens jetzt mit dem Rauchen aufhören!

Cardio-logic – Darf ich vorstellen, das ist dein Herz

Dein Herz ist nicht einfach nur ein Organ. Es hat eine lebenswichtige Bedeutung in deinem Körper. Ich bin jeden Tag aufs Neue begeistert davon, habe Herzen schon in der Hand gehalten und schlagen gespürt, Herzen gerettet, Herzen neu gestartet und leider auch Herzen sterben sehen. Ich erinnere mich außerdem noch gut an das unglaubliche Gefühl, als ich das Herz meines Kindes das erste Mal in meinem Bauch habe schlagen sehen. Wenn du bisher nicht viel mit dem Herz (außer vielleicht in Sachen Liebe) zu tun hattest, möchte ich dich in diesem Kapitel für dein Herz begeistern und zunächst auf seine Funktion und Aufgaben eingehen.

Kleine Herzmuskelkunde

Dein Herz ist in etwa so groß wie deine Faust. Ein ausgewachsenes Frauenherz ist durchschnittlich etwas kleiner und leichter als ein Männerherz und wiegt mit 250 Gramm gerade mal so viel wie eine durchschnittlich große Avocado, das Männerherz ist etwa fünfzig Gramm schwerer. Das Herz ist ein Muskel, der sich um die 100 000-mal pro Tag zusammenzieht und entspannt, ohne dass wir in der Lage sind, dies willentlich zu beeinflussen. Manchmal würde man sich wünschen, das Tempo des Herzschlags aktiv drosseln zu können, insbesondere wenn man aufgeregt ist. Leider können wir dem Herz nicht einfach befehlen, dass es langsamer schlagen soll, aber durch Atemmanöver können wir zum Beispiel den Herzschlag beruhigen.

Dein Herzmuskel ist einzigartig. Mit seinen Herzmuskelzellen, den sogenannten Kardiomyozyten, unterscheidet er sich von den restlichen Muskeln in deinem Körper. Ihr geschickter Aufbau und die gute

Connection untereinander, die sogenannten Gap Junctions, machen es möglich, dass sich alle Herzmuskelzellen regelmäßig und gleichmäßig zusammenziehen und erschlaffen. Bei Anstrengung reagiert das Herz und passt ganz automatisch und von uns unbemerkt den Herzschlag den Bedürfnissen unseres Körpers an. Wird mehr Sauerstoff gebraucht, zum Beispiel beim Gehen oder Joggen, steigert es den Herzschlag. Wenn das nicht klappt, merken wir das anhand von Luftnot und schneller Erschöpfung. Auch sonst bemerken wir dieses beeindruckende Organ meist erst, wenn etwas nicht stimmt, das heißt, wenn es rumpelt, ruckelt oder Probleme macht.

DEIN HERZ, DIE PUMPE

Stellen wir uns vor, dein Körper ist eine Bühne, dann ist dein Herz die Protagonistin im Scheinwerferlicht, alle Augen sind auf sie gerichtet. Wenn sie nicht performt, leert sich der Saal und alle gehen nach Hause. So groß ist auch die Bedeutung des Herzens für unseren Körper. Wir sind maximal darauf angewiesen, dass mit jedem Herzschlag sauerstoffreiches Blut in alle Organe und auch das noch so kleinste Körperteil, ja, bis in die kleine Fußzehe, gepumpt wird. Es müssen sozusagen alle entertaint werden, auch die Dame in der letzten Reihe.

Unsere Pumpe vollbringt also eine beachtliche Leistung, dabei besteht ihre Arbeit doch nur aus zwei Bewegungen: nämlich sich zusammenziehen (die sogenannte Systole), was bewirkt, dass das Blut aus dem Herzen herausgepumpt wird, und erschlaffen (die sogenannte Diastole), was der erneuten Füllung mit Blut und als Verschnaufpause dient, sonst würde den Herzmuskelzellen die Puste ausgehen.

Das Herz ist aufgeteilt in zwei Vorkammern (Vorhöfe) und zwei Hauptkammern (Ventrikeln), die jeweils durch Herzklappen getrennt sind. Die Herzklappen kannst du dir wie Türsteher vorstellen. Ihre

ANATOMISCHER AUFBAU DES HERZENS

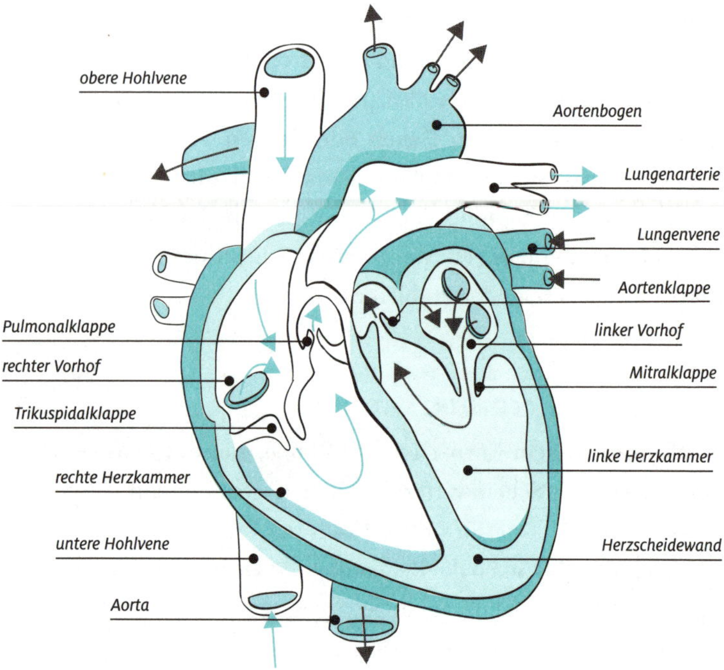

Aufgabe ist es sicherzustellen, dass nur die richtigen Gäste zur richtigen Zeit hineinkommen und niemand unerwünscht hereinplatzt.

Der linke Vorhof ist über eine Herzklappe mit der linken Herzkammer verbunden, der rechte Vorhof über eine andere Herzklappe mit der rechten Herzkammer. Die Lunge, die unser Blut mit Sauerstoff aus der Atemluft anreichert, ist dazwischengeschaltet. Das kannst du gut in der Abbildung erkennen. Im rechten Teil des Herzens fließt das sauerstoffarme Blut, große Venen sammeln es und münden in den rechten Vorhof, das Auffangbecken quasi. Hier herrscht nicht viel Druck oder Eile, und das Blut plätschert langsam vor sich hin, wie ein Bächlein. Vom rechten Vorhof fließt es weiter über die sogenannte Trikuspidalklappe in die rechte Herzkammer. Bei jedem Herzschlag wird das Blut von der rechten Herzkammer in die Lungenhauptschlagader (Lungenarterie) gepumpt, die es dann über kleine Seitenäste zur Sauerstoffanreicherung und zur Entfernung von »Altlasten« (CO_2) durch die Lunge transportiert.

Das frische, sauerstoffreiche Blut kommt dann in den Lungenvenen wieder an (übrigens die einzigen Venen in deinem Körper, die sauerstoffreiches Blut transportieren), die in den linken Herzvorhof münden. Über die sogenannte Mitralklappe gelangt das Blut in die muskelstarke linke Herzkammer. Dort herrscht deutlich mehr Druck (das Blut fließt hier wie ein reißender Fluss) als in der rechten Herzkammer, denn schließlich muss von hier aus der gesamte Körper mit sauerstoffreichem Blut versorgt werden. Die Aortenklappe ist das große Tor, das sich öffnet, wenn das Blut aus der Kammer in die Hauptschlagader gepumpt wird. Die Hauptschlagader wird auch Aorta genannt und ist die Hauptverkehrsstraße für dein Blut, von ihr gehen viele kleine Seitenstraßen zur Versorgung der anderen Organe ab. Sobald das Blut in die Aorta gepumpt wurde, schließt sich die Herzklappe, um zu verhindern, dass das Blut zurück ins Herz fließt, denn im Körper wird alles gebraucht, und jeder Tropfen, der hinauskatapultiert wird, ist wichtig.

Save your heart Wissen

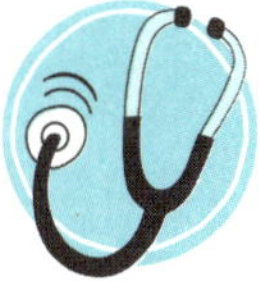

- Obwohl das weibliche Herz kleiner ist, schlägt es durchschnittlich fünf bis zehn Schläge pro Minute mehr als ein Männerherz.
- Männer hingegen pumpen durchschnittlich pro Herzschlag mehr Blut in den Körper, ihr sogenanntes Schlagvolumen (das Blutvolumen, das pro Schlag transportiert wird) ist höher als bei Frauen.
- Dein Herz pumpt pro Tag etwa 7200 Liter Blut durch deinen Körper.

+ + +

DER BLUTKREISLAUF DES MENSCHEN

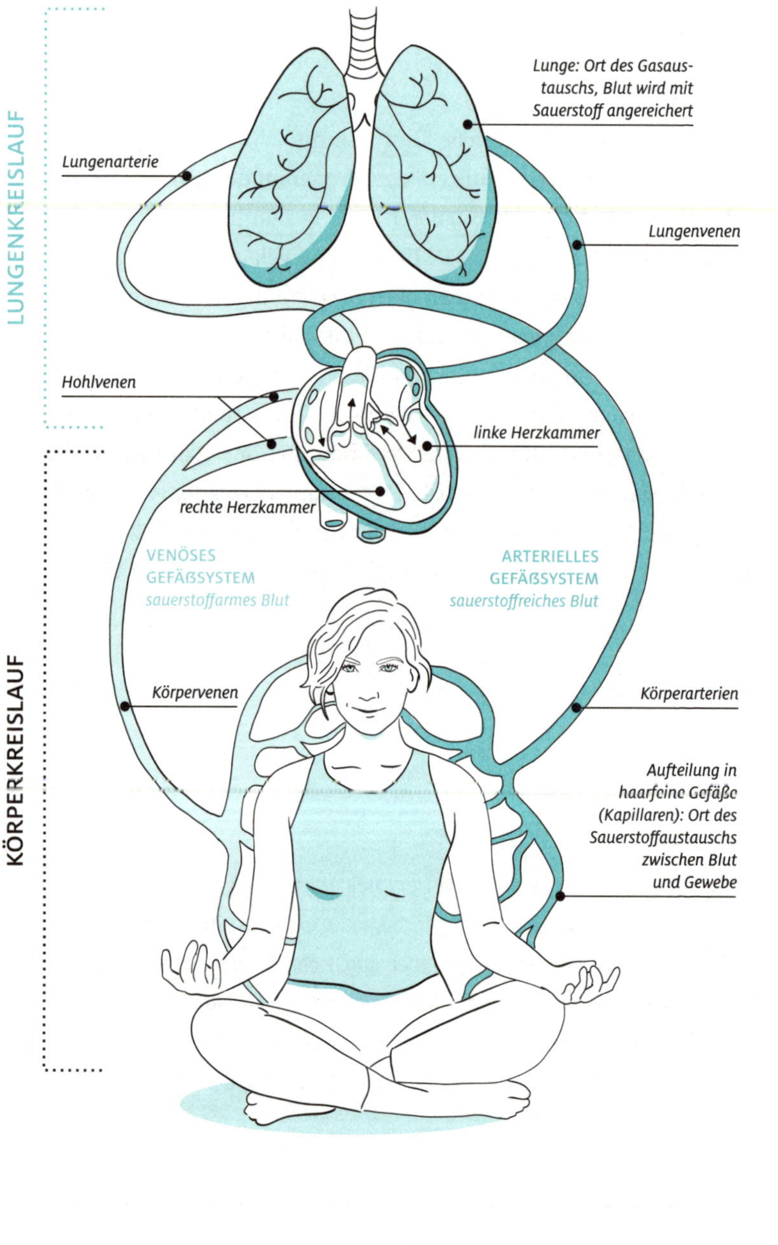

DAS REIZLEITUNGSSYSTEM – DIE DJS DES HERZENS

Es gibt eine Spezialeinheit im Herzmuskel, die »Elektrofraktion«, das sind sogenannte Schrittmacherzellen. Sie sind spezialisiert auf die Steuerung der elektrischen Impulse, man kann sie auch als DJs des Herzens bezeichnen, denn sie geben den Rhythmus vor, in dem das Herz in deiner Brust schlägt. Wie kommt dieser Herzrhythmus jetzt zustande? Das geht alles dank des raffinierten elektrischen Reizleitungssystems, das die elektrischen Impulse von oben nach unten durch das Herz leitet.

Im Mittelpunkt des Systems steht der sogenannte Sinusknoten, der Cheftänzer mit Wohnsitz im rechten Herzvorhof. Er gibt den Startschuss für jeden einzelnen Herzschlag, indem er einen »elektrischen Impuls« sendet. Weiter geht es über den sogenannten AV-Knoten (A steht für Atrium = Vorhof, V steht für Ventrikel = Herzkammer), der

DAS REIZLEITUNGSSYSTEM DES HERZENS

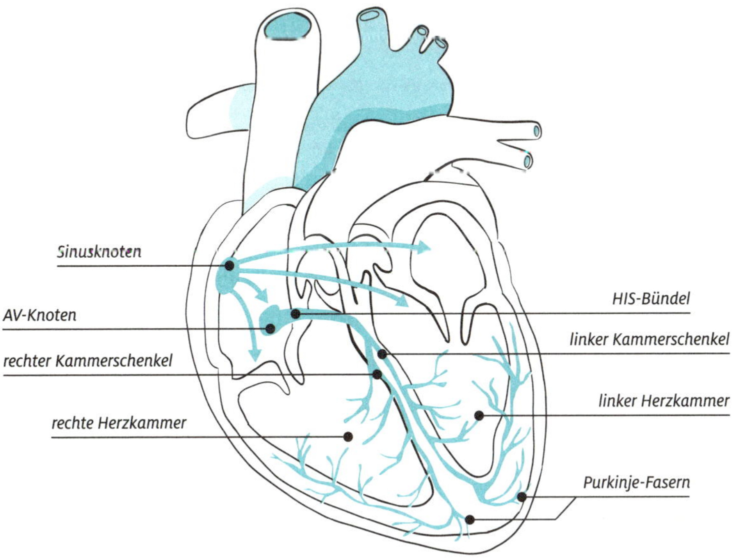

sich – wie der Name schon sagt – zwischen Vorhof und Herzkammer befindet. Er leitet die Impulse des Sinusknotens über das kurze His-Bündel mithilfe sogenannter Kammerschenkel bis in die Herzkammern weiter. Die Herzkammern bekommen somit das Signal, sich zusammenzuziehen und das Blut durch den Körper zu pumpen.

In der Regel läuft dieser ganze Prozess etwa 60- bis 80-mal pro Minute ab – das ist der Beat eines gesunden Herzens. Wir sprechen hier vom Ruhepuls oder der Ruheherzfrequenz. Wenn wir schlafen, kann dieser Puls noch etwas weiter absinken, auf unter sechzig Schläge pro Minute, was bei Herzgesunden ohne Beschwerden vollkommen normal ist. Strengen wir uns an und steigen Treppen oder rennen dem Bus hinterher, kann der Sinusknoten mit einer höheren Frequenz feuern und der Puls je nach Alter und Trainingszustand um mehr als das Doppelte bis Dreifache der Ausgangsruhefrequenz ansteigen. Natürlich lauern auf so einem komplexen Weg auch Gefahren für sogenannte Reizleitungsstörungen und Fehlzündungen, die das ganze System aus dem Gleichgewicht bringen können. Erfassen können wir diese Systemstörungen mit dem EKG. Der Stromkurvenverlauf im EKG gibt Aufschluss darüber, in welchem Teil des Herzens genau welche Störungen vorliegen. Eine Störung des Kammerschenkels nennen wir zum Beispiel Schenkelblock.

Save your heart Wissen

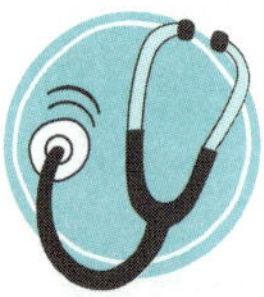

- Ein dauerhaft erhöhter Ruhepuls mit über 100 Schlägen pro Minute sollte abgeklärt werden.
- Viele Menschen, die Ausdauersport machen, haben eine etwas niedrigere Ruheherzfrequenz (unter 60 pro Minute), das hat keinen Krankheitswert.
- Ein Ruhepuls von unter 50 pro Minute, verbunden mit Symptomen wie Schwindel, Ohnmacht und Schwäche, muss dringend abgeklärt werden.

DAS VEGETATIVE NERVENSYSTEM – DIE STEUEREINHEIT DES HERZENS

Das Reizleitungssystem des Herzens unterliegt wiederum einer Steuerungszentrale, dem sogenannten vegetativen Nervensystem. Das vegetative Nervensystem spielt eine entscheidende Rolle für deine Herzfunktion und deine Herzgesundheit. Es steuert lebenswichtige Funktionen wie deine Herzfrequenz, deinen Blutdruck, aber auch die Bewegungen deines Darms. Bestimmt hast du schon mal von den zwei Bestandteilen gehört, dem sympathischen und dem parasympathischen Nervensystem. Der Sympathikus wird auch dein »Action«-Nerv genannt (*fight and flight*): Wenn's stressig wird und dein Körper mehr Sauerstoff braucht, bereitet dieser Nerv dich auf Kampf oder Flucht vor – deine Herzfrequenz erhöht sich, deine Herzerregung wird schneller durchs Herz geleitet, dein Blutdruck steigt. Der Parasympathikus hingegen ist der Ruhe-Nerv (*rest and digest*): Wenn er aktiv ist, wird's ruhiger, dein Herzschlag und dein Blutdruck sinken. Der Clou bei der Sache – die Balance zwischen den beiden muss stimmen, dann passt auch deine Herzgesundheit! Wenn dein Action-Nerv dauerhaft hochreguliert ist, bei Stress zum Beispiel, dann führt das zu einer massiven Belastung deiner Herzgesundheit, Betroffene leiden dann unter Herzrasen, Nervosität und erhöhtem Blutdruck. Einen Status deines vegetativen Nervensystems kannst du anhand der Messung der sogenannten Heart rate variability (HRV) abrufen, auf die ich im zweiten Teil des Buches eingehe.

DIE KRÖNUNG DEINES HERZENS: DIE HERZKRANZGEFÄSSE

Wer unermüdlich Tag und Nacht durcharbeitet, braucht 24/7 Nährstoffe und Sauerstoff und damit ein optimales Versorgungskonzept. Dafür gibt es die Herzkranzgefäße oder wie wir sie im Fachjargon nennen, »die Koronarien« (siehe Abbildung).

DIE HERZKRANZGEFÄSSE

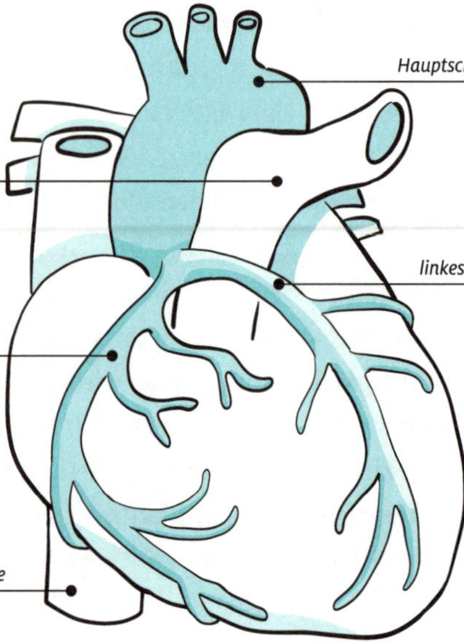

Der Name leitet sich aus dem lateinischen »Corona« (deutsch Krone) ab, weil sie den Herzmuskel wie eine Krone umgeben. Die Koronarien liegen außen auf dem Herzen. Man kann sie sich als nährende Flüsse für den Herzmuskel vorstellen, die ihn mit Blut versorgen. Sie haben haarfeine Verästelungen, die den Herzmuskel durchziehen und so klein sind, dass wir sie mit bloßem Auge nicht sehen können. Im Gegensatz dazu können wir die großen Herzkranzgefäße sichtbar machen, zum Beispiel in einer Herzkatheteruntersuchung.

Die drei Hauptgefäße der Koronarien sind das rechte Herzkranzgefäß, das Vorderwandgefäß und das Seitenwandgefäß, die jeweils einen Durchmesser von drei bis fünf Millimeter haben. Sie sind sowohl für die Funktion des Herzmuskels als auch für die Elektrofraktion essenziell, denn beide müssen rund um die Uhr mit Sauerstoff und Nährstoffen versorgt werden.

Leider muss ich dich jetzt noch mit etwas Detailwissen strapazieren, damit du im Folgenden die Entstehung von Herzkrankheiten besser nachvollziehen kannst. Die Wand deiner Koronarien, also deiner Herzschlagadern, besteht aus verschiedenen Schichten, und im Inneren der Gefäße, die du dir wie einen Schlauch vorstellen kannst, fließt dein Blut. Ganz außen liegt die Außenschicht, die das Blutgefäß mit der Umgebung verbindet. Darunter befinden sich noch zwei weitere Gefäßschichten, die Innenschicht und die mittlere Gefäßschicht. In der mittleren Schicht tummeln sich viele Muskelzellen, die sich – ähnlich wie dein Bizeps – zusammenziehen können. Sie sind zum Beispiel für die Anpassung und Regulation deines Blutdrucks zuständig. Ganz innen, zum Blutfluss hin, liegt die wichtigste Schicht, die Innenschicht mit der sogenannten Endothelschicht, die für die langfristige Gesundheit deiner Gefäße enorm wichtig ist. Sie hat nicht nur eine Barrierefunktion, sondern reguliert auch den Blutdruck und ist Bildungsort wichtiger gefäßpflegender Substanzen.

Wenn sich Ablagerungen in der Gefäßwand bilden, sogenannte Plaques, entsteht die Koronare Herzkrankheit (KHK), die Zivilisationskrankheit der wohlhabenden Industrienationen. Richtig gelesen, die Plage mit den Plaques gibt es nicht nur am Zahn, sondern auch an

BLUTGEFÄß IM QUERSCHNITT

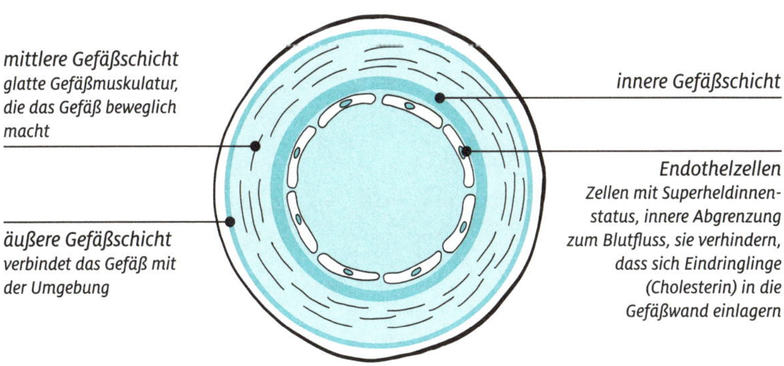

den Herzkranzgefäßen. (Die Venen hingegen, die bei dir zum Blutabnehmen angezapft werden, sind davon nicht betroffen.) Plaques entwickeln sich langsam und über viele Jahre und verstopfen die Versorgungswege unseres Herzens, im medizinischen Fachchinesisch bezeichnen wir das als »Atherosklerose«. Und Atherosklerose an den Herzkranzgefäßen nennen wir wiederum KHK.

Ablagerungen können nicht nur die Herzkranzgefäße betreffen, sondern auch andere arterielle, also pulsierende Gefäße im Körper, etwa in den Beinen oder im Hals.

Von diesen Ablagerungen gehen zwei große Gefahren aus. Erstens können die Plaques immer größer werden und irgendwann Gefäße vollständig verschließen. Außerdem sind einige dieser Plaques dünnhäutig und können jederzeit einreißen – mit verheerenden Folgen. Gerät der schmodderige Inhalt der Plaques, bestehend aus Cholesterin und schaumigen, abgestorbenen Zellen, mit dem Blut in Kontakt, wird das interne Abwehrsystem des Körpers alarmiert und schickt eine Abwehrtruppe zum Verschluss der aufgerissenen Stelle. Diese Truppe bildet ein Blutgerinnsel, das wiederum das Gefäß komplett verschließen kann und so einen Herzinfarkt auslöst. Durch die fehlende Durchblutung dieses Gefäßes kommt es zum typischen Schmerz (oder bei Frauen eben auch nicht) in der linken Brust, mit Ausstrah-

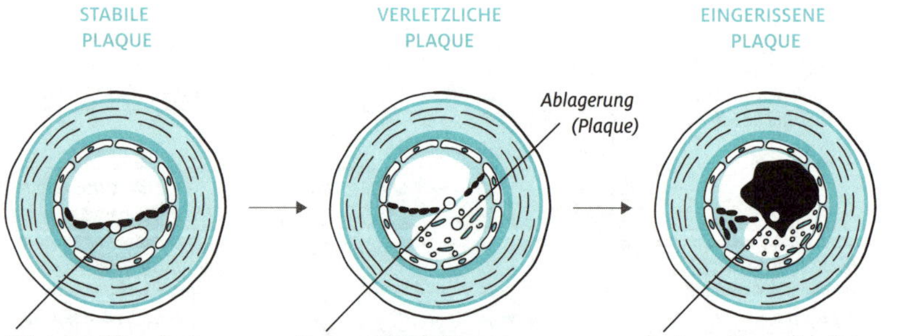

Ablagerung (Plaque) mit dicker intakter Zellschicht

dünne, verletzliche Kappe trennt die Ablagerung vom Blutfluss

aufgerissene Plaque, Inhalt kommt mit dem Blut in Kontakt: Herzinfarktalarm!

lung in den Kiefer und in den Arm sowie zu weiteren Beschwerden, die ich ausführlich in Teil 3 erläutere. Der Herzmuskel droht abzusterben, die Folge kann unter anderem der plötzliche Herztod sein. Zur Behandlung dieser verstopften Gefäße, setzen wir Gefäßstützen (sogenannte Stents) ein, sie stellen den Blutfluss wieder her.

Deine Herzkranzgefäße leiden sehr unter bestimmten gesundheitlichen Risikofaktoren. Deswegen gilt es, sie in besonderem Maße zu pflegen und zu schützen, sonst werden sie schnell zu Herz*krank*gefäßen. Gesundheit ist keine Glückssache. Du kannst jeden Tag etwas dafür tun und Risiken meiden. Deshalb möchte ich im kommenden Kapitel zeigen, auf welche Risikofaktoren du achten musst, welche Werte du früh genug kennen solltest und welche Herz-Checks sinnvoll sind. Denn der Herzinfarkt tritt nicht nur bei älteren Menschen auf, fünfzig Prozent aller Herzinfarkte bei Männern ereignen sich vor dem 60. Lebensjahr, bei Frauen sind es immerhin dreißig Prozent. Also: lieber frühzeitig mit der Herzpflege anfangen. Better safe than sorry.

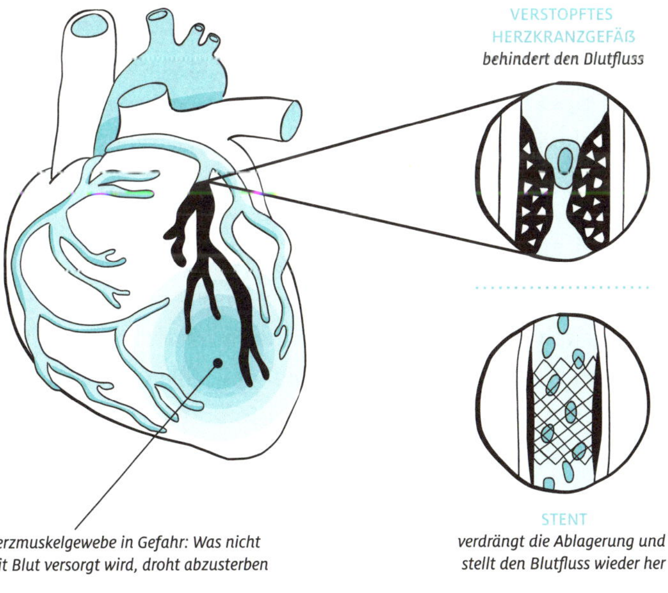

Unbreakable Hearts:
Nur wer die Risiken kennt, kann sie meiden

Auch wenn die Zahlen in den letzten Jahren rückläufig sind, in Deutschland sterben jedes Jahr mehr Frauen an Herz-Kreislauf-Erkrankungen als an allen Krebserkrankungen, die es gibt, zusammen. Laut dem aktuellen Deutschen Herzbericht, der von der Deutschen Herzstiftung herausgegeben wird, waren es im Jahr 2022 über 100 000 Frauen, die an einer Herzerkrankung verstorben sind. Und auch die Erkrankungszahlen und die damit verbundenen jährlichen Behandlungskosten sind enorm, sie betrugen 2021 über 45 Milliarden Euro. Mir geht es nicht um das Geld, mir geht es um die vielen Einzelschicksale, die hinter all den viel zu früh erkrankten oder gestorbenen Herzen stecken. Unser gesundheitliches Schicksal haben wir zu einem großen Teil selbst in der Hand. Die gute Nachricht für dich: Du kannst Herzerkrankungen durch einen gesunden Lebensstil und einen klugen Umgang mit den Risiken vermeiden! Wer früh auf das Herz aufpasst, gewinnt gute und vor allem gesunde Lebensjahre.

Es gibt allerdings auch Risikovariablen, die wir nicht oder nur schwer beeinflussen können, wie unseren Sozialstatus und unsere Genetik, also die familiäre Veranlagung für Herz-Kreislauf-Erkrankungen. Ein niedriger sozialer und ökonomischer Status mit fehlendem oder erschwertem Zugang zu medizinischer Versorgung verkürzt die Lebenserwartung erheblich. Nicht umsonst definiert die WHO: »Gesundheit ist ein Zustand des vollständigen körperlichen, geistigen und sozialen Wohlergehens und nicht nur das Fehlen von Krankheit oder Gebrechen.« Ein Zustand, der leider in unserer Welt seltener Mädchen und Frauen betrifft. Denn Frauen verdienen bei gleicher Arbeit oft weniger als Männer, und von Armut und sozialer Benachteiligung sind ältere und alleinerziehende Frauen am häufigsten betroffen. Das ist bedrückend und liegt in der Regel nicht in unserer Macht, sondern muss auf anderer Ebene gelöst werden. Ich möchte mich aber hier auf den Teil deines Risikos fokussieren, den du selbst beeinflussen kannst, und beginne mit den klassischen »Big Five« der Risikofaktoren.

Die »Big Five«: Das ABC der Risikofaktoren

A WIE ADIPOSITAS – HEAVY STUFF FÜRS HERZ

Adipositas, auch Fettleibigkeit genannt, stellt einen bedeutsamen Risikofaktor für die Gesundheit von Frauen dar. Hier geht es nicht um unliebsame ein oder zwei Kilo zu viel auf der Waage – die Adipositas ist eine chronische Erkrankung, die durch eine übermäßige Ansammlung von Fettgewebe und schwere Stoffwechselstörungen gekennzeichnet ist.

Der Maßstab für das Normalgewicht ist in der Regel der Body-Mass-Index (BMI), der das Verhältnis von Körpergröße zu Körpergewicht berechnet. Aber Achtung, dieser Wert ist undifferenziert, denn er gibt natürlich keine genaue Aussage darüber, wie hoch dabei der Anteil an Fettmasse ist. So kann es sein, dass durchtrainierte Bodybuilder einen erhöhten BMI haben, aber wenig Fett. Hier ist die genaueste Analyse eine sogenannte Bioelektrische Impedanzanalyse, die exakt den Anteil von Fettmasse, Muskelmasse und Flüssigkeit ermittelt. Dennoch habe ich mich in diesem Kapitel auf den BMI bezogen, weil seine Bestimmung trotz der genannten Schwächen immer noch Standard ist.

Save your heart Wissen

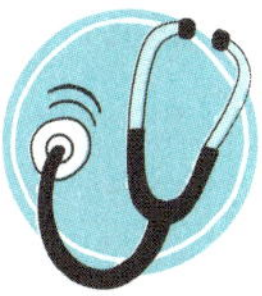

Berechnung des BMI

BMI = Körpergewicht (kg) geteilt durch Körpergröße (m) zum Quadrat. Also zum Beispiel: 65 kg: 1,7 m^2 = 22,5 kg/m^2

Optimalerweise sollte der BMI zwischen 19 und 25 liegen. Bei einem Wert zwischen 25 und 30 sprechen wir von Übergewicht, über 30 von Fettleibigkeit (Adipositas). Sowohl die Adipositas als auch bereits das Übergewicht erhöhen nicht nur das Risiko für Herzerkrankungen per se. Sie haben meist weitere Erkrankungen im Gepäck, wie einen zu hohen Blutdruck, hohes Cholesterin und eine Störung des Zuckerstoffwechsels, dessen Endstadium ein Typ-2-Diabetes ist. Zusammen bilden diese Erkrankungen eine Art »Bösewicht-Truppe« aus Stoffwechselstörungen, die sich zusammentun, um Ärger zu machen, und dein Herz-Kreislauf-System attackieren, wir nennen das »Metabolisches Syndrom«.

Aber kommen wir zunächst zurück zur Adipositas und dem Übergewicht. Das Hauptproblem ist das Ungleichgewicht im Stoffwechsel und das sogenannte Bauchfett, auch »viszerales Fett« genannt. Diese Speckschicht lagert sich um die Bauchorgane herum an. Sie ist nicht nur ein Energiespeicher, sondern auch ein wahres Chemielabor und Produktionsstätte für viele krank machende Botenstoffe und Entzündungsfaktoren. Diese sorgen nicht nur dafür, dass unser Insulin schlechter wirkt und der Zuckerstoffwechsel entgleist, sie bringen auch unsere Hormone in Schieflage.

Zum Beispiel wird der Botenstoff Leptin vermehrt gebildet, ein Sättigungshormon, was erst mal gut klingt. Aber wenn der Leptinspiegel in deinem Blut dauerhaft erhöht ist, wird das Signal »ich bin satt« in deinem Gehirn nicht mehr wirklich wahrgenommen und der Dauerhunger ist vorprogrammiert. Ein Teufelskreis. Zusätzlich stimulieren die Botenstoffe aus den Fettzellen bestimmte Entzündungszellen, das ist der Kickstarter für Diabetes, Ablagerungen in den Gefäßen (Atherosklerose) und Bluthochdruck. Aber Achtung, wer schlank ist, darf sich hier nicht in falscher Sicherheit wiegen, denn es gibt auch »schlanke Kranke«.

Und leider wird Deutschland auch eher »immer schwerer«. Inzwischen sind 46 Prozent aller Frauen in Deutschland übergewichtig (BMI

VISZERALES FETT

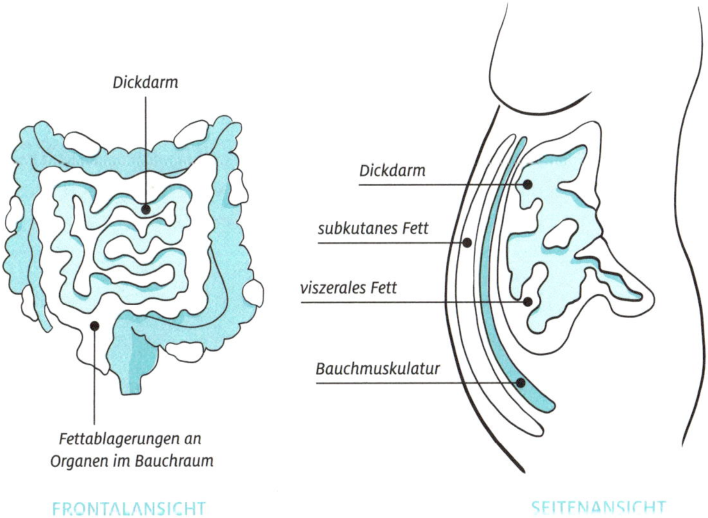

über 25), 18 Prozent sind adipös (BMI über 30), Tendenz steigend. In den letzten fünfzig Jahren hat sich die Anzahl der übergewichtigen Menschen verdreifacht. Ein hausgemachtes »First World Problem«, kreiert aus der Kombination von Bewegungsmangel, falschem Essverhalten sowie psychischen und sozialen Faktoren. Zu viel Gewicht belastet zudem die Gelenke enorm – und dein Herz ebenfalls. Oft führen die Gelenkbeschwerden beim Übergewicht dazu, dass man sich noch weniger bewegt, und aus diesem Teufelskreis wieder herauszukommen, gestaltet sich für Betroffene als äußerst schwierig.

Grundsätzlich ist nicht jedes Fettpölsterchen schlecht, doch Übergewicht ist weder für Frauen noch für Männer gesund. Und aus der Gendermedizin-Forschung wissen wir, dass Übergewicht und Adipositas bei Frauen noch schädlichere Auswirkungen auf den gesamten Organismus haben als bei Männern. Wo in jungen Jahren meist das (weniger schädliche) Fett am Oberschenkel ansetzt, nehmen wir

Frauen im Alter und mit der hormonellen Umstellung in den Wechseljahren besonders im Bauchraum zu. Und das ist genau das Fett, das uns gesundheitliche Probleme bereiten kann. So ist bei postmenopausalen Frauen mit Adipositas das Diabetesrisiko deutlich höher als bei gleich alten, adipösen Männern.[14] Neben den negativen Auswirkungen auf das Herz-Kreislauf-System steigern die überschüssigen Pfunde auch das Risiko für Brustkrebs und viele andere Krebserkrankungen.

Save your heart Wissen

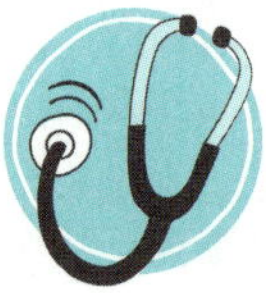

- Das unliebsame Bauchfett kann abgeschätzt werden, indem man den Taillenumfang misst. Der sollte bei Frauen unter 80 Zentimeter liegen, gemessen wird knapp unterhalb des Bauchnabels, ab 88 Zentimeter steigt das Risiko für Erkrankungen. Spätestens wenn bei dir ein Prädiabetes oder ein Bluthochdruck festgestellt wird, heißt es ran an den Speck! Achtung: Sehr große und muskulöse Frauen haben oft einen erhöhten BMI und einen Taillenumfang von mehr als 80 Zentimeter, ohne dass dies einen Krankheitswert hat. Gerade dann empfiehlt sich eine Bioelektrische Impedanzanalyse.
- 1 Kilogramm Fettmasse entspricht ungefähr einer Energiemenge von 7000 Kilokalorien. Um dies abzubauen, muss man zum Beispiel 14 Stunden in schnellem Tempo Rad fahren, 24 Stunden flott walken oder zwölf Stunden joggen gehen. Es dauert also ein wenig, bis die Pfunde weggeschmolzen sind. Sei geduldig mit dir, feiere kleine Erfolge, nimm kleine Rückschritte hin und bleib dran. Es lohnt sich wirklich!
- Bei Frauen gilt ein Körperfettanteil von 21 bis 33 Prozent als normal, weniger als 15 Prozent hingegen als krankhaft wenig

+ + +

Gefragt sind jetzt also Strategien, mit denen sich langfristig das Gewicht reduzieren und halten lässt. Um den Stoffwechsel wieder auf Spur zu setzen, sind die richtige Ernährung und Bewegung essenziell. Unterstützend gibt es auch neuere Medikamente wie die sogenannte Abnehm-Spritze (zum Beispiel Semaglutid), deren Einsatz bei Übergewichtigen ab einem BMI von 27 inzwischen gut untersucht ist und positive Effekte auf das Herz-Kreislauf-System zeigt; das erkläre ich im letzten Teil des Buches. Aber: Eine Dauerlösung ist die Spritze nicht, sobald man damit aufhört, nimmt man wieder zu, deshalb ist die Kombi aus richtiger Ernährung plus Sport der langfristige Masterplan.

Save your heart Action

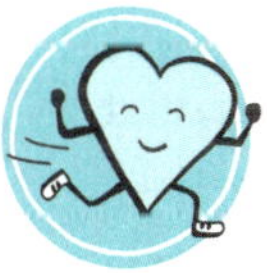

Wie werde ich Pfunde los?

- An oberster Stelle stehen die langfristige Ernährungsumstellung und viel Bewegung, also mindestens 30 bis 60 Minuten zügig gehen pro Tag, das entspricht etwa 5 bis 6 Kilometern pro Stunde.
- Eine proteinreiche Ernährung ist ganz wichtig, das baut Muskelmasse auf und lässt zusammen mit Training das Fett schmelzen.
- Sportarten wie Walken, Schwimmen, Yoga und Radfahren sind bei Übergewicht deutlich gelenkschonender als Joggen. Such dir das aus, was dir am meisten Spaß macht.
- Ich empfehle eine Kombination aus Ausdauer- und Krafttraining, denn je mehr Muskelmasse du hast, desto höher dein Grundumsatz!
- Setze dir realistische Ziele, zum Beispiel einen Gewichtsverlust von 0,5 Kilogramm pro Woche.

+ + +

Neben der nachweislich negativen Belastung des Körpers durch Übergewicht, sollten wir jedoch den psychischen Aspekt von Körpergewicht nicht außer Acht lassen. In unserer Gesellschaft stehen wir oft unter Druck, bestimmten Schönheitsidealen zu entsprechen, insbesondere durch die sozialen Medien. Die Folge ist nicht selten ein negatives Körperbild, was nicht nur unser Selbstwertgefühl beeinflusst, sondern auch unsere Gesundheit, einschließlich der Gesundheit unseres Herzens.

Die Zahlen der psychischen Störungen steigen, vor allem bei Mädchen in der Pubertät, gefährlich rasant an. In den letzten zehn Jahren wurden über fünfzig Prozent mehr Fälle von Essstörungen wie Magersucht und Bulimie bei jungen Frauen festgestellt.[15] Dabei führt bei jungen Frauen exzessiver Sport in Verbindung mit wenig Nahrungsaufnahme und Regeneration dauerhaft zu Zyklusstörungen, Mangelerscheinungen und vorzeitiger Osteoporose mit spontanen Knochenfrakturen. Extreme sind nie gut, auch zu wenig Gewicht ist ungesund und langfristig mit keiner guten Prognose verbunden.[16]

Es gilt außerdem: Nur weil jemand einen theoretisch hervorragenden BMI von 20 hat, ist er oder sie nicht automatisch stoffwechselgesund. (Gleichzeitig gibt es durchaus sehr fitte übergewichtige Menschen.) Ich erinnere mich gut an den hageren 62-jährigen Marathonläufer, der mit Herzinfarkt in unsere Klinik eingeliefert wurde. An ihm war kein Gramm Fett zu sehen. Seine Laborergebnisse zeigten, dass er unter einer ausgeprägten, bis dahin unerkannten Fettstoffwechselstörung litt. Obwohl er wusste, dass in seiner Familie Herzerkrankungen häufig vorkamen, nahm er keine Check-up-Untersuchungen wahr, in der Annahme, dass der viele Sport ihn schütze. Seine Herzkranzgefäße waren, obwohl er sehr schlank und sportlich war, voll von krankhaften Ablagerungen. Nicht jeden Risikofaktor sieht man von außen, insbesondere ein unentdeckter Bluthochdruck und zu hohes Cholesterin können jahrelang ihr Schindluder treiben, ohne dass man es spürt.

B WIE BLUTHOCHDRUCK – DER LADYKILLER

Zu hoher Blutdruck ist verantwortlich für die meisten Todesfälle bei Frauen weltweit. Warum ist das so und wie entsteht Bluthochdruck?

Dein Blutdruck ist der Druck, mit dem dein Blut gegen die Arterienwände gedrückt wird. Er wird traditionell in Millimeter-Quecksilbersäule (mmHg) gemessen und setzt sich zusammen aus einem systolischen oberen Wert und einem diastolischen unteren Wert. Der systolische Wert entsteht beim Zusammenziehen deines Herzmuskels, also wenn der Druck im Gefäßsystem am höchsten ist, der diastolische Wert beim Erschlaffen des Herzens, es ist der niedrigste Druck der Entspannungsphase. Der Normwert bei Erwachsenen liegt bei 120 zu 70 mmHg. Wenn der Blutdruck 140 zu 90 mmHg überschreitet, sprechen wir von Bluthochdruck oder im Fachjargon von »arterieller Hypertonie«. Seit Neustem gibt es noch eine neue Blutdruckkategorie, die zwischen den oben genannten Werten (121–139/71–89 mmHg) liegt und als »erhöhter Blutdruck« definiert wird.[17]

Für Frauen steigt das Risiko, an Bluthochdruck zu erkranken, erst mit dem Alter an, wohingegen Männer auch häufiger schon in jüngeren Jahren (unter fünfzig) betroffen sind. Gesunde junge Frauen haben in der Regel einen niedrigeren Blutdruck als gesunde junge Männer. Ich kenne viele Frauen, die unter zu niedrigem Blutdruck leiden. Dieses Symptom ist eigentlich keine Erkrankung, wird in Deutschland aber so behandelt und deshalb im englischsprachigen Ausland als »German's disease« belächelt. Auch wenn ich aus eigener Erfahrung weiß, dass betroffene Mädchen und Frauen wirklich darunter leiden. Eine meiner engsten Freundinnen aus der Kindheit war sehr groß und schlaksig und hatte nie einen Blutdruck über 90 mmHg systolisch. Mit ihr zusammen auf Konzerte zu gehen und in der ersten Reihe zu stehen, endete daher nicht selten mit Rettungsdiensteinsätzen. Denn sobald sie länger stand, versackte ihr Blut und ihr wurde schwindelig, es folgten Ohnmacht und Sturz. Kompressionsstrümpfe und eine Wasserflasche für stets ausreichende Hydrierung waren also ihre regelmäßigen Begleiter. Inzwischen hat sich ihr Problem »verwachsen«. Natürlich ist ein niedriger Blutdruck nicht immer harmlos, je nach Alter der Betroffenen sollten eine Herzschwäche, Blutarmut sowie Schilddrüsenstörungen ausgeschlossen werden. Gerade bei den ganz jungen Frauen findet man oft keine Ursache. Ihnen werden Wechselduschen, Ausdauertraining und Kompressionsstrümpfe empfohlen.

Man weiß, dass der Blutdruck bei Frauen ab dem 30. Lebensjahr langsam und unbemerkt ansteigt. Mit Eintritt in die Postmenopause verdoppelt sich dann das Risiko für einen Bluthochdruck. Jede zweite Frau über sechzig leidet darunter.[18] Du ahnst es wahrscheinlich schon, das hängt nicht nur mit dem Alter, sondern auch mit den Hormonen zusammen. Denn Östrogen wirkt von Natur aus blutdrucksenkend und durchblutungsfördernd, ein wahrer Gefäßschmeichler. Durch das abfallende Östrogen in den Wechseljahren nimmt nicht nur die Elastizität unserer Haut ab, sondern auch die unserer Gefäße – und starre Gefäßwände können den Blutdruck weniger gut ausgleichen. Außerdem kommt es durch das abfallende Östrogen zur Hochregulation anderer Hormonsysteme mit potenziell ungünstigen Folgen. So führt die steigende Produktion von Botenstoffen zum Beispiel zur vermehrten Absorption von Salz in den Nieren, wodurch mehr Wasser in die Gefäße gezogen wird, und der Blutdruck steigt.

In Fachkreisen diskutiert man aktuell darüber, für Frauen gesonderte Grenzwerte für Bluthochdruck zu definieren, da man weiß, dass der Anstieg des Blutdrucks bei Frauen im mittleren Lebensalter steiler ist als bei Männern. Und jede 20-mmHg-Blutdruckerhöhung bei Menschen zwischen 40 und 89 Jahren verdoppelt das Risiko, an Herzerkrankungen oder Schlaganfällen zu versterben.[19] Dann doch lieber zu niedrigen Blutdruck haben, oder? Man weiß außerdem, dass bei Frauen bereits ein geringerer Anstieg des Blutdrucks zu einem Herzinfarkt führen kann als bei Männern. Ich bin gespannt, ob sich die Handlungsempfehlungen bezüglich einer frühzeitigeren Absenkung des Blutdrucks mit anderen Referenzwerten für Frauen in den nächsten Jahren ändern werden.[20]

Bluthochdruck gilt zwar als eine eigenständige Erkrankung, verursacht aber auch gewaltige Kollateralschäden an lebenswichtigen Organen, weil er das gesamte Gefäßsystem im Körper schädigt. So kommt es zu Erkrankungen an Nieren, Augen, Gehirn und eben am Herzen. Sogar ein erhöhtes Risiko für Gebärmuttermyome konnte bei Frauen mit unbehandeltem Bluthochdruck nachgewiesen werden.[21] Leider entstehen die Schäden des hohen Blutdrucks häufig unbemerkt, da er gerade in den Anfangsstadien oft nur wenige oder gar keine Beschwerden auslöst.

Dein Herz mag den dauerhaft erhöhten Blutdruck gar nicht, denn er bedeutet große Anstrengung. Es muss bei jedem Herzschlag, mit dem es Blut in unsere Arterien (Schlagadern) pumpt, gegen einen erhöhten Widerstand (mehr Druck in den Gefäßen) anarbeiten. Schwerstarbeit, die ihre Spuren hinterlässt. Der Herzmuskel macht das Spiel eine Zeit lang mit, aber er verdickt sich durch das »Dauertraining« massiv und die Herzwände können dann fast den doppelten Umfang erreichen! Das Problem: Ein dickerer Herzmuskel braucht mehr Sauerstoff, aber die Herzkranzgefäße, die ihn mit Blut und Nährstoffen versorgen, wachsen leider nicht mit. Das Herz kann den Belastungen nicht dauerhaft standhalten, und über die Jahre drohen Komplikationen wie eine Herzschwäche oder Herzrhythmusstörungen. Ein ganz frauentypisches Krankheitsbild ist die sogenannte Herzschwäche mit erhaltender Pumpfunktion, das bedeutet, das Herz pumpt noch fleißig das Blut aus dem Herzen hinaus, aber es ist durch den langjährigen hohen Blutdruck (und weitere Risikofaktoren) sehr starr geworden und kann sich nicht mehr richtig mit Blut füllen. Dieser Rattenschwanz an schwerwiegenden Folgeerkrankungen kann und sollte durch konsequente Blutdruckeinstellung vermieden werden.

Ein prominentes Beispiel dafür, was ein unbehandelter Bluthochdruck anrichten kann, war Tina Turner (1939–2023). Die Sängerin litt jahrelang unter zu hohem Blutdruck und wollte keine Medikamente schlucken. Sie versuchte es mit homöopathischen Mitteln, die ihr von Wunderheilern angepriesen wurden. Die Folgen waren ein Schlaganfall sowie eine schwere Schädigung ihrer Nieren. Sie musste an die Dialyse, weil ihre Nieren komplett versagten. Schließlich spendete ihr Ehemann ihr eine Niere. Unter dem Motto *#showyourkidneyslove* klärte sie über Bluthochdruck und ihre Leidensgeschichte auf: Man habe ihr nämlich nie erklärt, welche Folgen ein zu hoher Blutdruck haben kann. Dieses Schicksal soll euch nicht ereilen! Deshalb liegt es mir am Herzen, dass du zumindest schon mal weißt, wie man den Blutdruck richtig misst.

Save your heart **Wissen**

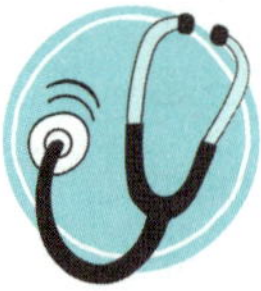

Blutdruckmessung – so wird's gemacht

- 30 Minuten vorher keinen Sport machen, nicht rauchen und keine stimulierenden Getränke konsumieren (Alkohol, Kaffee).
- Blutdruck zu Hause messen: Setze dich auf einen Stuhl mit Lehne, dein Unterarm liegt auf einem Tisch, die Füße stehen flach auf dem Boden. Lehne dich entspannt zurück. Messe zweimal den Blutdruck im Abstand von etwa einer Minute. Den niedrigeren Wert notierst du.

+ + +

Regelmäßiges Blutdruckmessen ist für alle Menschen sinnvoll und hocheffektiv, wenn es um die Vermeidung von Todesfällen geht. Eine Blutdruckmessung bei 276 Menschen verhindert statistisch gesehen einen Todesfall in den nächsten 5 bis 15 Jahren. (Zum Vergleich: 2970 Mammografien sind nötig, um einen Todesfall zu verhindern.) Todesfälle können also verhindert werden, wenn die durch regelmäßige Blutdruckmessung festgestellten erhöhten Werte entsprechend behandelt werden. Hast du kein Blutdruckmessgerät zur Hand, bieten

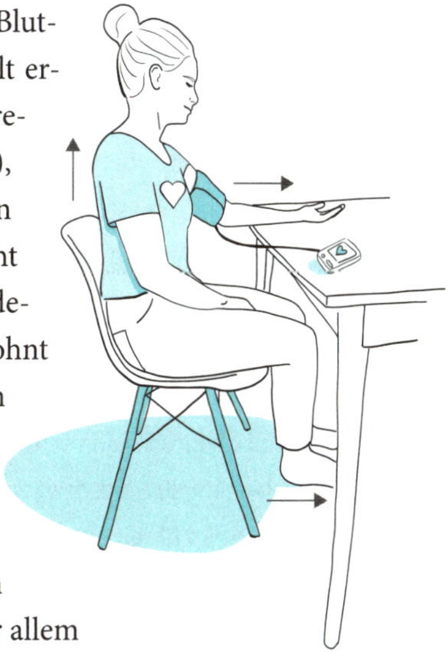

zum Beispiel auch Apotheken eine Blutdruckmessung an. Solltest du wiederholt erhöhte Werte messen (bitte die Grundregeln der Blutdruckmessung beachten), kontaktiere auf jeden Fall deine Ärztin oder deinen Arzt. Bluthochdruck entsteht in der Regel nicht von einem auf den anderen Tag, sondern eher schleichend. Es lohnt sich, den Blutdruck vor einem Termin in der Praxis über ein paar Tage zu dokumentieren. Goldstandard und sehr aufschlussreich ist eine 24-Stunden-Blutdruckmessung, die die Hausärztin oder der Hausarzt veranlassen kann, vor allem das fehlende Abfallen des nächtlichen Blutdrucks (»non-dipping«) ist häufig ein erster Hinweis für einen Bluthochdruck.

Bitte beachte, dass der Blutdruck tageszeitliche Schwankungen hat. Morgens ist er am niedrigsten, abends am höchsten. Außerdem unterliegt er saisonalen Schwankungen. Im Hochsommer bei sehr warmen Temperaturen kann es sein, dass Blutdruckmedikamente reduziert oder sogar pausiert werden müssen, denn die Hitze bewirkt eine Weitstellung der Gefäße, wir verlieren mehr Flüssigkeit, folglich sinkt der Blutdruck. Im Gegensatz dazu werden durch die Kälte im Winter die Gefäße zusammengezogen, damit die Wärme nicht verloren geht. In der Folge steigt der Blutdruck an. Das ist übrigens einer der Gründe, warum es im Winter bei Kälte zu vermehrten Herzinfarkten kommt, insbesondere beim Schneeschippen oder anderen ungewohnt anstrengenden Aktivitäten in der Kälte.

Save your heart Wrap up

- Ab einem Blutdruck von 140 zu 90 mmHg spricht man von Bluthochdruck.
- Werte über 120 zu 70 mmHg gelten bereits als »erhöhter Blutdruck«, hier stehen Lifestyle-Maßnahmen im Vordergrund, um ein weiteres Ansteigen der Werte und Bluthochdruck zu verhindern.
- 30 Prozent aller Hochdruckpatientinnen und -patienten wissen nichts von ihrer Erkrankung, eine Blutdruckmessung tut nicht weh und sollte bei jedem Check-up erfolgen.
- Bluthochdruck kann schwerwiegende Erkrankungen wie Herzinfarkt, Schlaganfall, Herzschwäche oder Nierenversagen zur Folge haben und das Risiko für eine Demenz erhöhen.
- Wenig hilft viel: Pro 10 mmHg Blutdrucksenkung senkt man das Risiko für einen Schlaganfall um 27 Prozent, das Risiko für eine schwerwiegende Herzerkrankung um 17 Prozent.[22]
- Gerade wenn Bluthochdruck in jungen Jahren auftritt, sollten sogenannte sekundäre Ursachen wie zum Beispiel ein hormonproduzierender Tumor der Nebenniere ausgeschlossen werden.

+ + +

Leider werden im klinischen Alltag und in den Praxen, wo Hektik und Eile herrschen, die Regeln der Blutdruckmessung nicht immer beachtet. Dazu kommt eine besondere Form des Bluthochdrucks, die sogenannte Weißkittelhypertonie, ein erhöhter Blutdruck bereits beim Anblick des Blutdruckmessgerätes. Ich kenne das, manchen Patientinnen und Patienten steht förmlich der Schweiß auf der Stirn, wenn ich anfange, die Blutdruckmanschette anzulegen. Keine Sorge, niemand wird deswegen eine medikamentöse Therapie einleiten, denn der Weißkittelhypertonus ist nicht therapiebedürftig! Erst kürzlich erschienen hierzu äußerst beruhigende Daten, die zeigten, dass Menschen, die immer nur beim Besuch in der Praxis zu hohe Werte aufwiesen, kein erhöhtes Risiko für Herzerkrankungen hatten.[23] Wenn du mit dem Gedanken spielen solltest, dir ein Blutdruckmessgerät zuzulegen, kaufe ein von der deutschen Hochdruckliga zertifiziertes elektronisches Oberarmmessgerät. Auf der Homepage der Deutschen Hochdruckliga findest du einen Link mit geeigneten Geräten.[24]

Einer von vielen Mythen in der Kardiologie ist, dass Bluthochdruck der »silent Ladykiller« sei und viele Frauen ihn gar nicht bemerkten. Das stimmt nicht so ganz, denn die meisten Frauen haben sehr wohl Beschwerden und Symptome, allerdings sind sie oft unspezifisch. Das wiederum führt immer wieder – ähnlich wie beim Herzinfarkt der Frau – zu Fehldiagnosen und Verzögerungen bei der Behandlung. Zu diesen Symptomen gehören beispielsweise die Hitzewallung, die oft als simple Wechseljahrbeschwerde abgetan wird, oder das Herzstolpern, über das gefühlt jede zweite Frau klagt, aber auch Kopfschmerzen, Müdigkeit, Ohrensausen und ein Spannungsgefühl im Brustkorb mit dem Bedürfnis, den BH auszuziehen.

Save your heart Wissen

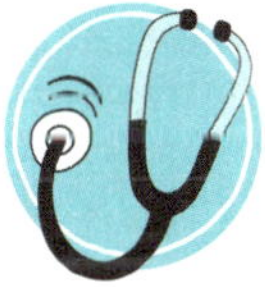

Mögliche Bluthochdrucksymptome bei Frauen

- morgendlicher Kopfschmerz
- innere Unruhe
- Schwindel und Übelkeit
- Hitzewallungen, Schweißausbrüche, schlechter Schlaf, der oft fälschlicherweise als wiederkehrendes Wechseljahrsymptom gedeutet wird, auch wenn Frauen die Menopause längst hinter sich haben
- Konzentrationsprobleme
- Unfähigkeit, auf der linken Seite zu liegen
- das Bedürfnis, den BH auszuziehen
- Herzstolpern, Herzklopfen
- bohrende Schmerzen zwischen den Schulterblättern (bei deutlich zu hohem Blutdruck)
- Wasseransammlungen an den Knöcheln

Leider ist es so, dass der Bluthochdruck bei Frauen oft weniger konsequent mit Medikamenten eingestellt wird und Zielwerte seltener erreicht werden. Frauen vertragen Blutdruckmedikamente außerdem oft schlechter und beklagen mehr Nebenwirkungen. Die gängigen Medikamente und ihre Vor- und Nachteile beleuchte ich in Teil 3.

Die gute Nachricht zum Schluss: Wenn du nur unter einem milden Bluthochdruck leidest (nicht höher als 150 mmHg), bewirken vermehrte Bewegung, Ernährungsumstellung und Gewichtsabnahme Wunder und machen Medikamente oft überflüssig.

Save your heart Tipp

Meine Top Five zur Blutdrucksenkung ohne Medikamente

1. Sport: Positive Effekte haben regelmäßiges (mindestens 1- bis 2-mal pro Woche) Ausdauer- und Krafttraining sowie isometrisches Training (»Planks« oder »Wall Sits« sind super). Blutdrucksenkung: 5–9 mmHg.
2. Gewichtsreduktion: Ab 3 Kilogramm Gewichtsverlust erreichst du pro Kilogramm eine Blutdrucksenkung von 1–2 mmHg.
3. Ernährung: am besten untersucht ist die DASH-Diät, die eine mediterrane Ernährung mit Limits für Salz und Alkoholkonsum beinhaltet. Blutdrucksenkung: 4–5 mmHg.
4. Kochsalzrestriktion: mein persönlicher Gamechanger und viel zu unbekannt. Reduktion auf 5 Gramm am Tag senkt den Blutdruck und verbessert die Wirkung von Blutdruckmedikamenten. »Blutdrucksalz« mit weniger Natrium verwenden (Kaliumchloridsalz). Blutdrucksenkung: 6–8 mmHg.[25]
5. Alkoholrestriktion: Am besten trinkst du gar keinen Alkohol, jeder Tropfen schadet. Blutdrucksenkung: 4–7 mmHg.

+ + +

Ich denke, die Gefahr eines zu hohen Blutdrucks für deine Gesundheit ist dir klar geworden und du hast zwischenzeitlich schon nach einem passenden neuen Blutdruckmessgerät für zu Hause gegoogelt. Nun gehen wir weiter im Risikofaktoren-Alphabet und beleuchten einen weiteren Übeltäter, bei dem es sich eindeutig lohnt, früh die Fahndung aufzunehmen.

C WIE CHOLESTERIN & KOMPLIZEN – WIE DIE GEFÄSSE IHR FETT WEGKRIEGEN

Hand aufs Herz, kennst du deine Cholesterinwerte? Und hast du schon mal etwas vom Lipoprotein (a) gehört? Wenn nicht, dann ist es höchste Zeit. Cholesterin ist ein Fettmolekül und ein lebenswichtiger Baustein für unseren gesamten Organismus. Wir brauchen es zum Aufbau unserer Zellen, aber es dient auch als Baustoff für lebenswichtige Hormone, wie Östrogen oder Schilddrüsenhormone.

Weil Cholesterin so essenziell ist, hat der Körper dafür gesorgt, dass er nie zu wenig davon hat: Zwei Drittel des Tagesbedarfs produzieren »fleißige Fettmaschinen« in der Leber. Rund ein Drittel nehmen wir mit der Nahrung auf und können dementsprechend die Menge aktiv beeinflussen. In der Regel ist der Körper so schlau und produziert entsprechend mehr, wenn er wenig Cholesterin zugeführt bekommt, und weniger, wenn wir mehr Cholesterin zu uns nehmen. Da nicht nur die Leber Cholesterin braucht, sondern auch andere Zellen im Körper, muss es zu ihnen transportiert werden. Dieser Transport gestaltet sich aber nicht ganz so einfach, denn Cholesterin ist aus chemischer Sicht nicht wasserlöslich (hydrophob). Dieses hydrophobe Phänomen kennst du aus deinem Alltag. Gießt du einige Tropfen Olivenöl in deinen Topf mit Spaghettiwasser, schwimmt das Öl oben an der Oberfläche und mischt sich nicht einfach unter. So ist das auch mit dem Cholesterin, denn unser Blut besteht größtenteils aus Wasser. Also braucht Cholesterin eine Art Wassertaxi, damit es mobil ist. Diese Wassertaxis werden »Transportproteine« oder »Apolipoproteine« genannt. Sie binden sich an das Cholesterin und ermöglichen den sicheren Transport im Blut. Zusammen mit weiteren Partikeln als rundes Gesamtpaket verpackt, ist das sogenannte Lipoprotein dann reisefertig.

Zu diesen Lipoproteinen gehören unter anderem das LDL-(Low Density Lipoprotein) und das HDL-Cholesterin (High Density Lipoprotein). Wie in der Abbildung unten veranschaulicht, transportiert das LDL-Wassertaxi das Cholesterin zu den Zellen. Das HDL-Wassertaxi hingegen transportiert überschüssiges Cholesterin zurück zur Leber, wo es dann eliminiert wird. Deshalb wird das HDL-Cholesterin auch als »gutes« Cholesterin bezeichnet (Eselsbrücke: Hab dich lieb), das LDL-Cholesterin als »böses« Cholesterin. Sammelt sich zu viel LDL in den Blutgefäßen an und ist das Gefäß (genau gesagt: dein Endothel) durch andere Risikofaktoren wie Bluthochdruck oder Rauchen vorgeschädigt, wird das LDL von gefräßigen Makrophagen auf-

DIE VERTEILUNG VON CHOLESTERIN IM KÖRPER

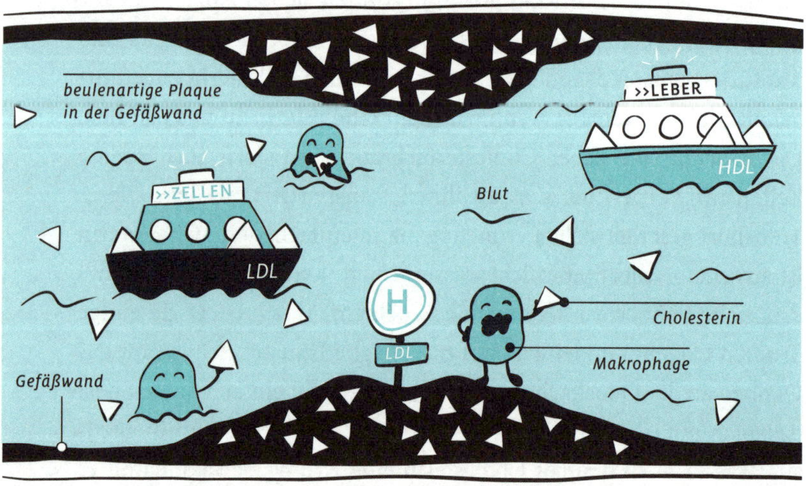

genommen und es entstehen sogenannte Schaumzellen. Gesellen sich dazu noch kontaktfreudige Blutplättchen an die Stellen mit vielen Schaumzellen, werden Umbauprozesse im Gefäß stimuliert: Es kommt zur Einwanderung von Muskel- und Bindegewebszellen, die sich wie eine schützende Kappe um die Schaumzellen legen und eine Beule entstehen lassen. Diese Beule nennt man Plaque, sie ist der Ursprung der Atherosklerose. Es gibt auch noch das sogenannte VLDL (Very Low Density Lipoprotein) und IDL (Intermediate Density Lipoprotein). Halten wir also fest: Ohne die Lipoproteine würde das Cholesterin nicht richtig im Körper verteilt werden.

Zu den Blutfetten gehören auch noch die Triglyceride, sie sind nicht direkt gefäßschädigend, deshalb wird ihnen nicht sehr viel Beachtung geschenkt. Trotzdem sind erhöhte Konzentrationen im Blut ernst zu nehmen, da Werte über 800 mg/dl eine heftige Bauchspeicheldrüsenentzündung auslösen können. In Vergessenheit sollten sie außerdem deshalb nicht geraten, weil sie indirekt über ihren IDL-Anteil zur Entstehung der Arteriosklerose beitragen können. Gesenkt werden können sie mit hochdosierten speziell aufbereiteten Omega-3-Fettsäuren.

Hohes Cholesterin an sich tut nicht weh, die von ihm verursachten Erkrankungen werden uns hingegen irgendwann schmerzlich bewusst, und das Risiko dafür wächst mit steigendem Cholesterinspiegel linear an. Deshalb sollte man immer die Lebenszeit-Cholesterin-Exposition bedenken, ähnlich wie wir bei Raucherinnen und Rauchern die sogenannten Packyears, also gerauchte Packungen pro Lebensjahr, berechnen. Der berühmte US-Kardiologe Eugene Braunwald hat dies in seinem Modell *How to live to 100 before developing clinical coronary artery disease* (Wie werde ich 100, ohne eine Koronare Herzkrankheit zu entwickeln?) versucht zu veranschaulichen.[26] Ab einer Gesamtdosis von sieben Gramm Cholesterin kommt es laut dieser Hochrechnung zu Ablagerungen an den Gefäßen. Hast du einen LDL-Cholesterinspiegel von 200 mg/dl, dann erreichst du diese Grenze nach ungefähr 35 Jahren. Senkst du den Wert bereits ab dem 30. Lebensjahr auf 100 mg/dl, wirst du erst im Alter von sechzig Jahren Ablagerungen entwickeln. Das Ganze ist bisher wie gesagt nur eine theoretische Annahme, aber ich finde den Ansatz, das lebenslange Expositionsrisiko von Cholesterin zu betrachten, nicht verkehrt. Lieber frühzeitig eingreifen als erst dann, wenn die Erkrankung, sprich die Ablagerung oder im schlimmsten Fall der Herzinfarkt, entstanden ist.

So geschehen im Fall von Carolin, einer Patientin, die ich vor Jahren in meinem Rufdienst mit akutem Herzinfarkt behandelt habe. Sie war auf dem Weg zur Arbeit und hatte so starke Rückenschmerzen und Atemnot, dass sie mitten auf der Landstraße anhalten musste. Schon morgens war ihr unwohl gewesen und sie konnte keinen BH tragen, sie hatte das Gefühl, er schnüre sie ein. Sie erzählte mir, dass sie im Auto sitzend kaum noch Luft bekommen hatte und ihr der kalte Schweiß auf der Stirn stand. Zunächst dachte sie an die Wechseljahre. Sie fuhr auf den Seitenstreifen und ein Wagen hielt an. Der Fahrer erkundigte sich, ob alles okay sei. Zufällig entpuppte er sich als Rettungssanitäter auf dem Weg zur Arbeit (manchmal schickt der liebe Gott einfach Engel). Er bemerkte, dass etwas nicht stimmt, und rief den Rettungswagen. Nachdem vom Rettungsdienst ein EKG geschrieben worden war, lautete die Diagnose: akuter Herzinfarkt. Gefahr im Verzug. 30 Minuten später traf Carolin bei uns im Katheterlabor ein. Die Darstellung der Herzkranzgefäße zeigte: Ihr rechtes Herzkranzgefäß war verschlossen. Es wurde eröffnet und eine Gefäßstütze (Stent) eingesetzt. Ihre Beschwerden verschwanden sofort nach dem Eingriff. Fünf Tage später wurde sie in die Rehaklinik entlassen. Nach dem Eingriff wurde klar, dass sie einen deutlich erhöhten LDL-Cholesterin-Wert von 239 mg/dl hatte. Sie erzählte mir, der Hausarzt hätte mal erwähnt, dass ein Wert »nicht stimme«, aber sie sei ja eine Frau und habe sonst keine Risiken. Carolin erzählte mir außerdem, dass ihr Vater mit 55 Jahren an einem Herzinfarkt ver-

storben war. Vermutlich war damals die Ursache auch ein erhöhtes Cholesterin gewesen, es wurde jedoch nicht danach gesucht. Damit ihre beiden Kinder nicht das gleiche Schicksal ereilte wie sie, wurden sie auf das Vorliegen einer familiären Hypercholesterinämie, der häufigsten angeborenen Fettstoffwechselstörung, getestet. Bei Carolins zwölfjährigem Sohn wurde die Diagnose bestätigt, bei ihm lag das LDL-Cholesterin ebenfalls über 190 mg/dl.

Fälle wie der von Carolin sind keine Ausnahmen, sondern kommen immer wieder vor. Leider werden gerade bei Frauen hohe Cholesterinwerte oft nicht ernst genug genommen, sowohl von den Betroffenen als auch von ärztlicher Seite.[27] Wenn hohe LDL-Cholesterinwerte bestehen, ist die Frage, ob wir früh beginnen, sie leicht zu senken, oder ob wir später anfangen und sie drastisch senken. Stell dir vor, du steuerst mit einem Auto auf eine steile Klippe zu, du kannst weit vorher auf die Bremse drücken und zum Stehen kommen oder kurz vor der Klippe eine Vollbremsung hinlegen. Beides klappt, aber die letzte Variante erhöht das Risiko, dass das Auto nicht mehr rechtzeitig zum Stehen kommt. Nur weil prämenopausale Frauen noch besser vor Herzerkrankungen geschützt sind, heißt das nicht, dass hohes LDL-Cholesterin ihre Gefäße nicht schädigt. Die Gefahr dafür erhöht sich, wenn noch weitere Risiken vorliegen. Deshalb werde selbst aktiv: Wenn du deine Cholesterinwerte noch nicht kennen solltest, frag bei deinem nächsten Hausarztbesuch nach. Ab 35 Jahren bezahlt die Krankenkasse die Bestimmung der Cholesterinwerte alle drei Jahre. Insbesondere wenn du Herzerkrankungen in der Familie hast, ist auch schon eine frühere Bestimmung sinnvoll.

Für eine noch bessere Einordnung deines persönlichen Risikos für Ablagerungen an den Gefäßen ist es außerdem empfehlenswert, das sogenannte Non-HDL-Cholesterin bestimmen zu lassen. Diese Messung umfasst nicht nur das gefäßschädigende LDL-Cholesterin, sondern auch noch weitere Cholesterinpartikel im Blut, die bereits erwähnten IDL- und VLDL-Partikel, von denen man weiß, dass sie ebenfalls zur Schädigung der Gefäße beitragen und bei einer reinen LDL-Bestimmung durchs Raster fallen.

Save your heart Wissen

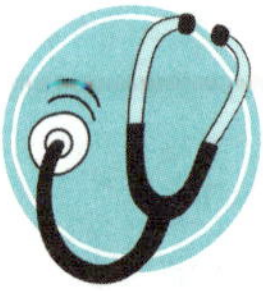

Es gibt Menschen, die mit einem angeborenen erhöhten Cholesterinspiegel auf die Welt kommen, der sogenannten familiären Hypercholesterinämie, abgekürzt FH. Die tritt mit einer Häufigkeit von 1:250 auf und ist somit die häufigste angeborene Fettstoffwechselstörung. Die FH wird autosomal-dominant vererbt, das bedeutet, dass statistisch gesehen die Hälfte der Kinder einer Person, die das Gen trägt, ebenfalls erkranken wird. Das Problem bei FH ist, vereinfacht gesagt, dass das überschüssige Cholesterin nicht aus dem Blut entfernt werden kann und dadurch eine erhöhte Konzentration bestehen bleibt. Aus Studien weiß man, dass bereits im Alter von 20 Jahren deutliche Ablagerungen an den Herzkranzgefäßen vorhanden sein können. Das Risiko der Menschen mit FH für Herz-Kreislauf-Erkrankungen ist um das bis zu 5- bis 20-Fache erhöht, weshalb hier wirklich frühzeitig, sprich schon im Kindesalter, eingegriffen werden sollte.

+ + +

Als der genaueste Indikator für die Einschätzung für das Risiko von Herz-Kreislauf-Erkrankungen hat sich zunehmend das Apolipoprotein B (kurz ApoB) herausgestellt.[28] Es ist der Hauptbestandteil von LDL- und VLDL-Cholesterin im Blut. Misst man alle »ApoBs«, hat man wirklich alle gefäßschädigenden Partikel erfasst und weiß haargenau, wie viele davon im Blut kursieren.[29]

Aktuell sprechen sich Fachgesellschaften nur für eine ApoB-Bestimmung bei Risikogruppen (Menschen mit Diabetes, Patientinnen und Patienten mit sehr hohen Triglyceriden) aus. Das Hauptargument ist immer, dass das LDL-Cholesterin ebenfalls ganz gut die

Anzahl der schädlichen Cholesterinpartikel widerspiegelt, allerdings mehren sich Daten, die zeigen, dass die Risikoeinstufung mit ApoB einfach noch viel genauer ist. Deshalb bin ich gespannt, ob sich die nächsten Handlungsempfehlungen diesbezüglich ändern werden.[30]

Bei erhöhten LDL-Cholesterinwerten wird deine Ärztin oder dein Arzt je nach Risikoprofil und weiteren Erkrankungen eine Cholesterinsenkung anraten. Denn sie führt zur deutlichen Reduktion des Risikos für Herzinfarkte oder Schlaganfälle. Kaum etwas ist in der Wissenschaft so gut belegt wie die schädigende Wirkung von LDL-Cholesterin, auch wenn uns immer einige Besserwisser von der »Cholesterinlüge« überzeugen wollen.

Save your heart **Wissen**

Wunschwerte in der Prävention bei »Gesunden«[31]

- Gesamtcholesterin < 190 mg/dl (5,0 mmol/l)
- HDL-Cholesterin bei Frauen > 50 mg/dl (1,3 mmol/l) bei Männern > 40 mg/dl (1,2 mmol/l)
- LDL-Cholesterin < 116 mg/dl (3,0 mmol/l)
- Non-HDL-Cholesterin < 130 mg/dl (3,4 mmol/l)
- apoB < 90 mg/dl
- Lp(a) < 30 mg/dl
- Triglyceride nüchtern: < 150 mg/dl (1,7 mmol/l)

\+ + +

Nicht immer sind Medikamente notwendig. Der Lifestyle spielt hier eine grundlegende Rolle, durch »Healthy Habits« wie gesunde Ernährung und körperliche Aktivität sowie Nikotinverzicht kannst du viel bewegen. Wenn es sich um eine angeborene Fettstoffwechselstörung handelt, reicht das oftmals nicht aus und es muss externe Hilfe, sprich Medikamente her, um den Cholesterinspiegel in den grünen Bereich zu bekommen. Viele Ärztinnen und Ärzte verordnen in so einem Fall gerne Statine. Sie drosseln die Cholesterinproduktion in der Leber und versiegeln die dünnhäutigen Plaques, sodass sie weniger gefährlich werden, eine Win-win-Situation also.

Bei Frauen gibt es noch eine wichtige Besonderheit, denn es kommt nach der Menopause zu einem natürlichen Anstieg von LDL-Cholesterin. Östrogen beeinflusst nämlich auch die Cholesterinaufnahme in den Zellen. Sinkt der Östrogenspiegel, kann das LDL-Cholesterin nicht mehr so gut in die Leberzellen aufgenommen werden. Außerdem wird Cholesterin nicht mehr für die Produktion von Östrogen gebraucht, dadurch schwirren vermehrt LDL-Partikel im Blut umher. Es kann also gut sein, dass bei dir der LDL-Spiegel jetzt noch vollkommen in Ordnung ist, nach der Menopause aber in die Höhe schießt. Zu einer Kontrolle der Blutfette rate ich also dringend jeder Frau nach den Wechseljahren. Bei etwa jeder zweiten Frau über sechzig Jahren liegt ein guter Grund vor, tätig zu werden und das Cholesterin zu senken.

Ich weiß, das waren jetzt schon sehr viele Informationen, trotzdem liegt mir noch ein weiterer Wert am Herzen, nämlich der des Lipoproteins (a) (abgekürzt Lp(a), ausgesprochen Lipoprotein klein a). Es ist dem LDL-Cholesterin zwar sehr ähnlich, aber leider zusätzlich noch mit einer besonders schädigenden Komponente – dem Apolipoprotein A – ausgestattet, und macht doppelt Ärger am Gefäß. Lp(a) wirkt pro-entzündlich, verstärkt die Blutgerinnung und fördert die Einlagerungen von Plaques. Der Lp(a)-Spiegel ist genetisch vorgegeben, jeder vierte Mensch hat erhöhte Werte und die sind wiederum mit einem erhöhten Risiko für Herzinfarkte verbunden. Leider ist es nicht möglich, den Wert durch deinen Lebensstil zu beeinflussen und derzeit gibt es noch keine zugelassenen Medikamente zur Senkung. Jetzt fragst du dich wahrscheinlich, warum du den Wert dann überhaupt bestimmen lassen solltest, wenn man den erhöhten Lp(a)-Spie-

GEFÄẞSCHÄDIGENDE CHOLESTERINMOLEKÜLE

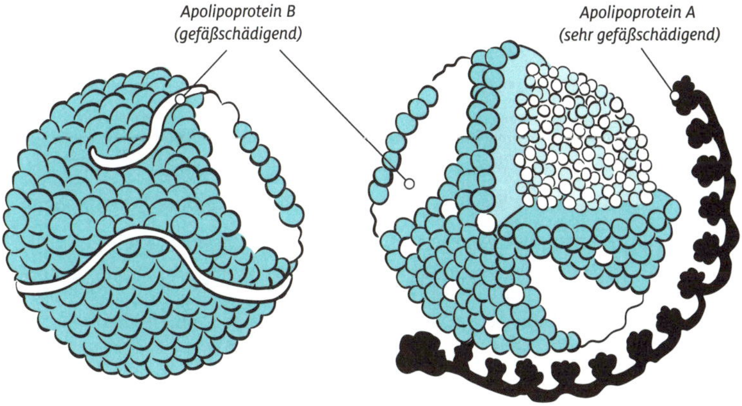

LDL-CHOLESTERIN

LIPOPROTEIN (a)

gel nicht therapieren kann? Ganz einfach, er hilft uns bei der Bestimmung deines individuellen Risikos für Herzerkrankungen. Hast du einen sehr hohen Wert, müssen wir bei dir frühzeitig auf deine Herzgesundheit aufpassen, andere Risiken senken und früher Herz-Checks machen. Damit reduzieren wir die Gefahr für vorzeitige Herzerkrankungen deutlich. Und zum Schluss noch ein kleiner Hoffnungsschimmer: Es sind Medikamente zur Lp(a)-Senkung in Sicht. Aktuell laufen einige Studien, deren Ergebnisse im Laufe der nächsten Jahre erwartet werden. Wir wissen bereits, dass diese Medikamente in der Lage sind, den Wert richtig gut (um bis zu 80 Prozent des Ausgangswertes) zu senken, aber Studien untersuchen aktuell noch, ob die Senkung auch zu einer Verminderung von klinischen Ereignissen, das heißt zum Beispiel von Herzinfarkten, führt.

Save your heart Wrap up

- Ein zu hoher Cholesterinspiegel ist für einen Großteil aller Herzerkrankungen bei Frauen und Männern mitverantwortlich.
- Bei Frauen kommt es nach der Menopause zu einem Anstieg des LDL-Cholesterins um bis zu 30 Prozent. Behalte deine Werte in dieser Zeit gut im Auge.
- Eine Senkung des LDL-Cholesterins bei Frauen um 1 mmol/l (39 mg/dl) führt zu einer Senkung des Risikos für Herz-Kreislauf-Erkrankungen um 15 Prozent, bei Männern ist dieser Effekt sogar noch größer.
- Mit einer Ernährungsumstellung und vermehrtem Sport kannst du das LDL um 10 bis 20 Prozent senken. Hier gibt es große individuelle Unterschiede.
- Hohe HDL-Spiegel schützen nicht vor Herz-Kreislauf-Erkrankungen und gleichen hohe LDL-Werte nicht aus. Sehr niedrige HDL-Werte (unter 40 mg/dl) sind ebenfalls ungünstig für die Herzgesundheit. Durch Gewichtsverlust, Ernährungsumstellung und Nikotinverzicht lässt sich HDL steigern.

+ + +

Nun haben wir schon einige Risikofaktoren kennengelernt, als Nächstes machen wir uns an einen weiteren Stoffwechselkrankmacher, den Diabetes mellitus, der insbesondere Frauenherzen noch mehr auf dem Kieker hat als die der Männer.

D WIE DIABETES MELLITUS – ZUCKER IM ÜBERFLUSS

Wir alle haben schon einmal von Diabetes gehört, haben Verwandte, Bekannte, Freundinnen, die daran erkrankt sind, Schwangerschaftsdiabetes hatten oder auf »ihren Zucker« achten müssen. Doch was ist das überhaupt, »Diabetes«? Und wie gefährlich ist er wirklich? Was macht er mit unserem Körper?

Diabetes mellitus ist die prominenteste aller Stoffwechselerkrankungen, die Herz und Gefäße schädigt und noch weitere Risiken im Gepäck hat. Lass uns zunächst bei der Wurzel allen Übels anfangen: Wie entsteht eigentlich die sogenannte Zuckerkrankheit?

Für die Steuerung des Blutzuckerhaushaltes ist das Hormon Insulin notwendig. Es wird von der Bauchspeicheldrüse (Pankreas) gebildet und sorgt dafür, dass der Zucker (Glukose) aus der Blutbahn in die Zellen gelangt. Fehlt Insulin, kann der Zucker aus der Blutbahn nicht aufgenommen werden, die Folge ist ein Anstieg des Blutzuckerspiegels. Die Niere versucht, dagegen anzukämpfen und scheidet vermehrt Zucker über den Urin aus. Richtig, der Urin ist also versüßt.

Save your heart History

Den süßen Urin kannte man bereits in der Antike. Damals diagnostizierten Ärzte den Diabetes bei ihren Patientinnen und Patienten mittels einer Urinprobe: Sie steckten den Finger hinein und leckten ihn ab, schmeckte er süßlich, stand die Diagnose »honigsüßer Durchfluss« (= Diabetes mellitus) fest, ohne dass man wusste, dass dieser durch einen erhöhten Blutzuckerspiegel verursacht wurde. 1923 erhielten die Kanadier Frederick Banting und John Macleod für die Entdeckung des Insulins den Nobelpreis für Medizin. Im selben Jahr kam das erste Insulinpräparat auf den Markt, was die Therapie des Diabetes mellitus Typ 1 revolutionierte und fortan Menschenleben rettete.

Inzwischen müssen wir Ärztinnen und Ärzte zum Glück nicht mehr den Finger in Urin stecken. Die Möglichkeiten der Diagnose, aber auch der Behandlung haben sich in den letzten Jahrzehnten rasant verbessert, heute werden Blutzucker-Echtzeitdaten via Sensor im Arm in Kombination mit einer App auf unser Handy gesendet. Grundsätzlich unterscheiden wir zwei verschiede Diabetes-Typen.

TYP-1-DIABETES: WIR HABEN EIN PRODUKTIONSPROBLEM

Beim Typ-1-Diabetes haben die Zellen, die in der Bauchspeicheldrüse Insulin produzieren, einen Defekt. Dieser Defekt kann entweder angeboren sein oder aufgrund einer Autoimmunerkrankung – getriggert durch eine Virusinfektion – im Kindes- oder frühen Erwachsenenalter entstehen. Die Folge ist dramatisch: Es kommt zu einem schweren Mangel an Insulin, weil die Insulin produzierenden Zellen in der Bauchspeicheldrüse zerstört werden, und der Blutzuckerspiegel schießt in die Höhe. Die Niere registriert mit ihren schlauen Sensoren den Zuckerpegel und packt mit an, es wird vermehrt Zucker mit dem Urin ausgeschieden, das geht aber nur, wenn gleichzeitig auch Wasser mit rausgespült wird. Die Betroffenen müssen ständig pinkeln, haben vermehrt Durst wegen des Wasserverlustes und fühlen sich kraftlos. Unbehandelt führt das irgendwann zum Tod.

Auch wenn Frauen sonst häufiger Autoimmunerkrankungen bekommen, den Typ-1-Diabetes haben mehr Männer. Ich erinnere mich gut an den Sohn einer Bekannten, der im Kleinkindalter nach einer heftigen Virusinfektion die Diagnose Typ-1-Diabetes bekam. Der Infekt hatte zur Antikörperbildung gegen die Bauchspeicheldrüsenzellen geführt. So etwas passiert jedoch wirklich selten. Der Typ-1-Diabetes macht insgesamt nur etwa fünf Prozent aller Diabetes-Erkrankungen in Deutschland aus. Viel häufiger entsteht der Diabetes durch eine zunehmende Insulinresistenz, bei der die Körperzellen immer schlechter auf Insulin reagieren. Was viele nicht wissen: Bereits zehn bis zwölf Jahre, bevor die Diagnose Typ-2-Diabetes gestellt wird, bahnt sich die Erkrankung schleichend an. Dabei kann im Vorstadium von Diabetes durch eine Lifestyleänderung die Wahrscheinlichkeit für einen »Ausbruch« um vierzig bis siebzig Prozent gesenkt werden. Das Heimtückische daran: Auch hier, beim sogenannten Prädiabetes, entstehen Schäden im Körper, insbesondere an den Nerven, den Nieren und den Gefäßen. Wie er genau entsteht und was das für dein Herz bedeuten kann, schauen wir uns jetzt zusammen an.

TYP-2-DIABETES: DAS VERARBEITUNGSPROBLEM

Etwa acht Prozent aller Frauen in Deutschland haben einen Typ-2-Diabetes, Tendenz steigend. Er tritt eher im höheren Lebensalter auf, wird aber nicht mehr wie früher als »Altersdiabetes« bezeichnet, denn auch junge Menschen kann es erwischen.

Was die Bauchspeicheldrüse gar nicht mag, ist die häufige Nahrungs- und Zuckeraufnahme, vor allem in großen Mengen. Denn dann muss sie, um den Blutzucker konstant zu halten, immer wieder Insulin ausschütten. Ein dauerhaft erhöhter Insulinspiegel führt zu einer Art Gewöhnungseffekt. Irgendwann hat die Bauchspeicheldrüse durch die jahrelange Mehrarbeit quasi ein Burn-out und die Insulinproduktion stockt. Die Zellen, die Zucker aufnehmen sollen, sind verwöhnt von dem jahrelangen Überangebot an Insulin, bei niedrigeren Insulinspiegeln funktioniert die Zuckeraufnahme nicht mehr. Das nennt man Insulinresistenz. Aus diesem Teufelskreis aus verminderter Insulinproduktion und schlechterer Reaktion der Zellen auf Zucker entsteht ein erhöhter Blutzuckerspiegel.

Diabetes tut in der Regel nicht weh und bleibt leider oft bis zum Auftreten von Organschädigungen unentdeckt. Die Anzeichen eines Diabetes sind im Anfangsstadium meist schleichend, viele bemerken Müdigkeit und eine Abnahme der Leistungsfähigkeit, aber auch häufiges Wasserlassen und starken Durst. Wir Frauen haben hier mal wieder einen kleinen Vorteil auf Zeit: Das Östrogen schützt uns vor Diabetes, indem es die Zuckerverarbeitung in der Leber unterstützt und auch die Insulin produzierenden Zellen der Bauchspeicheldrüse anstupst. Mit absinkendem Östrogenspiegel in der Perimenopause nimmt aber auch die Empfindlichkeit der Zellen auf Insulin ab, Zucker kann nicht mehr so gut eingeschleust werden. Die Konsequenz: Überschüssiger Zucker wird in Fettzellen umgebaut. Aber keine Sorge, die natürliche Menopause ist kein klassischer Risikofaktor für einen Diabetes, und eine gute gesunde Ernährung und Sport können helfen, deinen Blutzucker in Balance zu halten.

ZUCKER FRISST LÖCHER IN ZÄHNE UND AUCH IN GEFÄSSE

Was bedeutet der hohe Blutzucker nun für unsere Herz-Kreislauf-Gesundheit? Zucker frisst nicht nur Löcher in die Zähne, sondern auch von innen ins Gefäß, genauer gesagt in die Endothelschicht, die innere Wandverkleidung der Gefäße, die ich dir in Kapitel 3 vorgestellt habe. Das Endothel ist das »unbekannte Organ« deines Körpers mit einer Fläche von mehreren Fußballfeldern und hat unter anderem den Job des Türstehers unserer Gefäße. Es produziert gefäßschützende Stoffe, wie Stickstoffmonoxid (NO), ein Stoff, den deine Gefäße lieben, weil er sich – ähnlich wie Sonnencreme auf der Haut – als äußerer Schutzfilm um sie herumlegt. Doch ein ständig zu hoher Blutzuckerspiegel führt zu oxidativem Stress in der Endothelzelle, durch verstärkte Entzündungsreaktionen zerplatzt das schützende Endothel schließlich wie eine Seifenblase. Damit ist dauerhaft Tag der offenen Tür für die Rowdys im Blut, wie Entzündungszellen und Cholesterin. Sind sie erst mal in den Gefäßwänden, befeuern sie die Atherosklerose – und was das heißt, wissen wir ja inzwischen: Wir verkalken total. Wenn ich Patientinnen und Patienten im Herzkatheterlabor untersuche, die schwerwiegende Gefäßverkalkungen haben – zum Beispiel durch jahrelang nicht richtig behandelten Diabetes –, und mir mit einer Nadel den Zugang für die Untersuchung in das Gefäß am Unterarm oder in der Leiste bahne, fühlt sich das oft an, als würde ich durch ein paniertes Stück Fleisch stechen. So hart kann der Kalk in der Gefäßwand sein. Davon können auch meine Kolleginnen und Kollegen aus der Herzchirurgie ein Lied singen. Bypass-Operationen am offenen Herzen sind bei Menschen mit Diabetes besonders herausfordernd, da sich die Herzschlagadern anfühlen wie Perlschnurketten mit beuligen Verkalkungen, durch die man nur schwer hindurchkommt.

Der hohe Zucker tobt sich leider auch noch an anderer Stelle aus. Er kann mit einer Schädigung der Nervenfasern einhergehen, das nennt man »diabetische Neuropathie«. Dadurch haben Diabetikerinnen und Diabetiker eine gestörte Schmerzwahrnehmung. Symptome eines Herzinfarktes werden infolgedessen auch bei Männern häufig schlechter wahrgenommen oder zeigen sich mit Symptomen wie Übelkeit und Luftnot, die eigentlich für den Herzinfarkt bei Frauen typisch sind.[32] Die Neuropathie erhöht die Gefahr, Herzinfarkte zu übersehen und Herzerkrankungen erst in sehr fortgeschrittenem Stadium zu bemerken. Insgesamt haben Personen mit Diabetes ein doppelt bis vierfach erhöhtes Risiko für Herzerkrankungen und achtzig Prozent versterben an Herz-Kreislauf-Erkrankungen.[33]

Das sind wirklich beängstigende Zahlen. Aber durch Vorsorge lässt sich die Vorstufe eines Diabetes frühzeitig erkennen und behandeln, hier heißt es: Lifestyle, Lifestyle, Lifestyle … Sicherlich möchtest du dich jetzt bei nächster Gelegenheit auch auf einen Typ-2-Diabetes testen lassen, aber wie funktioniert das? Ein Wert, der beim »Diabetes-Profil« immer mitbestimmt wird, ist der sogenannte HbA1c-Wert, umgangssprachlich auch Blutzuckerlangzeitwert genannt. Er spiegelt den durchschnittlichen Blutzuckerspiegel der letzten zwei bis drei Monate wider. Bei dauerhaft erhöhten Werten in deinem Blut belagert der Zucker auch deine roten Blutkörperchen über das in ihnen enthaltene Hämoglobin (Hb, deshalb auch HbA1c), den roten Blutfarbstoff. Der HbA1c gibt also an, wie viel Prozent deiner Blutkörperchen mit Zucker beladen (verzuckert) sind. Normal ist hier ein Wert bis 5,7 Prozent, ab 6,5 Prozent stellen wir die Diagnose Diabetes, und beim Graubereich dazwischen sprechen wir von Prädiabetes. Auch die Messung der Nüchternglukose (zwölf Stunden vor der Blutabnahme wird weder gegessen noch getrunken) im Blut gehört zum Standard bei Verdacht auf Diabetes. Bei Frauen ist dieser Wert oft noch normal, das bedeutet unter 100 mg/dl, aber im Gegensatz zu unseren männlichen Zeitgenossen schnellt unser Zuckerspiegel nach der Nahrungsaufnahme unangemessen in die Höhe. Wir nennen das dann eine gestörte Glukosetoleranz. Aus diesem Grund gebe ich mich mit einem »meine Nüchternglukose war doch normal« nicht zufrieden! Hier muss ein Belastungstest her, Klassiker ist der sogenannte Orale Glukosetoleranztest (OGT), bei dem du 75 Gramm Glukose in vorgefertigter (leider wenig schmackhafter) Lösung zu dir nimmst. Nach zwei Stunden muss es dein Körper geschafft haben, den Zuckerschock zu verarbeiten. Wenn dies nicht der Fall ist und noch mehr als 200 mg/dl in deinem Blut zirkulieren, ist die Diagnose Diabetes mellitus Typ 2 bestätigt. So weit möchte ich es aber gar nicht erst kommen lassen, denn beim Thema Diabetes heißt es: Der frühe Vogel fängt den Wurm. Der Wurm ist in diesem Fall die Insulinresistenz, die, wie bereits erwähnt, dem Diabetes um Jahre vorauseilt. Um die zu erfassen, brauchen wir zwei Werte in deinem Blut, den Nüchternglukosewert und deinen Insulinwert. Setzt man die in eine Rechenformel ein, bekommen wir den Homeostasis-Modell-Assessment-Index (kurz HOMA-Index). Überschreitet der einen Grenzwert, ist eine Insulinresistenz wahrscheinlich und es muss dringend ein Lifestyleplan her, damit ein Diabetes verhindert wird.

Save your heart Wrap up

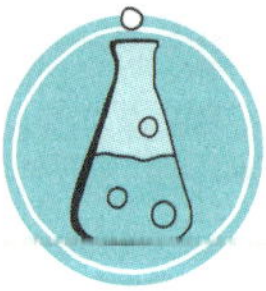

- Der Nüchternblutzucker sollte unter 100 mg/dl liegen.
- Frauen leiden eher unter einer gestörten Glukosetoleranz als unter einem erhöhten Nüchternblutzucker. Somit schließt bei Frauen ein normaler Nüchternblutzucker nicht unbedingt einen gestörten Zuckerstoffwechsel aus!
- Eventuell wird deine Hausärztin oder dein Hausarzt bei einem Nüchternblutzucker zwischen 100 und 125 mg/dl (Graubereich) einen Oralen Glukosetoleranztest (OGT) veranlassen.
- Ab einem HbA1c von 6,5 Prozent beziehungsweise einem Nüchternblutzucker von 126 mg/dl spricht man von einem Diabetes mellitus.
- Typ-2-Diabetes wird vererbt, dein Risiko kann erhöht sein, wenn familiäre Vorbelastungen bestehen.

DIE DIGITALE REVOLUTION IN DER BLUTZUCKERMESSUNG

In der Klinik fiel mir schon vor einigen Jahren der erste Diabetespatient mit einem kleinen weißen Knopf am Oberarm auf, welcher sich als Glukosesensor herausstellte. Dieses smarte Gerät sendet die Blutzuckerwerte direkt vom Körper auf das Handy. Ich war fasziniert und freute mich über die große Erleichterung für die Patientinnen und Patienten mit Diabetes. Vor allem weil dadurch die ständige und unangenehme Piekserei entfällt – blutige Tupfer und Teststreifen sind passé.

Inzwischen gibt es auch extra Blutzuckersensoren für gesunde Menschen ohne Diabetes. Im Leistungssport, gerade in den Ausdauersportarten, ist es schon seit Jahren gängige Praxis, einen Sensor zu tragen, um vor dem großen »Hungerast« rechtzeitig »Carbs zu loaden«, die Performance zu verbessern und den Regenrationszustand im Blick zu haben. Auch ich habe diesen Trend recht früh ausprobiert und es war durchaus interessant.

Was für Erkrankte zur Lebensverbesserung führt, kann Gesunde leicht in den »Kontrollwahn« treiben. Die bunte Social-Media-Welt propagiert, dass dein Leben besser wird, wenn du permanent deinen Blutzucker trackst. Junge, gesunde Mädchen zeigen schockiert ihre Blutzuckerkurve nach Genuss eines Hafermilch-Cappuccinos und verteufeln gewisse Lebensmittel. Wir liegen also irgendwo zwischen Hype und Hope. Sicherlich helfen die Sensoren, zum Beispiel um Menschen mit einer gestörten Glukosetoleranz herauszufiltern, die selbst gar nichts von ihren aus dem Ruder gelaufenen Blutzuckerwerten wissen. Man kann dadurch frühzeitig Maßnahmen ergreifen, um einen Diabetes zu verhindern, das konnte auch in Studien gezeigt werden.[34] Trotzdem finde ich das übermäßige Kontrollieren von Blutzuckerwerten bei stoffwechselgesunden Menschen unnötig. Hoher Blutdruck ist viel häufiger und mindestens genauso schädlich für die Gefäße, da wäre es mir eigentlich lieber, es liefen mehr Frauen mal mit einer Blutdrucklangzeitmessung durch die Gegend. Für wen ich es tatsächlich als sinnvoll erachte, sind Frauen mit Schwangerschaftsdiabetes in der Vorgeschichte. Die fallen oft durch das Nachsorgeraster und bei ihnen liegt der Nüchternblutzucker oft noch im Normbereich, aber wenn man sie mit Glukose belastet (sprich, wenn sie Nahrung zu sich nehmen), sieht man das überschießende Ansteigen des Blutzuckers eindeutig. Grundsätzlich gilt: Viel wichtiger als das Tragen eines Sensors ist, dass du die Grundregeln der Bauchspeicheldrüsenpflege beachtest:

Save your heart Action

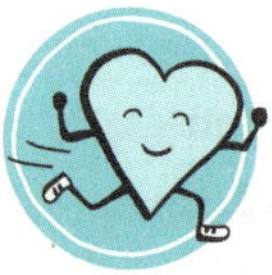

- Anti-Stress-Programm für deine Bauchspeicheldrüse: drei ausgewogene, ballaststoffhaltige Mahlzeiten pro Tag mit Pausen von vier bis fünf Stunden zwischen den einzelnen Mahlzeiten.
- Vor einer kohlenhydratreichen Mahlzeit einen Esslöffel Apfelessig mit etwas warmem Wasser trinken, das kann die Wirkung des Insulins verbessern und den schnellen Blutzuckeranstieg verhindern.
- Eat Smart: Beginne jede Mahlzeit mit einer Portion Gemüse oder Salat, angereichert mit hochwertigen Pflanzenölen, bevor du Kohlenhydrate zu dir nimmst, das schont die Bauchspeicheldrüse und verhindert einen schellen Anstieg des Blutzuckers.
- Auch Obst lässt durch seinen hohen Fruktosegehalt den Blutzucker in die Höhe schnellen. Kombiniere Obst deshalb mit guten Fetten wie zum Beispiel Nüssen oder Nussmus, das Fett verhindert den schnellen Blutzuckeranstieg.
- Intervallfasten hat sich bei übergewichtigen Diabetikern als besonders effektiv herausgestellt.
- Bleibe aktiv! Schon 30 Minuten Spazierengehen nach dem Essen senkt den Blutzuckerspiegel effektiv. Menschen, die 2,5 Stunden Ausdauertraining mit einer Stunde Krafttraining in der Woche kombinieren, reduzieren ihr Diabetesrisiko deutlich.

+ + +

R WIE RAUCHEN – KILLING ME SOFTLY

Dass Rauchen nicht gerade gesund ist, wissen wir alle – und für uns Frauen ist es sogar noch schädlicher als für Männer. Rauchen verursacht nicht nur Atemwegserkrankungen und fördert Lungenkrebs – jeder vierte Krebsfall in Europa ist durch Rauchen verursacht –, es schädigt zudem die Gefäße im gesamten Körper, darunter auch die Herzkranzgefäße, und zwar massiv! Gefäßprobleme bedeuten außerdem immer Organprobleme, so führen kranke Herzkranzgefäße zu einem kranken Herzmuskel.

Die chemischen Bestandteile des Tabakrauchs enthalten etwa 90 krebserregende Stoffe, die mit jedem Zug direkt in den Blutkreislauf gelangen und damit einen Access-all-Areas-Pass haben. Sie können ihre schädigende Wirkung überall im Körper entfalten. Nikotin und Kohlenmonoxid verengen die Blutgefäße und erhöhen den Blutdruck. Dadurch werden Herzinfarkt & Co. begünstigt. Der Tabakqualm beinhaltet zudem viele chemische Schadstoffe, die die Ablagerungen in den Gefäßen, die Plaques, massiv befeuern, Atherosklerose (Arterienverkalkung) ist vorprogrammiert. Die Wahrscheinlichkeit für Herz-Kreislauf-Erkrankungen ist bei jungen Raucherinnen und Rauchern unter fünfzig Jahren um das Fünffache erhöht.

Erfreulicherweise hat die Anzahl der Nikotinkonsumentinnen und -konsumenten in den letzten Jahren abgenommen, allerdings ist der Rückgang bei den Frauen nicht so ausgeprägt wie bei den Männern. So rauchen aktuell etwa 21 Prozent aller Frauen und 27 Prozent aller Männer in der Bundesrepublik. Besorgniserregend ist außerdem der deutliche Anstieg des E-Zigaretten- und Tabakkonsums bei den 14- bis 17-Jährigen von acht Prozent vor der Coronapandemie auf knapp 16 Prozent im Jahr 2022. Die E-Zigarette ist keine gesunde Alternative, auch hier sind negative Effekte auf das Gefäßsystem belegt, auch wenn Langzeitfolgen des Konsums derzeit noch nicht bekannt sind. Häufig ist die E-Zigarette eine Einstiegsdroge in das Rauchgeschäft. Hier ist also noch viel Aufklärungsarbeit zu leisten.

Wie bereits erwähnt, schädigt Rauchen schädigt die Gesundheit der Frauen noch mehr als die der Männer.[35] Das könnte unter anderem daran liegen, dass sich Frauen bei gleichem Nikotinanteil in Zigaretten bezogen auf ihr niedrigeres Verteilungsvolumen eine höhere Dosis Schadstoffe »reinziehen« als Männer. Rauchende Frauen haben jedenfalls ein um 25 Prozent höheres Risiko für schädliche Ablagerungen an den Herzkranzgefäßen als rauchende Männer.[36] Was man als Frau auch wissen sollte: Rauchen bringt uns im Durchschnitt ein Jahr früher in die Wechseljahre. Unsere Slow-Aging-Heldin Östrogen hat also ein Jahr weniger Zeit für ihr positives Wirken auf die gesamten Gefäße.

Raucherinnen und Raucher rechtfertigen ihren Konsum mit Geschichten von bekannten Persönlichkeiten, die lebenslang rauchten, aber trotzdem ein hohes Alter erreichten, wie unser Alt-Kanzler Helmut Schmidt. Ja, er wurde stolze 96 Jahre alt, aber glaub mir, er war schwer herzkrank, bekam einen Bypass, und ich bin mir sicher, ohne seine guten Kardiologen (die ich persönlich kenne) und die moderne Medizin wäre er niemals älter als 75 geworden.

Gerade junge Frauen sollten sich darüber im Klaren sein, welches zusätzliche Risiko das Rauchen bei ihnen birgt. Nikotin und andere Bestandteile des Tabakrauchs regen die Blutgerinnung an, das bedeutet Alarmstufe rot für Gefäßverstopfung durch Thrombose und Lungenembolie. Kommen on top noch hormonelle Verhütungsmittel, potenziert sich die Gefahr.

Diese schmerzliche Erfahrung musste auch Franziska machen, eine junge Patientin, die ich einmal in der Klinik versorgte. Sie war zwanzig Jahre alt und hatte während der Arbeit plötzlich ein Taubheitsgefühl am linken Arm und an der Hand verspürt. Dazu kam eine Sprachstörung. Sie bekam Panik. Ihre Kollegin merkte, dass etwas nicht mit ihr stimmte, und alarmierte den Rettungsdienst. Sie kam in die Klinik mit Verdacht auf Schlaganfall. Die Diagnose bestätigte sich eine Stunde später durch ein MRT des Kopfes in der »Stroke Unit«. Ihre Symptome bildeten sich binnen 24 Stunden zurück. Jetzt wirst du verwundert sein, dass so eine junge Frau schon einen Schlaganfall bekommen kann. Auch hier war es der Klassiker: Rauchen plus die Einnahme einer östrogenhaltigen Verhütungspille. Dazu kam noch eine anatomische Besonderheit, nämlich ein sogenanntes PFO (Persistierendes Foramen Ovale), ein kleines angeborenes Loch im Herzen, wodurch das Blutgerinnsel – das sich durch die Kombination Rauchen plus Pille in ihrem Oberschenkel gebildet hatte – nicht zur Lungenembolie, sondern zu einem Schlaganfall geführt hatte. Das Loch konnten wir mithilfe eines kleinen Schirmchens in einem minimalinvasiven Eingriff durch die Leistenvene verschließen. Die Pille hat Franziska längst abgesetzt, ich hatte ihr außerdem dringend geraten, mit dem Rauchen aufzuhören.

Es lohnt sich übrigens immer, mit dem Rauchen aufzuhören. Von Personen mit Herzinfarkt höre ich oft das Argument, es sei doch jetzt eh zu spät, um mit dem Rauchen aufzuhören. Ist es nicht. Die Datenlage ist hier eindeutig: Man verbessert die Gesundheit langfristig, wenn man aufhört zu rauchen, auch wenn man bereits einen Herzinfarkt hatte.[37] Rauchen verkürzt die Lebenszeit bei Frauen durchschnittlich um 13 Jahre[38], aber ein rechtzeitiger Rauchstopp macht das zu neunzig Prozent reversibel! Dabei gilt, je früher du aufhörst, desto mehr gesunde Lebensjahre gewinnst du zurück. Noch vor dem 40. Lebensjahr aufzuhören, ist besonders ratsam.

Save your heart Tipp

Für alle prämenopausalen Frauen, die mit dem Rauchen aufhören wollen: Versuche es in der ersten Zyklushälfte, zu der Zeit sind die Gelüste weniger stark ausgeprägt und du hältst besser durch. Nikotin aktiviert das Nervensystem, es gelangt durch die sogenannte Blut-Hirn-Schranke und bindet dort an Rezeptoren, die das Glückshormon Serotonin und das Belohnungshormon Dopamin freisetzen. In der ersten Zyklushälfte sind diese Rezeptoren weniger empfindlich, das erhöht die Wahrscheinlichkeit für einen erfolgreichen Rauchstopp, das hohe Progesteron in der zweiten Zyklusphase macht dich entschlossener, deine Entscheidung durchzuziehen. Auch das Hungergefühl ist physiologisch in den ersten zwei Zykluswochen weniger ausgeprägt, die Zigarette, um »Hunger zu bekämpfen«, ist weniger notwendig.

+ + +

Wenn du den Entschluss gefasst haben solltest, mit dem Rauchen aufzuhören, rate ich dir, mit der Ärztin oder dem Arzt deines Vertrauens verschiedene Mittel und Wege zu besprechen. Es gibt inzwischen gute Medikamente, die Entzugssymptome lindern und die Erfolgsquote deutlich erhöhen. Dabei muss beachtet werden, dass einige Substanzen bei Herzpatientinnen und -patienten mit Vorerkrankungen nicht ratsam sind. Zusätzlich sollte man sich, wenn möglich, psychologisch unterstützen lassen, ein Verhaltenstraining ist hierbei sehr hilfreich.

Und ja, ich weiß, viele plagt die Sorge, bei einem Rauchstopp an Gewicht zuzunehmen. Häufig kommt es tatsächlich zu einer durchschnittlichen Gewichtszunahme von vier bis fünf Kilo im ersten Jahr, allerdings ist diese weniger gesundheitsgefährdend als das Rauchen selbst. Ich rate meinen Patientinnen und Patienten immer, die körperliche Aktivität zu erhöhen und eine Runde extra spazieren zu gehen, das hebt die Laune und wirkt den lästigen Kilos entgegen.

Auch andere Ansätze zur Rauchentwöhnung werden derzeit in Studien getestet, zum Beispiel, ob der Einsatz der »Abnehmspritze« dabei hilft. Im Prinzip keine schlechte Idee, denn einige der sogenannten GLP-1-Analoga schlagen zwei Fliegen mit einer Klappe: Sie regulieren die Belohnungsreize im Gehirn, die bei der Glimmstängelsucht eine große Rolle spielen, und schützen nebenbei noch das Herz. Mit der Spritze lässt sich nicht bei jedem die Sucht bekämpfen, aber immerhin verlieren die Anwenderinnen und Anwender Extrakilos und der Blutzuckerlangzeitwert verbessert sich.[39]

Save your heart Wissen

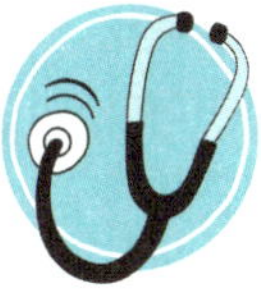

Effekte der Rauchkarenz

Nach 20 Minuten	Blutdruck und Puls fallen
Nach 8 Stunden	der Kohlenstoffmonoxidspiegel im Blut sinkt
Nach 24 Stunden	das Herzinfarktrisiko sinkt
Nach 48 Stunden	der Geschmackssinn verbessert sich
Nach 72 Stunden	die Lungenfunktion verbessert sich
Ab dem 2. Monat	Husten und Luftnot gehen zurück
Nach 1 Jahr	Risiko für Herzinfarkte ist halbiert
Nach 15 Jahren	das Risiko für Herzerkrankungen gleicht dem von Nichtraucherinnen und Nichtrauchern

+ + +

Jetzt hast du einen Deep Dive in das Repertoire der klassischen Risikofaktoren für Herz-Kreislauf-Erkrankungen bekommen. Nun möchte ich noch über Umweltfaktoren sprechen, die das Risiko für Herzerkrankungen ebenfalls deutlich beeinflussen und die aktuell noch keiner so richtig auf dem Schirm hat.

Ich sehe was, was du nicht siehst – oft übersehene Gefahren für unser Herz

Eine Woche lang nur Burger und Pommes oder eine Nacht bei Lärm schlafen, was, meinst du, ist schlechter für dein Herz? Für mich ist beides zugebenermaßen eine grauenvolle Vorstellung.

Erst kürzlich lag ich in einem Berliner Hotelzimmer und versuchte zu schlafen. Mein Zimmer war zur Straße hin gelegen, auf der typischer Großstadtverkehr herrschte. Ich hörte die Straßenbahnen im Minutentakt, und so müde ich auch war und so sehr ich es versuchte, ich kam nicht zur Ruhe. Ich sah auf meine Smartwatch, mein Puls, der sonst in Ruhe, also wenn ich im Bett liege, nie bei über fünfzig Schlägen pro Minute liegt, war bei achtzig Schlägen gelandet. Ich war gestresst. Vom Lärm.

Wir wissen von Versuchen an Mäusen, dass bereits eine Nacht voller Lärm den Körper total aus der Bahn werfen kann. Für die Gefäße und das Herz bedeutet es ähnlichen Stress wie vier Wochen lang Fast Food Diät. Die Europäische Umweltagentur schätzt, dass in der EU jedes Jahr etwa 12 000 Menschen sterben, weil sie zu großem Lärm ausgesetzt sind. Und laut Umweltbundesamt sind bei uns etwa zwei Millionen Menschen permanent einem Lärmpegel von 65 Dezibel (dB) ausgesetzt. Dazu muss man wissen, dass der Bereich, der dauerhaft krank macht, bereits ab 55 dB beginnt und das Risiko für die Koronare Herzerkrankung pro 10 dB Zunahme um acht Prozent steigt. Zum Vergleich: Ein großer LKW verursacht einen Schallpegel von 90 dB, ein Flugzeugstart 120 dB. Wer also an einer Hauptverkehrsstraße lebt oder in einer Einflugschneise, hat eventuell ein erhöhtes Risiko für Bluthochdruck und Herzinfarkt.[40] Ich war in der glücklichen Lage, dass ich dem Lärm in dieser Nacht entfliehen konnte (ich bin inzwischen recht ungehemmt, wenn es um einen Hotelzimmerwechsel geht, auch zu später Stunde, denn Schlaf ist mir heilig), aber es gibt etliche, die das nicht können.

Manche Menschen entwickeln eine gewisse Resilienz. Sie regen sich nicht so sehr über den Lärm auf und haben damit auch weniger Gesundheitsrisiken. Aber was bedeutet »aufregen« in diesem Zusammenhang überhaupt? Lärm kann zu einer Erhöhung der Herzfrequenz und zur Ausschüttung von Stresshormonen mit Zunahme von oxidativem Stress in den Gefäßen führen. Es wandern munter Entzündungszellen in die Gefäße ein und treiben dort ihr Unwesen, die NO-Produktion des Endothels (du erinnerst dich, NO macht die Gefäße weit und geschmeidig) nimmt ab. Ist durch den Lärmpegel auch die Nachtruhe gestört und entwickelt sich chronischer Schlafmangel, potenziert sich die Gefahr. Als eine Art Gegenmittel hat sich in Versuchen an Medizinstudierenden, die nachts Lärmereignissen ausgesetzt waren, hoch dosiertes Vitamin C erwiesen, denn es fängt freie Radikale ab und verbessert somit die Funktion des Endothels und die Fließeigenschaften des Blutes![41] Allerdings gewöhnt sich der Körper nach einer gewissen Zeit daran und bei einer länger andauernden hoch dosierten Vitamin-C-Therapie wird der Körper resistent oder es kann der gegenteilige Effekt eintreten: Es bilden sich ungesunde Vitamin-C-Radikale. Auf Dauer ist es also besser, auf Sport, Fasten und spezielle Medikamente (Metformin) zu setzen. Durch diese Maßnahmen werden spezielle körpereigene Eiweiße aktiviert, die den Stress im Gefäß zunichtemachen und die Auswirkung des Lärms regelrecht wieder glattbügeln.

Aber nicht nur Lärm macht uns zu schaffen, auch Feinstaub bedroht die Gesundheit vieler Menschen auf der Welt. Genau gesagt, bringt er jedes Jahr weltweit mehr als acht Millionen Menschen um, das sind mehr, als durch den Konsum von Zigaretten sterben. Und der Feinstaub setzt sich nicht nur in die Lunge und verursacht Atemwegserkrankungen, nein, er verbreitet sich im ganzen Körper und schädigt Gefäße und Herz. Die meisten der Todesfälle sind dabei nicht, wie man vielleicht spontan vermuten würde, durch Atemwegserkrankungen bedingt, sondern durch Herz-Kreislauf-Erkrankungen. Wusstest du, dass es sogar Ultrafeinstaub gibt, dessen kleiner als 0,1 Mikrometer große Partikel (etwa so groß wie ein Virus) direkt über deinen Riechnerv in dein Gehirn gelangen und dort Strukturen aktivieren können, die den Blutdruck in die Höhe treiben? Aber auch gröberer Feinstaub, den wir einatmen, gelangt in die Blutbahn und treibt von dort aus sein Unwesen an den Gefäßen, wo er Entzündungen hervorruft und die Plage mit den Plaques anheizt – ein besonders heftiger Feinstaubtag in unseren Breitengraden ist die Silvesternacht mit ihren bunten Feuerwerken.

Neben dem Feinstaub gibt es einen weiteren unsichtbaren Faktor, den wir jedes Jahr zur selben Jahreszeit deutlich zu spüren bekommen: die Sommerhitze. Die wenigsten sind sich bewusst, welche Gefahr die zunehmende Erderwärmung mit Extremwetterlagen für unser Herz darstellt. Durch einen Temperaturanstieg um ein Grad steigt die Sterblichkeit von Herz-Kreislauf-Erkrankungen bereits um 2,1 Prozent an, durch Hitzewellen, die mehrere Tage anhalten, sogar um mehr als zehn Prozent.[42] Grund dafür ist das vermehrte Schwitzen. Durch den Verlust von Wasser wird das Blut relativ gesehen dicker, was wiederum dazu führt, dass sich die Konzentration der roten Blutkörperchen sowie des Cholesterins erhöht. Natürlich ist das Gesundheitsrisiko für ältere Menschen jenseits der achtzig oder mit Vorerkrankungen deutlich höher. Trotzdem sind auch für uns, die wir noch jung und fit sind, an Hitzetagen mit Temperaturen über dreißig Grad einige Grundregeln zu beachten, dazu gehören eine ausreichende Flüssigkeitszufuhr und das Meiden der Mittagshitze. Wer trotz Hitze gerne Sport treibt, sollte die frühen Morgenstunden nutzen!

Von der Sommerhitze stürzen wir uns jetzt in die nächste Hitze – es geht um unsere weiblichen Geschlechtshormone, die ja bekanntermaßen in gewissen Lebensphasen heftige Hitzewallungen provozieren können und unser Herz und unsere Gesundheit aber auch schon vorher auf die Probe stellen können.

GEFAHREN FÜR DIE HERZGESUNDHEIT

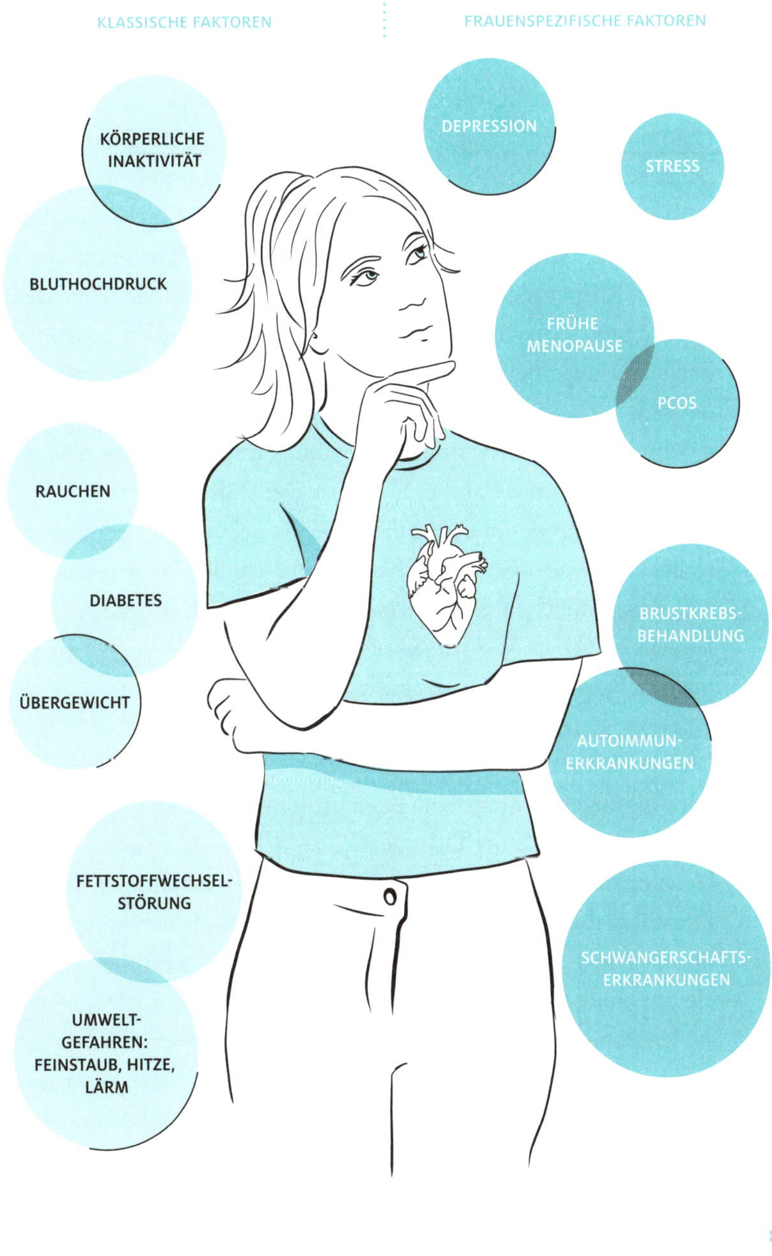

Im Rausch der Hormone – Wie Östrogen und Co. deine Herzgesundheit beeinflussen

Östrogen schützt unsere Gefäße, die Pille beeinflusst unsere Blutgerinnung, Rauchen kann Auswirkungen auf das Eintreten der Menopause haben – bis hierhin habe ich schon an vielen Stellen das Thema Hormone gestreift. Jetzt aber möchte ich tief einsteigen und euch mitnehmen auf eine Reise in die Welt der Hormone. Hormone steuern unseren Körper jeden Tag und dass die Herzgesundheit – gerade bei uns Frauen – eng mit unseren Geschlechtshormonen zusammenhängt, ist lange bekannt. Bereits vor vierzig Jahren stellte man fest, dass Frauen bis zu ihrer Menopause relativ gut vor Herzerkrankungen geschützt sind und Herzinfarkte bei ihnen im Schnitt sieben bis zehn Jahre später auftreten als bei Männern. Dafür sind die weiblichen Geschlechtshormone verantwortlich, allen voran die Östrogene. Sie sind so etwas wie die obersten Sicherheitsoffiziere der Frauengesundheit. Mit den weiblichen Geschlechtshormonen ist es wie mit so vielen Dingen im Leben: Wir wissen sie erst zu schätzen, wenn wir sie nicht mehr haben oder wenn wir spüren, dass wir sie verlieren.

Das Frauenherz muss während unseres Lebens große Hormonschwankungen mitmachen. Begonnen mit der Pubertät und dem Emporschießen deiner Östrogene, über Schwangerschaften hin zum Hormonkarusell der Perimenopause bis zur Menopause, in der deine Eierstöcke die Östrogenproduktion einstellen und die Hormonspiegel drastisch in den Keller fallen. All das hat auch einen Einfluss auf deine Herzgesundheit und es sind nicht nur die einzelnen Ereignisse, die zählen, sondern auch der Zeitraum von der ersten Periode bis zur Menopause. Ist diese Dauer auf unter dreißig Jahre verkürzt, kann das auf ein erhöhtes Herzerkrankungsrisiko hinweisen.[43] Besonders wenn dann noch Erkrankungen wie ein Schwangerschaftsdiabetes oder eine

Brustkrebserkrankung hinzukommen, kann das für Frauen auch bedeuten, dass sie ein bisschen früher und intensiver mit ihrer Herzpflege beginnen müssen.

Östrogen und Progesteron

Die beiden weiblichen Geschlechtshormone sind das Östrogen und das Progesteron. Um genau zu sein, gibt es drei verschiedene Östrogene, von denen eines hauptsächlich in der Schwangerschaft gebildet wird. Ich werde im Folgenden aber immer nur ganz allgemein von Östrogen und Progesteron reden, sonst wird die Sache unnötig kompliziert und das hilft nicht für das grundsätzliche Verständnis.

Der Blick über die Bikinizone hinaus zeigt: Östrogen steuert nicht nur die Entwicklung des weiblichen Körpers von der Entstehung der Brüste bis hin zum Menstruationszyklus, nein, es stimuliert auch eine der wichtigsten Fähigkeiten der Blutgefäße.

Im Herzen sowie an den Blutgefäßen sitzen Rezeptoren, an denen das Östrogen andocken kann. Es aktiviert dort, genauer gesagt am

POSITIVE EFFEKTE VON ÖSTROGEN AUF DIE GEFÄẞE

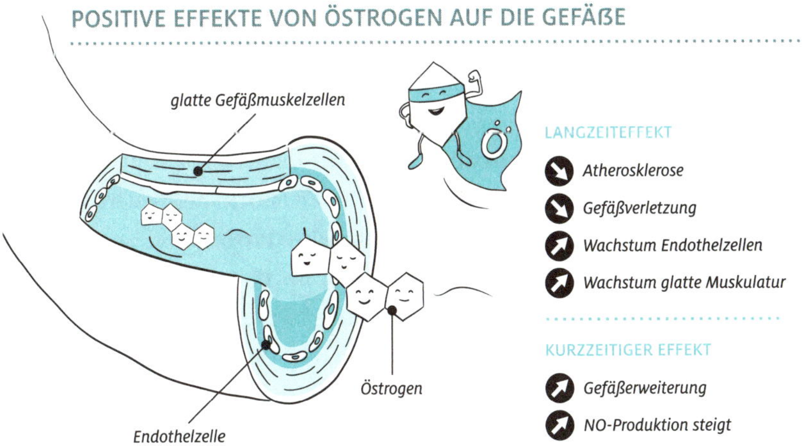

Endothel, die Superkräfte des Gefäßes, nämlich die Fähigkeit, sich zu erweitern. Das passiert über die Bereitstellung von Stickstoffmonoxid (NO) und ist relevant für die Blutdruckregulation. Östrogen hat hier nicht nur einen Einfluss auf die kurzfristige, schnelle NO-Produktion, sondern auch einen Langzeiteffekt. Das qualifiziert das Hormon Östrogen als wahren Gefäß- und Herzschmeichler. Fällt der Östrogenspiegel in der Perimenopause ab, sind unsere Blutgefäße nicht mehr so flexibel und anpassungsfähig, als Folge kann zum Beispiel ein Bluthochdruck entstehen.

Östrogen hat außerdem einen enormen Einfluss auf die metabolische Gesundheit, also die Stoffwechselgesundheit, von Frauen. Es verbessert das Ansprechen der Zellen auf Glukose und ist ein völlig legaler Schleuser, der dafür sorgt, dass der Zucker dahin kommt, wo er gebraucht wird, nämlich in die Zelle. Östrogen ist dadurch am Management des Blutzuckerspiegels beteiligt. Zentrale Bedeutung hat es darüber hinaus für die Entzündungshemmung, denn es sorgt zusammen mit Progesteron, unserem zweiten Geschlechtshormon, dafür, dass sich im System nicht zu viel Zündstoff befindet. Das wirkt sich positiv (antientzündlich) auf die Gefäßgesundheit aus, sodass weniger Plaque (Ablagerungen) in den Arterien entsteht. Auch die Wirkung von Östrogen auf die Muskulatur ist enorm wichtig, Östrogen ist unser anaboles Hormon, das bedeutet, es fördert den Aufbau der Muskelmasse. Darauf gehe ich in Teil 2 noch näher ein.

Aber auch Progesteron ist wichtig für unsere Gesundheit. Es wird in der zweiten Zyklushälfte, also nach deinem Eisprung, in hohen Konzentrationen vom Gelbkörper (im Eierstock) produziert, weshalb es auch Gelbkörperhormon genannt wird. Progesteron ist ein Multitalent: Es entspannt die Muskelzellen im Blutgefäß und senkt den Blutdruck, indem es auf das vegetative Nervensystem wirkt. Außerdem beeinflusst es unsere Stimmung und Psyche – ganz wichtig für die Herzgesundheit –, wirkt schlaffördernd (du weißt, wie wichtig guter Schlaf fürs Herz ist), unterstützt die Wasserausscheidung und reinigt uns damit sozusagen von innen. Beim Knochenstoffwechsel hat Progesteron ebenfalls seine Finger im Spiel. Allerdings nimmt die Konzentration im Blut oft schon um das 40. Lebensjahr herum ab, einer der Gründe, warum viele perimenopausale Frauen über unangenehme Schlafstörungen und Stimmungsschwankungen klagen.

Interessanterweise produzieren auch Frauen Testosteron, aber nur etwa ein Zehntel so viel wie Männer. Wie das Östrogen wird das Testosteron in den Eierstöcken und der Nebennierenrinde gebildet, aber auch in Muskeln und Fettgewebe findet die Hormonproduktion statt. Testosteron hat einen fördernden Einfluss auf unseren Muskelaufbau, beeinflusst die Produktion von roten Blutkörperchen und das Lustempfinden. Ähnlich wie beim Östrogen sinkt auch der Testosteronspiegel bei Frauen in der Perimenopause ab. Offiziell zugelassene Präparate zur Substitution von Testosteron, um zum Beispiel die Libido zu verbessern, gibt es derzeit dennoch nicht, weil ein erheblicher Mangel an Wissen über die Wirkungen und genauen Mechanismen der Testosterontherapie bei Frauen besteht. Nach dem aktuellen Wissensstand bewirkt eine niedrig dosierte Testosterontherapie (als Gel über die Haut verabreicht) in Kombination mit Östrogen einen Rückgang der Entzündungsmarker sowie eine Verbesserung des Cholesterinspiegels und der Insulinempfindlichkeit. In höherer Dosierung ist der Effekt aber genau gegenteilig. Deshalb gibt es im Moment keine offiziellen Empfehlungen seitens der Fachgesellschaften.[44, 45]

Du siehst, Hormone haben mehr drauf als die monatliche Zyklusregulation, ihre Effekte sind wichtig für den Erhalt des gesunden Frauenkörpers von Kopf bis Fuß. Wie so oft im Leben kommt es aber auch beim Thema Hormone auf die richtige Balance an. Ein Beispiel für eine Störung in diesem empfindlichen Zusammenspiel ist das Polyzystische Ovarialsyndrom (PCOS), bei dem Frauen zu viele männliche Geschlechtshormone bilden.

DAS POLYZYSTISCHE OVARIALSYNDROM (PCOS)

Dieses Krankheitsbild hat seinen Namen davon, dass an den Eierstöcken (Ovar) viele (poly) mit Flüssigkeit gefüllte Eibläschen (Zysten) zu finden sind. Diese Zysten beinhalten Eizellen, die im ungereiften Stadium verharren und nicht zum Eisprung kommen. Es ist die häufigste Hormonstörung bei Frauen im gebärfähigen Alter und betrifft ungefähr 5 bis 13 Prozent aller jungen Frauen. Die Bezeichnung »Syndrom« beschreibt das gemeinsame Auftreten von bestimmten Merkmalen wie Zyklusstörungen, vermehrter Produktion männlicher Geschlechtshormone (sogenannter Hyperandrogenämie) mit entsprechenden körperlichen Veränderungen wie männlicher Statur und Haarwuchs im Gesicht sowie den genannten Zysten.

Das PCOS verursacht unter anderem Probleme beim Schwangerwerden, nicht selten wird die Krankheit erst dann entdeckt, wenn ein Kinderwunsch entsteht. Auch die allgemeine Gesundheit wird durch das unausgeglichene Hormonmilieu beeinträchtigt, vor allem die Herzgesundheit. PCOS pusht leider viele Risiken, die unser Herz-Kreislauf-System nicht mag: Übergewicht, Diabetes, Bluthochdruck und hohes Cholesterin; also alle Risikofaktoren, die wir bereits aus dem vorherigen Kapitel als Metabolisches Syndrom kennen.

Besonders belastend ist beim PCOS die Insulinresistenz. Das bedeutet, die Körperzellen reagieren nicht richtig auf Insulin, und die betroffenen Mädchen und Frauen haben ein deutlich erhöhtes Risiko, einen Typ-2-Diabetes zu entwickeln. Das gilt wirklich für fast alle PCOS-Patientinnen, unabhängig davon, ob sie übergewichtig sind oder nicht.[46] On top bewirkt die Zuckerschieflage eine erhöhte Entzündungsaktivität im Blut, die sich zusätzlich ungünstig auf die Blutgefäßgesundheit auswirken kann.[47] Häufig fallen bei den PCOS-Patientinnen außerdem sehr schlechte Cholesterinwerte auf, mit erhöhtem LDL-Cholesterin, Triglyceriden und niedrigen HDL-Werten. Was das bedeutet, weißt du ja mittlerweile: ein erhöhtes Risiko für Atherosklerose. Bluthochdruck kann eine weitere Begleiterkrankung des PCOS sein, und vor allem, wenn Übergewicht besteht, ist die Wahrscheinlichkeit dafür sehr hoch. Nach der Menopause ist das Risiko für eine Bluthochdruckerkrankung übrigens nicht mehr erhöht, mal ein positiver Nebeneffekt des Älterwerdens.

Wie eingangs erwähnt, erschwert die Störung des empfindlichen Zusammenspiels der Hormone das Schwangerwerden enorm, und wenn es klappt, kann es leider auch zu Komplikationen kommen. Du hast es vielleicht schon geahnt: Hier sind Bluthochdruck und Diabetes ebenfalls häufige Begleiter. Eine sorgfältige Überwachung und die Kontrolle aller Werte sind hier unumgänglich. Generell gilt bei PCOS-Patientinnen: Vorsicht ist die Mutter der Porzellankiste. Ein regelmäßiger Risikofaktoren-Check ist absolut ratsam. Es gibt nämlich Daten, die zeigen, dass Frauen mit PCOS bereits ab dem 35. Lebensjahr ein doppelt so hohes Risiko für Herzerkrankungen haben wie gleichaltrige Frauen ohne PCOS.[48]

Aber es gibt vieles, was die Betroffenen tun können, um ihre Gesundheit zu fördern und ihre Risiken zu senken! Hier steht ganz klar ein herzgesunder Lifestyle im Vordergrund. Konkret bedeutet das, so aktiv wie möglich zu sein, Muskelmasse aufzubauen und den Speiseplan anzupassen, damit die hormonproduzierenden Fettpölsterchen schmelzen. Hier dürfen viel Gemüse, sättigendes Eiweiß und reichlich gesunde Omega-3-haltige Fette vorkommen, während du um einfache Weißmehlprodukte und Zucker einen großen Bogen machen solltest. Natürlich gibt es auch medikamentöse Behandlungsmöglichkeiten wie zum Beispiel mit Metformin.

Oftmals wiegen die psychischen Nöte der betroffenen Frauen noch viel stärker als die körperlichen, deshalb ist es auch hier wichtig, sich Hilfe zu suchen, wenn man sie braucht.

VERHÜTUNG UND HERZGESUNDHEIT

Heutzutage stehen viele verschiedene Verhütungsmethoden zur Verfügung. Aktuell ist die Pille in Deutschland noch immer die beliebteste Methode zur Schwangerschaftsverhütung, und die wenigsten sorgen sich um mögliche Risiken. Etwa sieben Millionen Frauen verwenden die sogenannten Kombinationspräparate, die aus Östrogenen und Gestagenen bestehen. Früher waren das noch richtige Hormonhämmer mit hohen Dosierungen, die nicht selten mit einem in Beobachtungsstudien festgestellten gesteigerten Risiko für Schlaganfälle, Herzinfarkte und Thrombosen Aufsehen erregten. Inzwischen sind die Hormonkonzentrationen deutlich niedriger, deshalb werden die Präparate heute als »Mikropille« bezeichnet. Neuere Daten zeigen glücklicherweise kein erhöhtes Risiko für Herz-Kreislauf-Erkrankungen und Todesfälle.[49] Was aber klar nachgewiesen ist und häufig unterschätzt wird, ist die erhöhte Gefahr für Thrombosen.

Als Thrombose wird ein Blutgerinnsel in den Venen bezeichnet. Sie entsteht, wenn wir unsere Beine zu wenig bewegen, gerade stundenlanges Sitzen mit abgeknickten Beinen wie bei Langstreckenflügen erhöht das Risiko. Denn dann wird die sogenannte Muskelpumpe nicht eingesetzt und das Blut fließt langsamer in den Venen, wodurch sich die Gefahr für Verklumpungen, also Blutgerinnsel, erhöht. Weitere Risikofaktoren für eine Thrombose sind angeborene Gerinnungsstörungen, Übergewicht, Zigarettenkonsum, Schwangerschaften oder eben die Einnahme von Verhütungsmitteln, die in Form von Tabletten geschluckt werden, wie die Pille. Ein erhöhtes Thromboserisiko ist nicht nur für die Pille zum Schlucken nachgewiesen, es gibt auch andere Wege, wie die Hormone in den Körper geschleust werden können, zum Beispiel über die Haut (transdermal) als Pflaster oder über die Schleimhaut deiner Vagina (transvaginal). Ganz wichtig: Diese Präparate sind ebenfalls thrombosefördernd, wenn auch etwas schwächer.

Grundsätzlich ist das Risiko für eine Thrombose oder Lungenembolie in den ersten Monaten nach Beginn der Pilleneinnahme am höchsten, im Verlauf des ersten Einnahmejahres sinkt es dann ab, bleibt aber selbst bei Dauer-Userinnen etwa drei- bis achtfach erhöht (im Vergleich zu Frauen, die keine Pille einnehmen). Wenn du auf Nummer sicher gehen will, besprichst du bitte mit der Gynäkologin oder dem Gynäkologen deines Vertrauens, welches Präparat hier für dich persönlich die risikoärmste Alternative ist.

Eine Thrombose ist an sich nicht lebensbedrohlich, aber sie kann durch Komplikationen wie die Lungenembolie lebensgefährlich werden. Das liegt daran, dass diese gemeinen Blutpfropfen in den Venen bewegungsfreudig sind und wandern können. Und: Alle Wege führen nach Rom, also zum Herzen. Von dort aus geht es dann nach der Passage der rechten Herzkammer direkt weiter in die Lungengefäße. Hier wird es enger und die kleinen Gefäße halten das Gerinnsel auf – die Lungenschlagadern verstopfen. Betroffene bemerken das in Form von heftiger Luftnot, was je nach Größe und Ort des Gerinnsels lebensbedrohlich werden kann. Denn was nicht durchblutet wird, ist auch vom Sauerstoffaustausch abgeschnitten. Sitzt die Lungenembolie also ganz zentral und blockiert den Blutfluss eines ganzen Lungenflügels, ist ein großer Teil von der Sauerstoffversorgung abgeschnitten: Alarmstufe rot für den Körper. Auch dies ist eins der Einsatzgebiete der interventionellen Kardiologie, denn wir können die großen Gerinnsel aus den Lungengefäßen über einen kleinen Zugang in der Leistenvene mit einem Hochleistungssauger entfernen. Du kannst dir nicht vorstellen, was für wabbelige, zentimeterlange Gebilde (manche sehen aus wie XXL-Regenwürmer) schon aus Lungenschlagadern herausgeholt wurden.

Manchmal kann aber auch bereits eine gründliche Anamnese Leben retten. Ich erinnere mich gut an einen Fall aus meiner Zeit als Notärztin im Rettungsdienst. Wir wurden zu einer 38-jährigen Frau mit massiver Luftnot gerufen. Ihr Freund hatte sie neben der Toilette kollabiert, nach

Luft japsend, vorgefunden. Als wir wenige Minuten später eintrafen, verlor die Frau vor unseren Augen das Bewusstsein und war leblos. Wir begannen umgehend mit Wiederbelebungsmaßnahmen und ich versuchte nebenbei den unter Schock stehenden Ehemann nach Vorerkrankungen zu befragen. Tanja war etwas übergewichtig aber noch jung und (vermeintlich) gesund. Aber er erwähnte, dass sie seit der Rückkehr aus Südafrika zwei Wochen zuvor immer wieder über Luftnot klagte. Während sie dort waren, hatte sie plötzlich starke Wadenschmerzen verspürt, dies aber auf die langen Wanderungen auf den Tafelberg und den darauffolgenden Muskelkater zurückgeführt. Sofort gingen meine Alarmglocken an, ich fragte, ob sie rauche oder die Pille einnehme, beides bejahte ihr Freund, womit unsere Arbeitsdiagnose feststand: Lungenembolie. Ein orientierender Herzultraschall mit einem kleinen tragbaren Notfallultraschallgerät bestätige meine Vermutung: Das rechte Herz war massiv vergrößert, ein typischer Nebeneffekt der Lungenembolie, denn die verstopften Lungenschlagadern führen zur Erhöhung des Drucks vor der Lunge, gegen den das Herz nicht mehr anpumpen kann, es bläst sich auf und wird dick. Eine notfallmäßige sogenannte Lyse, bei der ein Medikament zur Zersetzung des Blutgerinnsels gespritzt wird, das das Blut von der Konsistenz einer cremigen Tomatensuppe zu der Konsistenz einer wässrigen Brühe verwandelt, konnte der Frau das Leben retten. Glück gehabt. Die Konstellation Rauchen, Pille, Übergewicht und dann noch ein zwölf Stunden langer Flug hatten zu einer Thrombose geführt, die in einer Lungenembolie gipfelte.

Tatsächlich wurde die Reisethrombose bereits vor siebzig Jahren erwähnt und als »Economy Class Syndrome« beschrieben. Inzwischen wurden auch Thrombosen nach langen Flugreisen (über sechs Stunden) in besseren Flugklassen beobachtet. Prominentes Beispiel ist der ehemalige US-Präsident Richard Nixon, der nach einer langen Flugreise eine schwere Lungenembolie erlitt und somit nicht im Watergate-Prozess aussagen konnte.

Save your heart Tipp

Die Top-Five-To-dos für lange Flugreisen

1. Hydriert bleiben: Viel trinken (bitte Wasser, keinen Alkohol, der entzieht dem Körper Wasser!), 250 Milliliter pro Flugstunde sind der Richtwert.
2. Locker bleiben: Weite Kleidung tragen, zu enge Hosen können einschnüren und dadurch die Durchblutung beeinträchtigen.
6. Aktiv bleiben: Im Sitzen mit den Füßen kreisen und die Wadenmuskulatur anspannen, wenn möglich alle zwei bis drei Stunden aufstehen und ein paar Schritte umherlaufen.
7. Platz schaffen: den Fußraum freihalten, Gangplätze sind hier die bessere Wahl, weil sie genügend Platz zum Ausstrecken der Beine bieten.
8. Flugstrümpfe (mit Kompressionseffekt) tragen.

\+ + +

Aber jetzt mal langsam, du musst aus Angst vor einer Thrombose nicht deine nächste Flugreise absagen. Erstens haben junge Frauen ohne Risikofaktoren – wenn du also keine angeborene Gerinnungsstörung hast, nicht übergewichtig bist und auch nicht rauchst – statistisch in der Regel ein sehr niedriges Risiko (1:10 000) für eine tiefe Beinvenenthrombose oder Lungenembolie, bei Frauen unter zwanzig ist es sogar noch niedriger (1:100 000). Mit dem Alter steigt es allerdings an, bei über 70-Jährigen ist es um ein Vielfaches höher. Zweitens kann man etwas gegen dieses steigende Risiko tun. Oben siehst du Tipps, wie du der Bildung der lästigen Blutgerinnsel Einhalt gebieten kannst. Wie findest du jetzt heraus, ob du gefährdet bist? Einige Risiken habe ich anfangs schon genannt. Ein sehr hohes Risiko haben Reisende, die durch einen Gips immobil sind (Schiene an Arm oder Bein), Menschen mit einer schweren Krebserkrankung sowie diejenigen, die kurz zuvor eine große Operation hatten. Frauen im Wochenbett oder mit heftigen Krampfadern und Übergewicht haben ein mittleres Thromboserisiko. In einigen Fällen kann es nach ärztlicher Rücksprache wirklich sinnvoll sein, prophylaktisch für den Flug das Blut mithilfe von Heparin oder neueren Gerinnungshemmertabletten zu verdünnen.

Doch nicht nur das Thromboserisiko wird durch eine Pilleneinnahme beeinflusst, Ethinylestradiol (das synthetisch hergestellte Östrogen, was in der Pille vorkommt) zum Beispiel verändert auch den Blutdruck. Erst kürzlich kommentierte eine Frau meinen Instagram-Beitrag zum Thema Bluthochdruck und erkundigte sich, ob es problematisch sei, dass sie seit dreißig Jahren die Pille (ein Kombinationspräparat) und seit Neustem zusätzlich Medikamente gegen hohen Blutdruck einnehme. Ich werde immer stutzig bei solchen Fragen, denn wer verordnet einer Frau Blutdruckmedikamente, ohne exakt abzuklären, was sie sonst noch einnimmt? Eigentlich ist bekannt, dass östrogenhaltige Verhütungsmittel den Blutdruck erhöhen können, um bis zu acht mmHg, also gar nicht wenig.[50] Sie aktivieren in der Leber eine Hormonkaskade, die dann eine Blutdruckerhöhung zur Folge haben kann. In dem beschriebenen Fall wäre also sicher eine andere Form der Empfängnisverhütung angeraten, ein reines Gestagen-Präparat oder die Spirale sind Mittel der ersten Wahl. Die Kombi-Pille sollte bei Frauen mit Bluthochdruck, die jenseits der 35 Jahre sind, wenn möglich vermieden werden.[51]

Irgendwann kommen die meisten Frauen an einen Punkt, an dem die Gedanken ums Verhüten versiegen und der Kinderwunsch da ist. Die Schwangerschaft bleibt für mich immer wieder ein unglaubliches Wunderwerk der Natur und es ist faszinierend, wozu ein Frauenkörper in der Lage ist. Leider ist es nicht allen möglich, so einfach schwanger zu werden. Waren Fruchtbarkeitsbehandlungen nötig, um schwanger zu werden? Gab es Fehlgeburten? Wie ist die Schwangerschaft verlaufen, kam es während der Schwangerschaft zu Komplikationen wie einem erhöhten Blutdruck, Diabetes oder sogar einer

Schwangerschaftsvergiftung? All das hat letztlich Einfluss auf deine Herz- und Gefäßgesundheit. Aber schauen wir uns doch erst mal gemeinsam an, welchen Einfluss eine Schwangerschaft auf dein Herz-Kreislauf-System hat.

Powerhouse: Die Schwangerschaft als Ausdauertraining mit Risiken

Eine Schwangerschaft ist häufig der erste Stresstest für das Gefäßsystem und den Körper. Oft werden hier Störungen offensichtlich, die vorher verborgen waren, weil dein Herz jetzt für zwei pumpen muss und deine Gefäße zusätzliches Blut transportieren. Bereits ab der fünften Schwangerschaftswoche (kurz SSW) beginnt dein Herz-Kreislauf-System, sich auf die neuen Anforderungen einzustellen. Um neben dem eigenen Körper auch den Untermieter (oder die Untermieterin) auf Zeit optimal mitzuversorgen, wird vermehrt Blut produziert, damit genug Sauerstoffträger im Angebot sind.

Weil das Herz der werdenden Mutter mehr Blut als sonst durch den Körper pumpt, ist es nicht verwunderlich, dass die Leistungsfähigkeit der Schwangeren zunächst ansteigt. Man redet hier von einem Leistungszuwachs von zehn bis dreißig Prozent. Die körperliche Anpassung ist insgesamt vergleichbar mit den Auswirkungen eines Ausdauertrainings. (Wenn man zusätzlich noch sportlich aktiv ist, kann es theoretisch sein, dass man nach der Schwangerschaft leistungsfähiger ist als vorher.) Natürlich musst du keine Höchstleistungen vollbringen, und es gibt selbstverständlich äußere Umstände wie zum Beispiel massive Schwangerschaftsübelkeit, die einen von solchen ambitionierten Unternehmungen abhalten (mich unter anderen damals auch). Trotzdem ist Sport auch in der Schwangerschaft empfohlen und hat positive Effekte auf die Gesundheit von Mutter und Kind.

Während der Schwangerschaft bildet sich außerdem die Plazenta (der Mutterkuchen), um das Baby mit Nährstoffen versorgen zu können. Es entsteht ein komplexes Netzwerk aus Blutgefäßen, die besonders flexibel, zum Teil haarklein und stabil sein müssen. Ist die Gefäßbildung gestört oder das Endothel nicht voll funktionsfähig, kann das im schlimmsten Fall zu Früh- oder Fehlgeburten führen. Ein Grund dafür könnte zum Beispiel auch eine grundsätzliche Störung im Gefäßsystem sein, hier gilt es, alle möglichen Ursachen in Betracht zu ziehen und gegebenenfalls auszuschließen.

TOO SWEET: SCHWANGERSCHAFTSDIABETES

Die hormonellen Veränderungen, die einerseits die Gefäße geschmeidiger machen und die Durchblutung verbessern, können andererseits das Risiko für einen Schwangerschaftsdiabetes erhöhen.

Schwangerschaftsdiabetes ist eine Form der Blutzuckererkrankung, die zum ersten Mal während der Schwangerschaft auftritt und diagnostiziert wird. Ausgelöst durch Schwangerschaftshormone, wird vermehrt Energie in Form von Zucker mobilisiert, um das Wachstum des ungeborenen Kindes sicherzustellen. Die hohen Zuckerspiegel im Blut verlangen dem Körper mehr Insulin ab, um die Glukose auch in die Zelle zu transportieren. Kann die Bauchspeicheldrüse der schwangeren Frau den erhöhten Bedarf nicht kompensieren, kommt es zu erhöhten Blutzuckerspiegeln bei Mutter und Kind. Meist zeigt ein Schwangerschaftsdiabetes primär gar keine spürbaren Symptome. Wenn doch welche auftreten, können sie gemeinerweise recht subtil sein: übermäßiger Durst, häufige Toilettenbesuche, Müdigkeit und verschwommenes Sehen sind Warnhinweise und sollten wirklich ernst genommen werden.

Die Anzahl der Frauen, die an einem Schwangerschaftsdiabetes erkranken, hat in den letzten Jahren stetig zugenommen, sodass alleine in Deutschland – bildlich gesprochen – jährlich etwa eine mittelgroße

Stadt mit 63 000 Einwohnern aus zukünftigen Risikopatientinnen für Herz-Kreislauf-Erkrankungen entsteht.[52] Tendenz steigend. Insbesondere das durchschnittliche Körpergewicht wie auch das zunehmende Alter der Schwangeren steigen und begünstigen die Stoffwechselerkrankung. Der empfohlene Glukosetoleranztest (OGT) im mittleren Drittel der Schwangerschaft filtert die Erkrankten heraus, die sich bis dahin meist völlig gesund fühlten und von der Diagnose überrascht werden.

Sobald ein Schwangerschaftsdiabetes diagnostiziert wird, bekommt man den Stempel »Risikoschwangerschaft« aufgedrückt, denn die Erkrankung birgt verschiedene Risiken für Mutter und Kind. So kann die Geburt durch zu schwere Babys verkompliziert sein oder ein Schwangerschaftsbluthochdruck entstehen, und auch langfristige Einflüsse auf die Herzgesundheit sind nicht ausgeschlossen. Zwar verschwindet der Schwangerschaftsdiabetes in den meisten Fällen nach der Entbindung wieder, aber trotz der vermeintlich kurzen Erkrankungsdauer von wenigen Monaten bringt der Diabetes ein unsichtbares Langzeitrisiko mit sich. Jede zweite bis dritte Frau, die einen Schwangerschaftsdiabetes hatte, erkrankt in den ersten zehn Jahren danach an einem dauerhaften Typ-2-Diabetes. Dieser befeuert, wie wir bei den Big Five der Risikofaktoren gesehen haben, die krankhaften Veränderungen der Gefäße.

Aus eigener Erfahrung weiß ich sehr gut, dass man als frischgebackene Mama erst mal offensichtlichere Dinge wie Windeln wechseln, stillen oder den täglichen Kampf gegen Wäscheberge im Kopf hat. Aber deine Gesundheit zählt! Haben Frauen mit Schwangerschaftsdiabetes während der Schwangerschaft ihrem Kind zuliebe noch eifrig und zuverlässig auf ihre Werte geachtet und ihre Kontrolltermine folgsam wahrgenommen, endet dieses Pflichtbewusstsein in vielen Fällen kurz nach der Entbindung oder in den ersten Jahren danach. Wenn es »nur noch« um die eigene Gesundheit geht. Dabei steht allen Frauen eine ganz regelmäßige diabetologische Nachsorge offen, die jedoch häufig im Sande verläuft. Schleichend entstehen dann Störungen der Blutzuckerregulation mit nachfolgender Schädigung des Herz-Kreislauf-Systems. Erst wenn ein ernsthaftes Gesundheitsproblem auftaucht, werden aus Müttern wieder Frauen, die sich gezwungenermaßen um ihren eigenen Körper kümmern.

Ich erinnere mich zum Beispiel noch sehr gut an den Fall von Kristin. Sie war 54 Jahre alt und fühlte sich gesund, deshalb ging sie auch nie zum Arzt. Sie hatte zwei Kinder zur Welt gebracht, in der zweiten Schwangerschaft mit 39 Jahren hatte sie einen Schwangerschaftsdiabetes entwickelt. Damals musste sie sich sogar Insulin spritzen und das Kind wurde aufgrund des hohen Geburtsgewichtes von 4900 Gramm per Kaiserschnitt geholt. Der Diabetes bildete sich von allein wieder zurück und der Gynäkologe sagte, es sei jetzt »alles wieder gut«. Eines Morgens wachte sie mit heftigen Schmerzen hinter dem Brustbein auf und dachte zunächst an das Glas Wein vom Abend zuvor, weil ihr Magen erfahrungsgemäß empfindlich auf Alkohol reagierte. Weil sie dringend zur Arbeit musste, schluckte sie einen Säureblocker für den Magen sowie Ibuprofen. Wird schon gehen, dachte sie. An der S-Bahn-Station musste sie rennen, um ihren Zug nicht zu verpassen, da kamen die Beschwerden wieder, verschwanden jedoch nach einigen Minuten Ruhe erneut. Aber sie merkte, dass etwas nicht stimmte. Sie rief sofort ihren Hausarzt an und konnte noch am Nachmittag vorbeikommen. Der Vertretungsarzt fand bei der körperlichen Untersuchung nichts. Weil sie sagte, sie habe die Beschwerden immer mal wieder, überwies er sie zu einem Magenspezialisten. Es wurde eine Magenspiegelung gemacht, aber ohne wesentlichen Befund. Der Gastroenterologe empfahl, einen Termin beim Orthopäden zu machen, sicher lag es an der Wirbelsäule. Weitere drei Wochen vergingen bis zum Termin, und du ahnst es bereits: Der Orthopäde fand ebenfalls nichts, sogar ein MRT hatte er gemacht, um einen Bandscheibenvorfall auszuschließen. Immerhin erhob er außerdem eine genaue Anamnese und ließ sich die Beschwerden im Detail beschreiben. Er empfahl Kristin, zum Hausarzt zu gehen und dort ein Belastungs-EKG zu machen, denn er tippte auf »was mit dem Herz«. Letztendlich landete Kristin auf dem Tisch des Herzkatheterlabors. Das Belastungs-EKG war auffällig, schon ab 50 Watt Belastung auf dem Fahrradergometer merkte sie dieses heftige Gefühl hinter dem Brustbein wieder, dazu fiel in der Blutuntersuchung ein erhöhter Blutzuckerlangzeitwert HbA1c von 7,9 Prozent (eindeutig Diabetes) sowie ein erhöhtes LDL-Cholesterin von 185 mg/dl auf. Die Herzkatheteruntersuchung ergab eine hochgradige Engstelle im Hinterwandgefäß, die kurz vor dem Verschluss war, aber noch keinen Herzinfarkt ausgelöst hatte. Eine Gefäßstütze (Stent) wurde implantiert und Kristin wurde am nächsten Tag beschwerdefrei nach Hause entlassen, musste aber fortan streng ihre Risikofaktoren im Auge behalten, da ihr sonst in den kommenden Jahren ein weiterer Eingriff am Herzen drohte. Kristin ist ein klassischer Fall von »durch das Raster der Nachverfolgung gefallen«, sie war jahrelang unter dem Radar geflogen. Weder ein hohes Cholesterin noch der erhöhte HbA1c waren bekannt, eben weil seit der Schwangerschaft keine Blutuntersuchung durchgeführt worden war.

Um diesen ganzen Komplikationen, so gut es geht, vorzubeugen, habe ich zum Schluss ein paar gebündelte Tipps parat, die sich ziemlich easy umsetzen lassen.

Save your heart Action

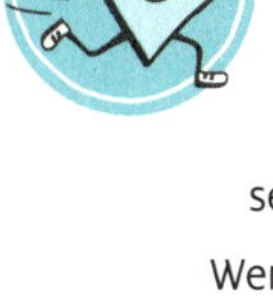

- Keep moving! An Bewegung mangelt es einem als Mama eigentlich nicht, aber Frauen mit Schwangerschaftsdiabetes in der Vorgeschichte profitieren besonders von einer Extraportion an Bewegung! Bereits 140 Minuten strammes Walken pro Woche senken das Risiko für einen Schwangerschaftsdiabetes um die Hälfte![53] Wenn möglich, investiere Zeit in Krafttraining, bereits zwei Einheiten à dreißig Minuten sind ein Gamechanger für den Zuckerstoffwechsel.

- Ernähre dich gesund! Auch wenn im Mama-Alltag wenig Zeit für dich bleibt, versuche, auf eine Ernährung mit viel frischem Gemüse, guten Proteinen und wenig Zucker zu achten.
- Wenn du einen Schwangerschaftsdiabetes hattest, vergiss auch nach der Entbindung nicht, an deine Gesundheit zu denken. In den ersten sechs bis zwölf Wochen nach der Geburt wird ein oraler Glukosetoleranztest (OGT) empfohlen, nimm diese Kontrolle unbedingt wahr. Anschließend sollten alle zwei bis drei Jahre regelmäßige Testungen auf einen Diabetes erfolgen. Eine gute Alternative dazu ist das Tragen eines Blutzuckersensors, der wird aber im Gegensatz zum OGT nicht von der Krankenkasse übernommen und die Werte sollten mit einem Arzt besprochen werden.
- Behalte auch andere Werte stets im Blick, insbesondere das LDL-Cholesterin! Wenn es aus der Reihe tanzt, sollte es frühzeitig gesenkt werden, das gilt auch, wenn du einen Schwangerschaftsbluthochdruck hattest. Besprich mit der Ärztin deines Vertrauens, ob weiterführende Maßnahmen wie ein Kardio-Check oder ein Ultraschall der Halsschlagader in deinem Fall hilfreich sind. Auch ein CT der Herzkranzgefäße oder ein Calcium-Scan im mittleren Lebensalter (45 bis 60 Jahre) hilft hier oft bei der Entscheidung, ob und wie streng andere Risikofaktoren (Cholesterin) kontrolliert werden müssen.

+ + +

UNDER PRESSURE: SCHWANGERSCHAFTSBLUTHOCHDRUCK

In Deutschland gebären ungefähr 80 Prozent aller Frauen mindestens ein Kind. In den meisten Fällen geht das reibungslos und ohne Komplikationen über die Bühne. Das war früher nicht selbstverständlich, denn lange war die sogenannte Müttersterblichkeit extrem hoch. Dank unserer guten medizinischen Versorgung hat sie in den letzten hundert Jahren jedoch drastisch abgenommen. Frauen werden mit Beginn der Schwangerschaft regelmäßig gecheckt, dazu zählen etwa das Messen des Blutdrucks oder die Urinuntersuchung bei jedem frauenärztlichen Besuch. Werden dabei erhöhte Blutdruckwerte (über 140 mmHg systolisch oder über 90 mmgHg diastolisch) gemessen, sprechen wir von einem Schwangerschaftsbluthochdruck. Auch hier gelten für die Messung die gleichen Kriterien wie im nicht schwangeren Zustand: Sie sollte in Ruhe und im Sitzen erfolgen und nicht unmittelbar, nachdem man die Praxis im dritten Stock erklommen hat und noch völlig außer Puste ist. Der hohe Blutdruck entsteht, weil es das Gefäßsystem nicht schafft, mit der erhöhten Belastung, also mit dem vermehrten Blutvolumen während der Schwangerschaft, umzugehen. Etwa zehn Prozent aller schwangeren Frauen in Deutschland sind von einem Schwangerschaftsbluthochdruck betroffen und dramatischerweise verursacht er rund ein Viertel aller schwerwiegenden Geburtskomplikationen.

Das Worst-Case-Szenario des Schwangerschaftsbluthochdrucks ist die Schwangerschaftsvergiftung (Präeklampsie; Gestose). Hier kommt der hohe Blutdruck nicht allein, sondern er hat noch Schweres im Gepäck, wie zum Beispiel Nierenschädigungen, die dazu führen, dass mit dem Urin vermehrt Eiweiß ausgeschieden wird. Wassereinlagerungen und neurologische Beschwerden wie Kopfschmerzen und Schwindel können ebenfalls entstehen. Zum Glück tritt die Vergiftung nur bei ein bis zwei Prozent der Schwangeren auf. Weil Betroffene anfangs meist nur unspezifische Beschwerden, wie Müdigkeit, Abgeschlagenheit und Kopfschmerzen, haben, ist die Diagnose nicht so einfach zu stellen. Jetzt fragst du dich wahrscheinlich, was das Ganze mit dem Herz und seiner Gesundheit zu tun hat. Selbst wenige Wochen hoher Blutdruck reichen aus, um potenzielle Schäden an der Gefäßinnenschicht (dem Endothel) hervorzurufen, außerdem werden vermehrt Entzündungszellen ausgeschüttet. Das hat ein verfrühtes »kardiovaskuläres Aging« zur Folge. Das bedeutet, die Gefäße sehen unter dem Mikroskop betrachtet älter aus, als du bist!

Man weiß, dass es bestimmte Kriterien gibt, die das Auftreten einer Präeklampsie begünstigen, dazu gehören unter anderem ein höheres

Alter der Mutter (über vierzig Jahre), ein erhöhter BMI, Rauchen, aber auch Mehrlingsschwangerschaften. Frauen mit einem erhöhten Risiko für eine Präeklampsie empfiehlt man, vor der 16. Schwangerschaftswoche mit der Einnahme von 150 Milligramm ASS zur Prophylaxe zu beginnen. Im Rahmen des Ersttrimester-Screenings lässt sich das individuelle Risiko für das Auftreten einer Präeklampsie bestimmen, was sinnvoll sein kann, wenn man bedenkt, dass auch immer wieder Frauen ohne erkennbare Risikofaktoren erkranken.

Natürlich kannst du auch selbst einiges tun, um einen Bluthochdruck in der Schwangerschaft zu verhindern, und hier hilft auch wieder mein Allheilmittel: Bewegung und Sport. Frauen, die mit einer guten Fitness in die Schwangerschaft starten, haben ein deutlich reduziertes Risiko für Bluthochdruckerkrankungen.[54] Aber auch zur Therapie sind gezielte Bewegungsprogramme für Schwangere eine super natürliche Art und Weise, den Blutdruck zu senken und Komplikationen zu vermeiden.[55] Die medikamentöse Behandlung des Bluthochdrucks in der Schwangerschaft ist hingegen keine leichte Aufgabe, da nur wenige Medikamente zugelassen sind. Viele der gängigen Blutdrucksenker, wie zum Beispiel den klassischen ACE-Hemmer, darf man während der Schwangerschaft nicht einnehmen. Die beste blutdrucksenkende Therapie ist tatsächlich die Entbindung des Kindes, bei den meisten verschwindet der hohe Blutdruck so schnell, wie er gekommen ist.

Genau wie beim Schwangerschaftsdiabetes gilt es auch hier, die Frauen langfristig ärztlich zu betreuen. Die Wahrscheinlichkeit, dass ein Bluthochdruck im späteren Leben noch mal auftritt, ist doppelt so hoch wie im Normalfall, bei Frauen mit einer Präeklampsie sogar vierfach erhöht. Bluthochdruckerkrankungen in der Schwangerschaft gelten als Risikoverstärker für Herzerkrankungen der Mutter und Diabetes der Kinder im späteren Leben.[56]

Save your heart Tipp

- Die beste Therapie ist die Vorsorge, wer fit und sportlich in die Schwangerschaft startet, reduziert sein Risiko für die genannten Schwangerschaftskomplikationen. Insbesondere hochintensives Ausdauertraining vor der Schwangerschaft beeinflusst die Gesundheit positiv.
- Investiere in ein gutes Blutdruckmessgerät (Tipps im Kapitel Bluthochdruck) und messe regelmäßig zu Hause deinen Blutdruck.
- Ein strukturiertes Nachsorgeprogramm für den »4. Trimenon« existiert noch nicht, es wird aber eine jährliche Vorstellung zum Laborcheck in der gynäkologischen oder internistischen Praxis sowie ein spezieller Nachsorgepass dringend empfohlen.[57]
- Grundsätzlich sollte man in den ersten zwölf Monaten nach der Entbindung wichtige Laborwerte wie das Cholesterin (LDL, HDL), Proteine im Urin, Nierenwerte und Blutzuckerlangzeitwert kontrollieren.

Und zum Schluss noch ein Hinweis: Muttermilch ist nicht nur der perfekte Energydrink für Säuglinge, auch du tust mit dem Stillen etwas Gutes für deine Gesundheit. Du reduzierst dein Risiko für Diabetes, Brust- und Eierstockkrebs, aber auch für Herz-Kreislauf-Erkrankungen. Eine umfassende Analyse zum Thema Stillen und Herzgesundheit belegte einen äußerst positiven Effekt auf die Gesundheit der Mutter. Ein deutlich reduziertes Risiko für krankhafte Ablagerungen in den Herzkranzgefäßen, weniger Schlaganfälle und Senkung des Sterberisikos um 17 Prozent wurden attestiert.[58] Ein möglicher Grund dafür ist wahrscheinlich die vermehrte Ausschüttung des sogenannten Kuschelhormons Oxytocin beim Stillen, es senkt den Blutdruck und hat antioxidative Effekte. Außerdem geht das Stillen oft mit Gewichtsverlust einher und resettet den mütterlichen Stoffwechsel; Blutzucker und Fettstoffwechsel kommen wieder zu Ruhe.

Brustkrebs und Herzgesundheit

Es ist mir ein großes Anliegen, auf die Behandlung von Brustkrebs einzugehen. Sie hat zum Teil erheblichen Einfluss auf die Hormonproduktion in den Eierstöcken und wie wir bereits gelernt haben, hängt der Hormonhaushalt eng mit der Herzgesundheit zusammen.

Herz- und Brustgesundheit haben Gemeinsamkeiten: Die bis hierher oft beschriebenen Risikofaktoren für Herzleiden beeinflussen ebenfalls eine mögliche Brustkrebserkrankung. Konkreter gesagt, spielen die Ernährung, Alkoholkonsum, Übergewicht, Rauchen sowie fehlende Bewegung und nicht zuletzt die genetische Veranlagung eine große Rolle bei der Entstehung. Das heißt, wenn du etwas Gutes für deine Herzgesundheit tust, wie zum Beispiel mit dem Rauchen aufzuhören, tust du auch etwas Gutes für dein Brustkrebsrisiko. Dank besserer Früherkennung und moderner Therapiemöglichkeiten, wie Bestrahlung, Chemotherapie und Hormontherapie, ist Brustkrebs in der heutigen Zeit zum Glück relativ gut heilbar.

Andererseits ist für Frauen, die ihren Brustkrebs besiegt haben, die Wahrscheinlichkeit, im weiteren Verlauf an einer nicht brustkrebsbedingten Erkrankung zu versterben, siebenmal höher als die Wahrscheinlichkeit, an einem wiederkehrenden Brustkrebs zu versterben. Erstaunlich, oder? Am häufigsten sind hierbei – richtig – Herz-Kreislauf-Erkrankungen![59] Denn die werden häufig durch die Art begünstigt, wie Brustkrebs therapiert wird. Chemotherapeutika, wie sogenannte Anthrazykline und Trastuzumab, sind zwar wirksam gegen Krebs, aber tückisch für unsere Herzmuskelzellen, was zu einer lebenslangen Herzschwäche führen kann. Aber keine Sorge, diese Tatsache ist gut bekannt und es wird vorgesorgt – auch ich habe schon Frauen unter Chemotherapie überwacht. Ich erinnere mich gut an eine Patientin, bei der ich die Funktion des Herzens mittels Ultraschall untersuchte. Im Vergleich zur Untersuchung zwei Monate zuvor hatte sich die Pumpfunktion des Herzens deutlich verschlechtert und sie klagte bereits über Luftnot, wenn sie einfach geradeaus ging. Ihre Therapie wurde daraufhin umgestellt. Hier ist immer ein enges Zusammenarbeiten zwischen Kardiologie und Gynäkologie und ein Abwägen zwischen der Herzgesundheit und der Notwendigkeit, den Brustkrebs so effektiv wie möglich zu behandeln, gefragt.

Es gibt außerdem Chemotherapeutika, die zwar den Brustkrebs effektiv bekämpfen, die Patientinnen – je nach Alter – aber eventuell verfrüht in die Wechseljahre schicken, weil nicht nur die Krebszellen beseitigt, sondern auch die Eierstockzellen nachhaltig geschädigt werden.

Viele Frauen brauchen zudem neben der medikamentösen Behandlung eine Bestrahlung. Ist die linke Brust betroffen, liegt das Herz natürlich voll im sogenannten Strahlenfeld, das heißt, hier werden nicht nur Krebszellen vernichtet, sondern eventuell auch umliegendes Gewebe und Blutgefäße in Mitleidenschaft gezogen. Dadurch können chronische Entzündungsreaktionen entstehen, die zu narbigen Veränderungen des Gewebes führen. Du musst dir das wie eine innere Verbrühung vorstellen, als hätte unglaubliche Hitze alles niedergebrannt, was in der Nähe war. Einige Gewebszellen bilden sich neu, aber oft nicht mehr mit der gleichen Qualität wie vorher, sodass insbesondere die Blutgefäße an Elastizität verlieren. Natürlich kann dies auch durch die Bestrahlungen anderer Krebsarten im Brustkorbbereich entstehen. Zum Glück werden heutzutage grundsätzlich niedrigere Strahlendosen und eine präzisere Technik benutzt, die allzu viel »Kollateralschaden« verhindern, früher war das noch anders.

Ich erinnere mich an einen Fall, der mich persönlich besonders berührt, erschüttert und mitgenommen hat. Der Fall von Julia. Ich sollte sie im Herzkatheterlabor untersuchen und schaute mir vor der Untersuchung ihre Akte an. Mein Blick blieb direkt beim Geburtsdatum hängen, denn sie war jünger als ich und ich war zu dem Zeitpunkt noch keine 40 Jahre alt. Direkt stieg mein Stresslevel an. Ich überflog die Diagnosen und las, dass sie bei den herzchirurgischen Kollegen am Folgetag an ihrer Herzklappe operiert werden sollte. Als Ursache für die vorzeitige Abnutzung der Herzklappe wurde die Bestrahlung ihres Hodgkin-Lymphoms (ein aggressiver Lymphdrüsenkrebs) im Alter von sieben Jahren verantwortlich gemacht. Meine Aufgabe war die Untersuchung der Herzkranzgefäße, denn wenn einmal der Brustkorb aufgesägt wird, ist es – sofern hochgradige Verengungen an den Herzkranzgefäßen gefunden wurden – sinnvoll, diese Gefäße gleich mit einem Bypass zu versorgen. Die Untersuchung war schwierig, Julia war extrem aufgeregt und weinte ständig vor Angst. Das alarmierte mein inneres Warnsystem, denn leider ist viel Angst bei den Patienten selten ein gutes Zeichen, ich habe oft das Gefühl, dass manche Patientinnen und Patienten das herannahende Schicksal förmlich spüren. Die Untersuchung dauerte nur wenige Minuten, aber was ich herausfand, erstaunte mich, denn Julia hatte hochgradige Verengungen an allen drei Herzkranzgefäßen, so hatte ich das bei Menschen dieses Alters eigentlich noch nie gesehen. Sie hatte keine weiteren Risikofaktoren, gar nichts, sie war extrem schlank, ihre Blutfette in der Norm, kein Diabetes, es war wohl tatsächlich einfach die Bestrahlung vor mehr als dreißig Jahren, die ihre innerste Gefäßschicht damals schon vernarbt hatte und so vorzeitig altern ließ. Ich wünschte Julia viel Glück für die Operation am Folgetag und sie fragte mich, ob ich der Meinung sei, dass sie die OP überleben würde. Ich wusste, die OP wird eine Challenge, aber versprach ihr, dass alles gut werden würde und ich sie am nächsten Tag auf der Intensivstation besuchen käme. Dazu kam es leider nicht. Sie verstarb unerwartet nach einer langen und schwierigen Operation. Das Herz hatte anscheinend noch mehr Langzeitschäden als gedacht und schaffte es nicht, nach der Operation wieder von allein zu schlagen. Ich habe selten geweint in der Klinik, aber an dem Tag war es so weit, und beim Gedanken an die junge Frau läuft es mir auch heute noch eiskalt den Rücken herunter, auch wenn ich weiß, dass ich mit Schicksalen eigentlich professionell umgehen muss.

Der Fall zeigt: Krebserkrankungen sind tückisch und auch Patientinnen mit dieser Diagnose brauchen regelmäßige Vorsorgeuntersuchungen. Warum wurde bei Julia niemals eine solche Untersuchung gemacht? Warum fiel die Herzklappenerkrankung erst ein halbes Jahr vor ihrem Tod auf? So was entwickelt sich über Jahre. Wieder eine Frau, die durchs Raster gefallen ist. Auch ihrem Herz ist dieses Buch gewidmet.

Autoimmunkrankheiten: Angriff auf uns selbst

Unser gutes weibliches Immunsystem ist ein zweischneidiges Schwert: Wir sterben zwar seltener an Infektionskrankheiten als Männer, dafür ist das körpereigene Abwehrsystem häufiger fehlgesteuert. Mit fatalen Folgen. Es kann zu Attacken auf körpereigene gesunde Zellen kommen, was Entzündungen und Gewebeschäden zur Folge hat. Die genauen Ursachen der Autoimmunerkrankungen kennen wir bis heute nicht genau, es wird jedoch angenommen, dass eine Kombination aus genetischen, umweltbedingten und hormonellen Faktoren den Ausschlag gibt.

Typische Autoimmunerkrankungen sind der systemische Lupus erythematodes (SLE) oder die rheumatoide Arthritis (RA) die deutlich häufiger bei Frauen vorkommen. Die chronisch erhöhte Entzündungsaktivität bei diesen Erkrankungen beeinflusst die Funktion unseres Endothels negativ, was dann über vermehrte Steifigkeit im Gefäß zu vorzeitigen Ablagerungen in den Herzkranzgefäßen und auch zu Störungen der haarkleinen Gefäße im Herzen führen kann. Frauen mit Autoimmunerkrankungen sollten also auf jeden Fall streng beobachtet und bezüglich weiterer Risikofaktoren vorzeitig präventiv behandelt werden. Grundsätzlich gilt hier aber: Wenn die Entzündungsaktivität durch Medikamente gut in Schach gehalten wird, minimiert sich das Herzrisiko deutlich!

Im Übrigen erhöhen auch entzündliche Darmerkrankungen wie die Colitis ulcerosa die Wahrscheinlichkeit für Herzerkrankungen. Erstaunlicherweise haben Frauen mit Colitis ein höheres Risiko als Männer mit Colitis, egal wie alt sie sind. Hier steht das Eindämmen der entzündlichen Aktivität im Körper im Vordergrund, dazu stehen viele Medikamente zur Verfügung, aber auch Lifestylemaßnahmen wie Sport und die richtige Ernährung können Linderung bringen.[60]

Geknickte Herzen: Dauerstress und Depressionen

Die Bedeutung der Körper-Seele-Herz-Connection ist größer, als viele denken. Was die Psyche und vor allem Stress am Herzen anrichten kann, habe ich bereits am Anfang des Buches erwähnt. Ständige Anspannung und Belastungen können, gerade bei Frauen, einen Herzinfarkt und eine vorübergehende Herzschwäche auslösen. Grund dafür ist eine erhöhte Hirnaktivität, insbesondere in einer Region mit dem zungenbrecherischen Namen Amygdala. Sie gilt als das Gefühlszentrum des Gehirns, hier werden emotionale Reize bewertet, weshalb sie oft auch als Angstzentrum bezeichnet wird. Sie beeinflusst die Aktivität deines Stressnervs, des Sympathikus, und sorgt zum Beispiel dafür, dass dir dein Herz bis zum Halse klopft, wenn du Angst hast. Ist diese Region dauerhaft aktiv, kommt es nicht nur zu einem erhöhten Herzschlag und zu einem Anstieg des Blutdrucks, sondern auch zur gleichzeitigen Erhöhung der Entzündungsaktivität. Und Entzündungen, das haben wir ja bereits gelernt, pushen Risikofaktoren und die Ablagerungen in den Gefäßen deutlich. Spannenderweise kann man die Aktivität deiner Amygdala im MRT sichtbar machen. Studien fanden heraus, dass eine hohe Aktivität sich bei Frauen besonders schlecht auf die Entstehung und den Verlauf von Herzerkrankungen auswirkt. Erst kürzlich behandelte ich eine 42-jährige Patientin mit Herzinfarkt, bei der ich nicht einen der bisher beschriebenen Risikofaktoren finden konnte. Letztendlich gab sie an, dass sie seit drei Jahren dem Psychoterror und Dauerstress ihres Lebens ausgesetzt sei: Eine schmerzhafte Scheidung mit Sorgerechtsstreit hatte sie fast das Leben gekostet.

Aber nicht nur Stress ist schlecht fürs Herz, auch psychische Erkrankungen wie Depressionen können negative Auswirkungen auf die Herzgesundheit haben. Wenn Frauen depressiv sind, ist der negative Einfluss nachgewiesenermaßen ausgeprägter als bei Männern, das ist also kein Klischee und beweist, dass wir diese Erkrankung ernst nehmen müssen. Depressionen beeinflussen die Entzündungsaktivität im Körper sowie die zentrale Hormonsteuerung in der Hirnanhangsdrüse. Die dadurch ausgelöste vermehrte Cortisolproduktion erhöht den Blutdruck, beschleunigt den Herzschlag und begünstigt Ablagerungen in den Gefäßen. Verstärkt wird die Problematik durch die ungesunden Verhaltensweisen, die diese mentale Belastung leider oftmals mit sich bringt, wie etwa die verminderte körperliche Aktivität, weniger Teilnahme am sozialen Leben und ein erhöhtes Potenzial für den Gebrauch schädlicher Substanzen wie Nikotin und Alkohol. Zur Therapie stehen Antidepressiva zur Verfügung, viel mehr müssen hier aber Verhaltensmuster und Lebensumstände auf Dauer geändert werden, um aus dem Teufelskreis herauszukommen.

Immer mehr Menschen fühlen sich chronisch erschöpft und ausgebrannt, ohne wirklich depressiv zu sein. Zu viele Belastungen im privaten oder beruflichen Umfeld setzen ihnen zu – früher wurde dies als Burn-out bezeichnet – und gehen mit Schlafstörungen, Müdigkeit und Gereiztheit einher. Auch hier ist ein Zusammenhang zwischen massiver Erschöpfung und Herzereignissen bewiesen, der vermutlich auf eine gestörte Herz-Hirn-Achse zurückgeht und zur vermehrten Ausschüttung von entzündungsfördernden Stoffen führt, die Ablagerungen in den Gefäßen befeuern und das Herzinfarktrisiko erhöhen.

Du siehst, die mentale Gesundheit bei Frauen ist enorm wichtig und darf nicht vernachlässigt werden.

Navigation Perimenopause: Warum die Fahrt ab hier unruhiger werden kann

Die Perimenopause, also die Wechseljahre, markiert den Beginn eines neuen Lebensabschnitts, in dem sich unser Körper auf natürliche Weise verändert. Aber bereits vor den Wechseljahren gibt es die ersten hormonellen Veränderungen. Denn um das 35. Lebensjahr herum erreichst du deinen Östrogen-Peak, danach fällt der Östrogenspiegel langsam ab. Auch das Progesteron sinkt. Schon jetzt können Beschwerden auftreten, die sich dann mit dem Beginn der Perimenopause – ab etwa 45 Jahren – verstärken können. Die Beschwerden sind vielfältig. Schlafstörungen, Stimmungsschwankungen, der sogenannte Brain Fog, sexuelle Unlust, ein unregelmäßiger Zyklus und vieles mehr plagt uns dann. Sicherlich ist jede Frau einzigartig, es gibt Frauen, die kaum etwas spüren, und Frauen, die bereits sehr früh unter heftigen Wechseljahrbeschwerden leiden. Auf die Perimenopause folgt die Menopause, die letzte Menstruationsblutung. Erfreulich ist, dass das Thema Wechseljahre mittlerweile breite mediale Beachtung erfährt und es viel selbstverständlicher geworden ist, über Hitzewallungen, Trockenheit der Vulva und Vagina, Gelenkschmerzen und Gewichtszunahme zu sprechen. Das hilft vielen Frauen enorm, denn dadurch wird sowohl die Forschung als auch der gegenseitige Austausch weiter vorangetrieben. Es gibt uns Frauen das Gefühl, nicht allein zu sein. Und das stimmt auch, schließlich geht jede Frau durch diese Phase des hormonellen Umschwungs.

Doch neben der langen Liste von Wechseljahrbeschwerden gibt es noch eine weitere wichtige Komponente, die wir nicht vergessen dürfen: die Auswirkungen auf unsere Herzgesundheit. Wie ich eingangs bereits erwähnte, erkranken Frauen typischerweise sieben bis zehn Jahre später als Männer an Herzerkrankungen, und auch das liegt wiederum am Östrogen. Es trägt unter anderem zur Aufrechterhaltung eines gesunden Cholesterinspiegels bei und macht unsere Gefäße geschmeidig. Durchschnittlich erleben Frauen in Deutschland die Menopause mit 51 Jahren. Es gibt aber auch Frauen, die schon deutlich früher, um das 40. bis 45. Lebensjahr (frühzeitige Menopause), in ein bis zwei Prozent der Fälle sogar vor dem 40. Lebensjahr (vorzeitige Menopause) in die Menopause kommen. Diese Frauen leiden im späteren Leben häufiger an der Koronaren Herzerkrankung, an Vorhofflimmern und Herzschwäche.[61]

Aus Langzeitüberwachungsdaten weiß man, dass das Vorhandensein (eines) der Big Five das Risiko für eine verfrühte Menopause erhöht, umgekehrt steigert eine frühe Menopause das Risiko für Bluthochdruck und andere Risikofaktoren. Es hängt also alles eng zusammen. Solltest du zu den Frauen mit verfrühter Menopause gehören, lass dich von deiner Frauenärztin oder deinem Frauenarzt beraten, welche Möglichkeiten es für dich gibt, deine Gesundheit zu stärken.

Aber warum kommt es überhaupt bei Frauen nach der Menopause zu einem vermehrten Auftreten von Herz-Kreislauf-Erkrankungen? Das hat mehrere Gründe, einer davon ist, dass sich dein Stoffwechsel verändert. Ich habe neulich in einer Frauenzeitschrift gelesen, dass eine Frau in der Perimenopause durchschnittlich zehn Kilogramm zunimmt, das ist weder besonders ermutigend noch wirklich korrekt. Unser Grundumsatz nimmt gar nicht so stark ab, wie immer behauptet, aber wir bauen energieumsetzende Muskelmasse ab und bewegen uns tendenziell weniger. Und das begünstigt das ein oder andere Extrakilo, leider an Stellen, wo es keiner braucht, insbesondere im Bauchraum als fieses viszerales Fett, das wir schon aus den vorherigen Kapiteln kennen. Dort wird die Bildung von entzündungsfördernden Stoffen so richtig hochgefahren, der Zuckerstoffwechsel verändert sich, eine Insulinresistenz kann schneller auftreten als zuvor. An diesem Punkt heißt es: ab ins Muskeltraining! Muskeltraining ist ein super »Medikament« gegen anklopfenden Diabetes, denn jede Muskelzelle hilft dir, proaktiv den Kampf mit dem Zucker aufzunehmen.

Bereits im Cholesterinkapitel erwähnt, aber noch mal der Reminder: Weil in der Menopause deine Blutfettwerte deutlich ansteigen können, solltest du, auch wenn du mit deinem LDL-Cholesterin vorher jahrelang im grünen Bereich warst, einen erneuten »Fette-Check« machen lassen.

Auch das Ausmaß der Symptome wie Hitzewallungen und Schlafstörungen beeinflusst deine Herzgesundheit. Je früher sie auftreten und je länger sie anhalten, desto häufiger findet man bei Frauen, die darunter leiden, eine Störung der Gefäßfunktion sowie vermehrte Ablagerungen an der Halsschlagader und an den Herzkranzgefäßen, die unliebsamen Plaques. Wenn du einen Schwangerschaftsdiabetes oder Bluthochdruck hattest, ist auch dein Risiko größer, von anfallsartigen Hitzewallungen heimgesucht zu werden. Deswegen ist es wichtig, dass du dir, wenn du betroffen bist und auch starke Symptome hast, die dich in deiner Lebensqualität beeinträchtigen, Hilfe holst und dich von deiner Gynäkologin beraten lässt. Diese Beschwerden musst du nicht »aushalten«, es gibt gute Therapien, wie eine Hormonersatztherapie (HET).

WUNDERMITTEL ODER TEUFELSZEUG? HORMONERSATZTHERAPIE UND HERZGESUNDHEIT

Das Thema Hormonersatztherapie (HET) wirft nach wie vor viele Fragen und Unsicherheiten auf. Bis heute sind viele Patientinnen beim Thema »Hormone« skeptisch und Ärztinnen und Ärzte abseits der Gynäkologie sind nicht immer auf dem neuesten Wissensstand. Erst neulich hatte ich auf einem großen Kongress eine lebhafte Diskussion mit einer (kardiologischen) Kollegin, die nach meinem Vortrag aufstand und vor dem gesamten Publikum sagte, HET sei schlecht, rufe Krebs hervor und ich solle das ja nicht als gesunde Maßnahme propagieren. Lustigerweise fiel in meinem Vortrag der Begriff kein einziges Mal, vielmehr hatte ich darüber geredet, wie wir mit Sport die Effekte des absinkenden Östrogenspiegels lindern können. Du siehst, das Thema polarisiert. Schauen wir mal nach, warum.

Vor 60 Jahren wurde die Hormonersatztherapie breit eingesetzt, fast jede Frau bekam Hormone, die damals noch aus konjugiertem Pferdeöstrogen aus dem Urin trächtiger Stuten gewonnen und als »Jungbrunnen« gefeiert wurden. Das ging so weit, dass man sogar Männern nach einem Herzinfarkt Östrogene verabreichte, in der Hoffnung, dass ihre Herzen dadurch vor erneuten Herzereignissen geschützt sein würden. Das Projekt war nicht von Erfolg gekrönt und wurde schnell ad acta gelegt. Nach der Jahrtausendwende kippte die Euphorie endgültig. Es gab riesengroße Forschungsprojekte wie die sogenannte WHI-Studie, von der du vielleicht schon mal gehört oder gelesen hast. Besagte Studie wurde vorzeitig abgebrochen, weil in der Gruppe der Probandinnen, die Hormone einnahmen, deutlich häufiger Schlaganfälle, Brustkrebs sowie Herz-Kreislauf-Erkrankungen auftraten als in der Kontrollgruppe ohne Hormone. Klingt nach einem Totschlagargument gegen Hormone, aber manchmal muss man etwas genauer hinschauen. Denn überproportional viele Studienteilnehmerinnen waren sehr alt und wiesen mehrere Risikofaktoren auf, was natürlich die Ergebnisse verzerrte. Vereinfacht gesagt, wurden die falschen Patientinnen (viele übergewichtig, ohne Wechseljahrbeschwerden) zum überwiegend falschen Zeitpunkt (viele waren zu alt) mit dem falschen Medikament (hochdosiertes orales, konjugiertes Pferdeöstrogen) behandelt. Das ist ungefähr so, als führe man eine Studie zur Fahrsicherheit im Dunkeln bei Menschen ohne Führerschein durch: Unfälle wären vorprogrammiert.

Inzwischen haben sich übrigens die Initiatoren der Studie öffentlich für ihr ungünstiges Studienkonzept und die daraus resultierende Verunsicherung entschuldigt.[62] Die Studie selbst gilt heute nur noch bedingt als aussagekräftig, auch weil die damals verwendeten Stutenöstrogene heute gar nicht mehr genutzt werden. In Deutschland sind die bioidentischen Hormone wie das 17-Beta-Estradiol Standard. Bioidentische Hormone haben dieselbe chemische Struktur wie die vom menschlichen Körper produzierten Östrogene und werden aus der Yamswurzel gewonnen. Aus diesen Grundbaustoffen lässt sich auch bioidentisches Progesteron herstellen. Das klingt jetzt erst mal nach hundert Prozent bio, aber ganz ohne chemische Aufbereitung geht es dabei nicht, deshalb ist die häufig verwendete Bezeichnung »natürliches Hormon« nicht ganz korrekt.

Es gibt nun darüber hinaus genauere Analysen und auch Langzeitdaten der WHI-Studie, die beruhigenderweise zeigen konnten, dass es bei den Frauen, die früh mit einer HET beginnen (innerhalb der ersten sechs bis zehn Jahre nach der Menopause) weniger Ablagerungen an den Herzkranzgefäßen (und somit auch Herzinfarkte) haben.[63, 64] Warum tut das zusätzliche Östrogen aber vergleichsweise jüngeren Frauen noch gut, den älteren (also über 59 Jahren) hingegen nicht mehr? Darüber haben uns experimentelle Studien Erkenntnisse geliefert, die nicht am Menschen, sondern im Versuchslabor durchgeführt wurden. Und diese Untersuchungen zeigen, dass Östrogen im noch gesunden Gefäß Prozesse auslöst, die Ablagerungen verhindern und sogar ihre Ausbreitung stoppen können. Leider passiert genau das Gegenteil, wenn schon deutliche Ablagerungen, also atherosklerotische Plaques vorhanden sind.[65] Die Einnahme von Östrogen förderte in dem Fall Blutgerinnsel und Herzinfarkte. Es kommt also, wie so oft im Leben, aufs Timing an.

Die weiteren Studien zum Thema Hormonersatztherapie waren in ihren Ergebnissen oft uneinheitlich, was an dem unterschiedlichen Alter der Teilnehmerinnen, am Ausgangszustand, an der Dosis und dem Präparat des Östrogens sowie an der Frage, ob zusätzlich Gestagene (Progesteron) dazugegeben wurden oder nicht, lag. Einige Studien zeigten einen eindeutigen Vorteil der Östrogene, wenn es um die Verhinderung von Ablagerungen an den Herzkranzgefäßen ging, andere sprachen sich dagegen aus.[66] Die richtig großen Studien zu den heute verwendeten Hormonen fehlen und es wird sie wahrscheinlich in dem Ausmaß der WHI-Untersuchung nie wieder geben.

Du merkst, es ist nicht so einfach, und auch ich kann an diesem Bezug keine Pauschalaussage pro oder kontra HET machen. Hier sind immer individuelle Entscheidungen von Patientin zu Patientin gefordert. Denn es gibt mehrere Möglichkeiten, bioidentische Östrogene zu substituieren, zum Beispiel den Weg über die Haut: den sogenannten transdermalen Applikationsweg (etwa als Gel, Spray oder Pflaster) oder die systemische Anwendung, bei der eine Tablette geschluckt wird, die dann im ganzen Körper wirkt. Das Präparat muss in dem Fall durch die Leber und provoziert mehr potenzielle Nebenwirkungen, die den Blutdruck, die Blutfette oder auch die Entzündungswerte beeinflussen können. Werden Östrogene oral eingenommen, aktivieren sie in der Leber Gerinnungsfaktoren und können somit zu einem erhöhten Thromboserisiko (tiefe Beinvenenthrombose; Lungenembolie) führen. Aus Studien weiß man, dass dieser Effekt insbesondere in den ersten beiden Jahren nach der Anwendung verstärkt auftritt, dann kommt es anscheinend zu einer Art Gewöhnungseffekt und das Risiko ist weniger ausgeprägt. Verwendet man den Weg der HET über die Haut, schaltet man das Risiko für Blutgerinnsel so gut wie aus. Sie sind eine gute Option für Frauen mit Risikofaktoren wie einem hohen Blutdruck oder hohem Cholesterin.*

Ein ganz wichtiger Faktor für die Herz-Kreislauf-Gesundheit ist außerdem, wie gesagt, auf jeden Fall das Timing. Je früher begonnen wird, desto höher der Nutzen für das Herz-Kreislauf-System. Eine Übersichtsarbeit, die alle Studien zum Thema HET und Herzgesundheit zusammengefasst hat, fand heraus, dass eine HET das Risiko, eine Koronare Herzerkrankung zu entwickeln, um fast fünfzig Prozent re-

* Für weitere Informationen zum Thema Wechseljahre empfehle ich die Bücher »Hormonkarussell« von Dr. med. Judith Bildau (GU, 2024) und »Women on Fire« von Dr. Sheila de Liz (Rowohlt, 2020).

duzieren und die allgemeine Sterblichkeit um dreißig Prozent senken kann, wenn sie bei Frauen vor dem 60. Lebensjahr oder innerhalb der ersten sechs bis zehn Jahre nach der Menopause begonnen wird. Ich muss als Kardiologin zugeben, es gibt nicht viele Medikamente oder Maßnahmen, die zu solch einer drastischen Reduzierung führen. Die Grundregel lautet also, eine HET früh genug zu beginnen, dann scheint es einen positiven Effekt auf die Herzgesundheit zu geben. Besonders positiv zeigte sich der Einfluss von HET auf die Herzgesundheit bei Frauen, die verfrüht in die Menopause gekommen sind, sei es durch eine vorzeitige »chirurgische Menopause« (also die operative Entfernung der Eierstöcke) oder bei Frauen mit frühzeitiger Menopause (vor dem 45. Lebensjahr). Hier ist ein Einsatz der HET immer – sofern keine Gegenanzeigen wie Brustkrebs vorliegen – bis zum Alter der eigentlichen natürlichen Menopause (sprich circa 51 Jahren) empfohlen.[67] Und apropros Brustkrebs: Bei gesunden Frauen ohne familiäre Vorbelastung für Brustkrebs ist das erhöhte Brustkrebsrisiko durch eine HET ein heiß diskutiertes Thema. Statistisch gesehen, gibt es jedoch viel schwerwiegendere Risiken für Brustkrebs, wie zum Beispiel starkes Übergewicht. Überdies kann das Risiko durch regelmäßigen Sport sehr gut reduziert werden.

Insgesamt reichen die Erkenntnisse der Studien aktuell nicht aus, um eine Hormonersatztherapie allen Frauen generell zur Prophylaxe von Herzerkrankungen zu empfehlen. Klar ist hingegen, dass die HET das effektivste Mittel zur Behandlung von Wechseljahrbeschwerden ist. Hier ist sie indiziert, nimmt in 75 Prozent der Fälle den Betroffenen die Beschwerden und schenkt ihnen mehr Lebensqualität.

Save your heart Wrap up

Dos and Don'ts bei HET

- Die Entscheidung, eine HET zu beginnen, sollte immer individuell mit einer Ärztin oder einem Arzt besprochen werden, da sie von vielen Faktoren abhängt.
- Risikofaktoren kennen: Du solltest deinen Gesundheitsstatus und persönliche Risikofaktoren wie Bluthochdruck, Diabetes, Cholesterin (inklusive Lp(a)), Rauchen, Übergewicht sowie Vorerkrankungen bewerten lassen. Das gibt Sicherheit bei der Auswahl des richtigen Präparats.
- Für Frauen, die bereits einen Herzinfarkt oder Schlaganfall hatten, sollten andere Maßnahmen zur Linderung der Wechseljahrbeschwerden erwogen werden. Bei einer Thrombose in der Vorgeschichte kann zum Beispiel eine transdermale Östrogengabe erwogen werden.
- Timing: Sofern keine Herz-Kreislauf-Erkrankungen vorliegen, kann ein früher Start der HET (bereits in der Perimenopause) schützend auf das Herz wirken. Wichtig ist: nicht später als zehn Jahre nach der Menopause starten.

+ + +

Kardiocheck: Vorsorgetipps für die Frau

Kardiologinnen und Kardiologen werden oft für das Retten von Leben gefeiert, weil sie Menschen mit akutem Herzinfarkt oder Herzstillstand vor dem Tode bewahren. Aber eigentlich sitzen die wahren Heldinnen und Helden überall in den Praxen. Sie messen, bestimmen, befragen, schätzen ab und stellen ein. Kaum einer dankt ihnen, wenn sie das hohe Cholesterin erkennen und senken, den Blutdruck in Balance bringen oder andere Risikofaktoren ans Licht bringen und so ein potenzielles kardiovaskuläres Desaster verhindern. Lange Gespräche über Verhaltensmaßnahmen, die präventiv wirken, werden verhältnismäßig schlecht honoriert, genaue Ultraschalluntersuchungen zur Vorsorge bringen den Behandelnden wenig Geld und kosten Zeit. Das Setzen eines Stents in ein Herzkranzgefäß hingegen wird gut vergütet.

Doch zum Glück dringt die Bedeutung von Prävention und Vorsorge immer mehr ins Gesundheitsbewusstsein der Menschen vor. Deshalb ist auch eine der häufigsten Fragen, die mir gestellt wird, die nach der richtigen Herzvorsorgeuntersuchung. Eine pauschale Antwort kann ich hier leider nicht geben, denn wir Frauen gehen zwar jährlich zur Gynäkologin und zum Zahnarzt, aber eine spezielle »Herzvorsorge« als Krankenkassenleistung gibt es nicht. Untersuchungen wie ein Herzultraschall oder eine Computertomografie vom Herzen werden häufig erst dann von der Krankenkasse bezahlt, wenn das Kind bereits in den Brunnen gefallen ist, nämlich wenn das Herz bereits erkrankt ist.

Aktuell wird diskutiert, spezielle Herzvorsorgeprogramme zu etablieren, was Fachgesellschaften wie die Deutsche Gesellschaft für Kardiologie begrüßen würden. Immerhin wurden bereits Pilotprojekte auf den Weg gebracht. Eins davon, das sogenannte VRONI-Projekt, zielt darauf ab, die familiäre Hypercholesterinämie bereits im Kindesalter zu entdecken. Wie im Kapitel über die Risikofaktoren erwähnt, ist dies eine angeborene Fettstoffwechselstörung, die zu vorzeitigen Ablagerungen an den Herzkranzgefäßen und zu Herzinfarkt in sehr jungen Jahren führen kann. Ein Test, um diese Krankheit zu entdecken, wird derzeit Kindern in Niedersachsen und Bayern im Rahmen der U9-Vorsorgeuntersuchung zwischen fünf und zehn Jahren angeboten. Schon ein Tropfen Blut aus der Fingerbeere genügt, um zukünftige Risikopatientinnen und -patienten herauszufischen.

Aber was genau solltest du tun oder überprüfen lassen? Ich habe die Vorsorge für Frauen auf zwei verschiedene Gruppen aufgeteilt: Herzvorsorge vor der Menopause und nach der Menopause. Alle Empfehlungen gehen davon aus, dass du keine Herzbeschwerden hast. Am Ende des Kapitels findest du zum Nachschlagen eine Übersicht mit den gängigsten Untersuchungsmethoden, die es gibt, und wann sie in der Regel eingesetzt werden.

Herzvorsorge vor der Menopause

Das Risiko für Herzerkrankungen ist für Frauen im Alter bis vierzig Jahre insgesamt sehr gering. Das ist auch der Grund, warum die offiziellen Berechnungstools (zum Beispiel der SCORE-2-Rechner), die das kardiovaskuläre Risiko für die nächsten zehn Jahre berechnen, ab vierzig Jahren überhaupt erst beginnen. Was ich an den gängigen Kalkulatoren jedoch ungünstig finde: Abgesehen davon, dass sie frauenspezifische Erkrankungen ignorieren, berechnen sie dein Risiko nur für die nächsten zehn Jahre, wir sollten uns aber mehr auf dein lebenslanges Risiko fokussieren. Es kann nämlich gut sein, dass dein Risiko für einen Herzinfarkt als 40-jährige Frau für die nächsten zehn Jahre nur 0,6 Prozent beträgt, das lebenslange Risiko allerdings 36 Prozent. Klingt schon anders, oder? Wenn du jetzt direkt losgoogelst und beim Risikorechner angekommen bist, wirst du merken, dass du dort Werte eintragen musst. Und genau diese solltest du spätestens in deinem dritten Lebensjahrzehnt kennenlernen, zum Beispiel durch einen Check-up ab 35 in der hausärztlichen Praxis. Hier wird in einem Gespräch die genaue Krankengeschichte erhoben und das individuelle Risikofaktorenprofil abgecheckt. Zusätzlich zur körperlichen Untersuchung mit Blutdruckmessung erfolgt eine Blutabnahme, bei der unter anderem die Cholesterinwerte (bitte inklusive Lp(a)) und die Nüchternglukose (bitte mit HbA1c) bestimmt werden. Ein weiterer guter prognostischer Biomarker ist das hochsensitive CRP, was die entzündliche Aktivität im Körper widerspiegelt, dieser Wert sollte sowohl vor als auch nach der Menopause nicht erhöht sein. Ein Ruhe-EKG würde ich mir in jedem Fall wünschen, das ist aber nicht fest im Programm verankert.

Leider rutschen auch hier einige durchs Raster und je nach Hausärztin oder Hausarzt gibt es große Unterschiede, wie mit den erhobenen Befunden umgegangen wird. Nicht selten werden hohe Cholesterinwerte als »ach, das passt schon, Sie sind ja sonst gesund« abgetan.

Save your heart Action

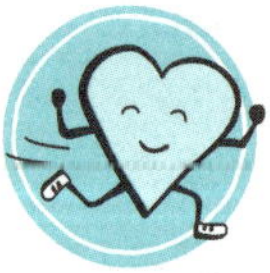

Bei diesen Symptomen solltest du sofort eine kardiologische Praxis aufsuchen oder den Notruf wählen:

- neu aufgetretener Druck auf der Brust, der sich bei Belastung (Gehen) verschlimmert,
- neu aufgetretene Luftnot, Luftnot in Ruhe,
- Herzrasen in Verbindung mit Schwindel und Schweißausbrüchen oder einem Kollaps,
- sehr langsamer Puls (unter 50/min) mit Schwindel oder anderen Symptomen.

+ + +

Für mich als Kardiologin ergibt es übrigens immer Sinn, etwas genauer nach meinem Lieblingsorgan und den Gefäßen zu schauen, denn wer suchet, der findet. Allerdings kenne ich auch die Realität: Überflutete kardiologische Praxen und extrem lange Wartezeiten sind die Regel. Nicht selten sterben Patientinnen und Patienten auf der Warteliste, das ist kein Spaß.

Deshalb möchte ich jetzt nicht zu einem Kollaps der kardiologischen Praxen beitragen, und in der Regel leiten die Hausärztinnen und Hausärzte auch die Richtigen in die Fachpraxen weiter, nämlich die Risikopatientinnen und -patienten, bei denen noch genauer nachgeschaut werden muss. Ob du zu dieser Gruppe gehörst, kannst du ganz leicht herausfinden:

MEINE KARDIO-CHECKLISTE

- Gab es Herzinfarkte/plötzliche Herztode bei Verwandten ersten Grades vor dem 60. Lebensjahr? ☐ ja ☐ nein
- War deine Menopause (allerletzte Regelblutung) vor dem 40. Lebensjahr? ☐ ja ☐ nein
- Ist dein Lp(a) stark erhöht, also mehr als 100mg/dl? ☐ ja ☐ nein
- Ist dein LDL-Cholesterin über 116 mg/dl? ☐ ja ☐ nein
- Hast du Bluthochdruck über 140/80 mmHg? ☐ ja ☐ nein
- Hast du einen Diabetes oder Prädiabetes? ☐ ja ☐ nein
- Hattest du Schwangerschaftserkrankungen (Bluthochdruck, Diabetes, Präeklampsie)? ☐ ja ☐ nein
- Leidest du unter einer Autoimmunerkrankung? ☐ ja ☐ nein
- Wurde bei dir ein PCOS diagnostiziert? ☐ ja ☐ nein
- Ist dein BMI über 30? ☐ ja ☐ nein
- Bist du körperlich inaktiv und bewegst dich weniger als 2,5 Stunden pro Woche? ☐ ja ☐ nein
- Rauchst du? ☐ ja ☐ nein

Wenn du alle Fragen mit »nein« beantwortet hast, hast du ein sehr niedriges Risiko dafür, in den nächsten zehn bis zwanzig Jahren am Herzen zu erkranken, und musst erst mal keine speziellen Untersuchungen vornehmen lassen. Grundsätzlich lautet das Motto für dich: Stärke deine gesundheitlichen Ressourcen. Je besser deine Herzgesundheit vor den Wechseljahren ist, desto besser kommst du auch durch die Wechseljahre. Wenn du mehr als drei bis vier der Fragen mit »ja« beantwortet hast, sollte eine Rücksprache mit deiner behandelnden Ärztin oder deinem behandelnden Arzt zur Planung des weiteren Vorgehens erfolgen. Das gilt genauso, wenn nur dein Lp(a) stark erhöht ist und sonst keine weiteren Risiken vorliegen. Hier könnte ein genauerer Herz-Gefäß-Check, sowie gezielte Behandlung von Risikowerten auch schon vor der Menopause sinnvoll sein. Oftmals tun sich behandelnde Ärztinnen und Ärzte bei Frauen, die eigentlich sonst gesund sind, schwer, ein deutlich erhöhtes LDL-Cholesterin medikamentös zu behandeln. Deshalb braucht es in dem Fall unbedingt weitere Untersuchungen, die die Entscheidung für zum Beispiel eine Ultraschalluntersuchung der Halsschlagader, bei der nach potenziellen Ablagerungen oder Verdickungen der Gefäßwand geschaut wird, erleichtern. Alternativ ist ein CT der Herzgefäße sehr aufschlussreich. Sind schon Ablagerungen vorhanden, bestärkt das darin, sofort eine Senkung von Risikowerten wie dem LDL-Cholesterin einzuleiten.

Allen, die mit Mitte dreißig noch mal von der Couchpotato zum Marathonmaniac mutieren wollen, empfehle ich außerdem einen sportmedizinischen Check, der zum Teil von den gesetzlichen Krankenkassen immerhin finanziell unterstützt wird. Gerade für Männer ist das wichtig, denn sie sind es, die deutlich häufiger (18- bis 30-mal häufiger als Frauen) während einer sportlichen Aktivität am plötzlichen Herztod versterben. Besonders interessant ist in dem Fall das Belastungs-EKG oder genauer gesagt der Blutdruckanstieg unter Belastung. Man fischt hier immer wieder Menschen heraus, die es nicht merken, wenn der Blutdruck beim Sport nach oben springt, der sogenannte Belastungsbluthochdruck ist aber auf Dauer für die Herzgefäße gar nicht gut und befeuert die Entstehung von gefährlichen Ablagerungen. Bei Frauen gilt ein Blutdruck >190 mmHg systolisch bei 100 Watt Belastung als Indiz für einen Belastungsbluthochdruck.

Herzvorsorge nach der Menopause

Die Lebensmitte ist das Schlüsselalter für Herzerkrankungen, vor allem bei Männern. Bei Frauen beginnt in den Fünfzigern der oft unbemerkte Anstieg der Risikofaktoren, die Erkrankungen zeigen sich dann häufig erst 10 bis 15 Jahre später. Kardiologinnen und Kardiologen fordern deshalb, einen Herz-Check ab fünfzig einzuführen, bei dem erneut genau nach Risikofaktoren geschaut wird, um eine tatsächliche Erkrankung in späteren Jahren zu verhindern. Einen großen Stellenwert ab der Menopause haben außerdem bestimmte bildgebende Verfahren, die mit der Ultraschallsonde nach Ablagerungen in der Halsschlagader fahnden, wie die Carotis-Duplex-Sonografie. Eine Untersuchung, die sich super easy und risikofrei im ambulanten Setting der Praxis durchführen lässt. Wenn Frauen einen Diabetes haben, seit Jahren mit einem erhöhten LDL-Cholesterin und/oder Lp(a) rumlaufen oder einen schlecht eingestellten Bluthochdruck haben, findet man hier nicht selten Auffälligkeiten. Früher (und zum Teil auch heute noch) hat man bei Frauen, um eine Koronare Herzerkrankung auszuschließen, regelmäßig auf das Fahrradergometer zum Belastungs-EKG gesetzt. In dieser Hinsicht ist die Aussagekraft des Ergebnisses aber mit der eines Münzwurfes vergleichbar. Das Radeln unter EKG- und Blutdruckkontrolle liefert uns aber wichtige Aussagen zum Blutdruck und Pulsverhalten bei Anstrengung und hat deswegen als fester Bestandteil der Herz-Check-Routine durchaus seine

Berechtigung. Wenn man aber abklären will, ob es Ablagerungen an den Herzkranzgefäßen gibt, haben wir inzwischen tolle Geräte, die realitätsgetreue Bilder deines Herzens machen können, wie die Computertomografie (CT).

Save your heart Wissen

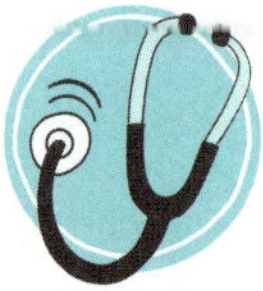

Die Strahlenbelastung eines CTs vom Herzen mit Darstellung der Herzkranzgefäße beträgt ungefähr 1–2 Millisievert. Das entspricht ungefähr fünf Flügen nach New York und zurück.

Bei der CT-Angiografie (auch »Koro-CT« genannt) werden deine Herzschlagadern mithilfe eines Kontrastmittels sehr präzise auf feinste Ablagerungen untersucht. Allerdings stehen gute CT- und auch MRT-Scanner meist nur großen radiologischen Praxen oder Kliniken zur Verfügung. Die Auswertung dieser speziellen Herz-CTs sollte von fachkundigem Personal, am besten qualifizierten Radiologen gemeinsam mit Kardiologinnen erfolgen, denn es kommt hier wirklich auf Feinheiten an, die für das weitere Vorgehen wichtig sind.

Nun möchte ich dir gerne noch alle Untersuchungsmöglichkeiten vorstellen, die in der Kardiologie zur Verfügung stehen, damit du die Liste als Nachschlagewerk nutzen kannst, um zu schauen, wozu welche Untersuchung überhaupt nützlich ist.

DAS RUHE-EKG: Extraschläge, Herzstolpern, Herzinfarkt, zu schnell, zu langsam? Das EKG wird bei jedem Besuch in der Kardiologie routinemäßig geschrieben. Es werden viele Elektroden auf deine Brust geklebt und die elektrische Aktivität des Herzens in Ruhe gemessen. Auch wenn es für Laien wie Hieroglyphen aussieht, liefert das EKG wertvolle Informationen über deine Herzgesundheit und checkt, ob die Elektrofraktion an einem Strang zieht und Leitungsbahnen defekt sind oder verzögert leiten.

Bei Verdacht auf einen Herzinfarkt sollte sofort ein EKG geschrieben werden, hier gibt es oft (nicht immer!) charakteristische Veränderungen, die anzeigen, ob ein Gefäß verschlossen und Gefahr im Verzug ist. Auch Spuren eines bereits durchgemachten Herzinfarkts kann man oftmals im EKG erkennen. Verdickte Herzwände oder ein sehr durchtrainiertes Sportlerinnenherz führen zu Unterschieden in der elektrischen Leitfähigkeit und können die EKG-Kurven und -Linien verändern.

DAS BELASTUNGS-EKG: Jetzt wird es sportlich. Du sitzt auf einem Fahrradergometer und es wird kontinuierlich ein EKG geschrieben sowie der Blutdruck registriert, während die Belastungsstufe alle zwei bis drei Minuten bis auf 200 Watt erhöht wird. Du findest, das klingt wenig? Viele kardiologische Patientinnen und Patienten schaffen das nicht. Treten bei Belastung typische Schmerzen in der Brust, Kurzatmigkeit oder typische Veränderungen des EKGs auf, sollte die Untersuchung abgebrochen und im CT oder einer Herzkatheteruntersuchung nach einer koronaren Herzerkrankung gesucht werden.

DER HERZULTRASCHALL (OFT EINFACH »ECHO« GENANNT): Mit einer kleinen Ultraschallsonde kann man den Herzmuskel durch die Rippen hindurch in seiner ganzen Pracht begutachten. Ist der Muskel normal groß? Pumpt das Herz normal? Liegt eine Herzschwäche vor oder funktionieren alle Herzklappen gut? All diese wertvollen Informationen liefert der Herzultraschall. Leider kann er eines nicht, und das ist eine Aussage über die Herzkranzgefäße liefern. Da sie auf dem Herzen, genauer gesagt epikardial, laufen, sind sie leider von außen nicht einsehbar.

DAS STRESS-ECHO: Wie der Name schon sagt, hier wird deinem Herzen Stress gemacht, sei es mit Medikamenten oder durch eine gleichzeitige Belastung auf einem Fahrrad. Die Untersuchung wird dann veranlasst, wenn man schauen möchte, ob es unter Belastung zu Veränderungen des Herzmuskels kommt. Sollte eine Engstelle im Herzkranzgefäß vorhanden sein, kann das Herz an dieser Stelle die Durchblutung nicht steigern und der Herzmuskel hängt lokal hinterher, was wir als »Wandbewegungsstörung« bezeichnen.

DER SCHLUCKULTRASCHALL (TEE): Eine Ultraschallsonde, die einer Sonde bei einer Magenspiegelung zum Verwechseln ähnlich sieht, aber statt einer Kamera an der Spitze eine Ultraschallsonde trägt, wird über den Mund in deine Speiseröhre eingeführt. Die Speiseröhre ist der anatomische Nachbar deines Herzens, von hier aus gibt es einen super Panoramablick aufs Herz und die Herzinnenräume mit Herzklappen, die aus dieser Perspektive noch besser beurteilt werden können. Der Nachteil: Die Untersuchung kann nur nüchtern durchgeführt werden und das Schlucken des Schlauches ist für viele unangenehm, aber es gibt Medikamente, die das erleichtern.

CAROTIS-DUPLEX: Hält deine Ärztin oder dein Arzt einen länglichen Ultraschallkopf auf deinen Hals, dann schaut sie oder er nach deiner Halsschlagader. Besonders interessant ist der Blutfluss, der mit einem prächtigen Farbspiel sichtbar gemacht werden kann. Außerdem wollen wir schauen, ob sich Plaques gebildet haben, eine Engstelle vorliegt und wie die Struktur der A. carotis (deine Halsschlagader) aussieht. Beurteilt wird hier die sogenannte Intima-Media-Dicke (IMD), also die Dicke der Gefäßwand. Je höher die IMD ist, desto höher ist auch das Risiko für Herz-Kreislauf-Erkrankungen. Die IMD ist außerdem ein guter Indikator für die generelle Gefäßgesundheit. Ist die IMD an der Halsschlagader auffällig, ist es wahrscheinlich, dass auch andere Gefäße im Körper betroffen sind, zum Beispiel die Herzkranzgefäße.

DIE CT-ANGIOGRAFIE DES HERZENS: Sie ist das beste nicht invasive Tool, das wir haben, um nachzuschauen, ob sich an deinen Herzkranzgefäßen kalkhaltige oder andere gefährliche Ablagerungen befinden. Es kombiniert die Computertomografie (CT) mit einer Kontrastmittelgabe, um detaillierte Bilder deiner Herzkranzgefäße zu erstellen. Die Untersuchung ist schnell und schmerzlos. Achtung: Bei sehr hohem Puls und bei Vorhofflimmern ist die Bildqualität schlecht, hier müssen andere Untersuchungsverfahren zum Einsatz kommen, sonst ist die Strahlenbelastung unnötig.

CALCIUM-SCAN: Auch hier kommt die CT zum Einsatz, aber ohne Kontrastmittel. Es wird eine Art Röntgenaufnahme (Scan) deines Herzens gemacht, die die Menge an Calcium in den Herzkranzgefäßen misst und als Wert (Score) angibt. Ein Score von 0 ist ideal, denn er sagt, dass dein Herz »kalkfrei« ist. Je höher der Score, desto höher ist auch das Risiko für Herzerkrankungen. Allerdings fallen beim reinen Calcium-Scan die nicht kalkhaltigen Ablagerungen durchs Raster, die sieht man nur mit der CT-Angiografie. Deshalb bin ich ein Fan davon, gleich eine CT Angio zu machen, wenn man sich schon einer Strahlenbelastung aussetzt. Denn die nicht verkalkten Ablagerungen sind eine tickende Zeitbombe!

MRT DES HERZENS: Die Kardio-MRT wird oft mit der CT verwechselt, sie arbeitet aber nach einem ganz anderen System und vor allem ohne Strahlung. Die Untersuchung erfolgt in einem röhrenförmigen Scanner, der Magnetfelder erzeugt und Radiowellen aussendet. Hier kann man hervorragend den Herzmuskel begutachten. In der Corona- und Post-Corona-Zeit hatte das Herz-MRT Hochkonjunktur, denn hier sieht man genau, ob eine Herzmuskelentzündung vorliegt. Auch abgelaufene Herzmuskelentzündungen, bestimmte Speichererkrankungen oder Narben am Herzen sieht man bei dieser Untersuchung.

Eigentlich fehlt in dieser Liste noch die Herzkatheteruntersuchung, aber die erkläre ich in Teil 3 noch ausführlich.

Wie du siehst, das Wichtigste ist, dass du deine persönlichen Risiken kennst, danach richtet sich in der Regel das weitere Vorgehen und welche Untersuchung wann gemacht wird. Du bist den meisten schon einen großen Schritt voraus, wenn du dich überhaupt mit dem Thema Herzvorsorge beschäftigst. Was aber noch viel wichtiger ist als jede Vorsorgeuntersuchung und was wirklich Todesfälle verhindert, ist dein Lifestyle. Was du nun genau machen kannst, um möglichst lange herzgesund zu leben, möchte ich dir im nächsten Teil zeigen.

TEIL 2

Protect your Heart – So bleibt dein Herz lange gesund

Tu deinem Leib etwas Gutes,
damit deine Seele Lust hat,
darin zu wohnen.

TERESA VON ÁVILA

Nachdem du im ersten Teil dein Herz und alle wichtigen Risikofaktoren für Herzerkrankungen kennengelernt hast, ist es jetzt an der Zeit, sich mit dem zentralen Thema dieses Buches zu beschäftigen: der langfristigen Gesundheit deines Herzens. Die moderne Hightech-Herzmedizin, die ich jeden Tag praktiziere, ist gut, und wir können viele Kinder wieder aus dem Brunnen ziehen. Aber noch viel besser ist es, wenn sie gar nicht erst hineinfallen.

Viele denken, die krankhaften Ablagerungen in unseren Gefäßen, die Atherosklerose, seien ein unvermeidlicher Nebeneffekt des alternden Herzens. Das stimmt nicht ganz, denn es gibt Naturvölker auf der Erde, die bis ins hohe Alter so gut wie frei von Atherosklerose bleiben. So zum Beispiel die Tsimane, eine indigene Bevölkerungsgruppe, die im Amazonasgebiet Boliviens lebt. Diese Menschen erfreuen sich einer außergewöhnlich guten Herzgesundheit, doch warum ist das so? Forschende haben versucht herauszufinden, was ihre Herzen so resistent gegen Erkrankungen macht.

Zunächst ist dieser Stamm mit einer recht guten Genetik ausgestattet, was zu niedrigen Cholesterinwerten führt, aber der wesentliche Faktor, der zu ihrer phänomenalen Herzgesundheit beiträgt, ist ihre gesunde Lebensweise. Bewegung, Jagen und Sammeln dominieren das Tagesprogramm, sitzende Tätigkeiten füllen nur ein Zehntel der Tageszeit. Zum Vergleich: Deutsche hocken im Schnitt sieben bis acht Stunden auf ihrem Allerwertesten, also etwa zwei Drittel der Tageszeit. Auch die Ernährung der Tsimane lässt das Herz von Ernährungsmedizinerinnen und -medizinern höherschlagen, denn sie besteht aus pflanzlicher Kost – reich an Ballaststoffen –, Obst, Nüssen, Gemüse und Fisch. Verarbeitete Produkte gibt es so gut wie gar nicht, der Zuckerkonsum ist sehr niedrig. Es ist also nicht verwunderlich, dass Typ-2-Diabetes bei den Tsimane eine unbekannte Erkrankung ist. Ein weiterer Faktor, der sich enorm positiv auf ihre Herzgesundheit auswirkt, aber oft unterschätzt wird, ist der Einfluss des sozialen Umfelds. Die Tsimane leben in engen Gemeinschaften, haben starke Bindungen zueinander. Einsamkeit gibt es nicht. Trotzdem leben die Tsimane mit einem umweltbedingten Nachteil: Ihnen steht abseits der übrigen Zivilisation kein sauberes Wasser zur Verfügung. Deshalb ist ihr Risiko für Infektionskrankheiten massiv erhöht, was dazu führt, dass kaum jemand älter als 80 Jahre wird.

Es gibt aber noch weitere Bevölkerungsgruppen auf der Welt, die aufgrund ihrer überdurchschnittlich guten Gesundheit und Langlebigkeit in den Fokus der Wissenschaft geraten sind, nämlich die Bewohnerinnen und Bewohner der sogenannten Blue Zones. Das sind Gegenden, in denen es besonders viele Hundertjährige, die Centenarians, gibt. Zu den Blue Zones zählen Gebiete auf Sardinien, in Kalifornien, Griechenland, Japan und Costa Rica. Die Blue Zones sind Pilgerstätten für Langlebigkeitsforschende, denn sie möchten natürlich herausfinden, was diese Menschen so langlebig und gesund macht: Ist es ihr Lifestyle, ist es ein bestimmtes Gen oder einfach ihre entspannte Einstellung zum Leben? Ich werde, um ehrlich zu sein, auch immer ganz neugierig, wenn ich auf sehr alte Patientinnen oder Patienten treffe, und frage sie, wenn sie noch sehr fit sind, nach ihrem Geheimrezept. Die Aussagen und Lebensweisheiten, die ich gehört habe, kann ich so zusammenfassen: »Ich habe immer gearbeitet und war körperlich aktiv, hatte Spaß am Leben und das Gefühl, gebraucht zu werden!«

Save your heart Wissen

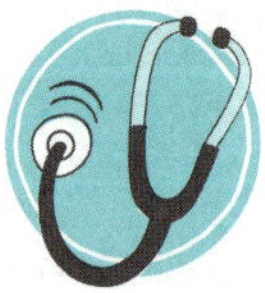

Langlebigkeit

Wir sprechen von einem langlebigen Individuum, wenn es ein Alter von 95 Jahren erreicht hat, als magische Grenze der Langlebigkeit werden 100 Jahre angenommen. Der älteste Mensch der Welt war übrigens eine Frau, die Französin Jeanne Calment, sie wurde 122 Jahre (1875–1997) alt.

Longevity: Dein Leitfaden für ein langes und herzgesundes Leben

Falls du noch nie von Longevity gehört hast, bist du sicher nicht allein. Übersetzt bedeutet das Langlebigkeit, aber es geht hier um mehr als um ein langes Leben. Denn die wenigsten möchten unbedingt hundert Jahre alt werden, aber alle wollen lange bei guter geistiger und körperlicher Gesundheit bleiben. »Jeder will ewig leben, doch alt werden will niemand«, sagte schon vor knapp vierhundert Jahren Jonathan Swift (nicht der Ururgroßvater der berühmten Sängerin, sondern der irische Autor).

Doch Altern geht mit biologischen Mechanismen einher, die den körperlichen Verfall pushen: Alte Körperzellen entarten häufiger zu Krebszellen, alternde Blutgefäße sind anfälliger für Verkalkungen, ein alterndes Herz ist anfälliger für Verschleiß und marode Herzklappen. Wer sich mit Longevity beschäftigt, möchte diese Alterungsprozesse hinauszögern, um so lange wie möglich gesund und fit zu sein. Dabei spielt die präventive Medizin eine große Rolle, denn sie zielt im Sinne des »Healthy Aging« auf den langfristigen Erhalt eines gesunden Körpers und die Verlängerung der gesunden Lebenszeit, nach der wir alle streben. Im besten Fall muss dann die Akutmedizin überhaupt nicht zum Einsatz kommen, weil wir gar nicht erst schwer erkranken.

In Deutschland beträgt die durchschnittliche Lebenserwartung von Frauen 83,2 Jahre, etwa vier Jahre mehr als von Männern, doch das Ganze hat oft eine unangenehme Kehrseite. Wir haben dafür auch länger mit körperlichen und geistigen Einschränkungen zu kämpfen. Wie heißt es so schön: »Women get sicker, but men die quicker.« Das Konzept der Longevity zielt darauf ab, die gesunde Lebensspanne möglichst lange zu halten und die Jahre, in denen wir mit körperlichen Einschränkungen zu tun haben, möglichst kurz. Aufgrund meiner eigenen jahrelangen Beobachtungen in der Klinik kann ich sagen, dass sich ab etwa 50 bis 55 Jahren die Spreu vom Weizen trennt. Menschen, die bis dahin nicht gesund gelebt haben, geraucht und sich zu wenig bewegt haben, machen, was die Gesundheit angeht, eine ganz andere Karriere als die meisten Menschen, die gut auf sich aufgepasst haben und dazu vielleicht zusätzlich mit einer guten Genetik gesegnet sind. Manchmal habe ich 85-Jährige vor mir, die noch allein auf die Untersuchungsliege hüpfen, während manche 50-Jährigen ein »kardiovaskulärer Totalschaden« sind, die mit Rollator und einem amputierten Vorfuß durch die Tür humpeln. Nicht selten zücke ich dann die Brille und schaue erneut in die Krankenakte, um mich zu versichern, dass der Geburtsjahrgang und der Mensch vor mir wirklich übereinstimmen. Ich stelle sehr oft eine große Diskrepanz zwischen dem Alter auf dem Papier (dem numerischen Alter) und dem augenscheinlichen Alter fest. An unserem numerischen oder chronologischen Alter, das im Ausweis steht, können wir nicht drehen. Das Alter deiner Zellen, das biologische Alter, kannst du hingegen sehr gut beeinflussen, dich biologisch verjüngen und dich somit vor den beiden Endgegnern des Alters, Krebs- und Herz-Kreislauf-Erkrankungen, schützen. Denn sie sind es, die maßgeblich darüber entscheiden, ob wir gesund alt werden. Das »Gute« daran ist, dass sich die Risikofaktoren für beides überschneiden. Wenn du herzgesund lebst, reduzierst du auch dein Risiko für viele Krebserkrankungen. Du kannst durch einen gesunden Lifestyle dafür sorgen, dass deine Gefäße frisch und kalkfrei bleiben und das sogenannte kardiovaskuläre Altern hinauszögern. Je früher du anfängst, auf dein Herz-Kreislauf-System und deine Gefäße aufzupassen, desto besser.

Gefäßpflege und Langlebigkeit fangen mit der frühzeitigen Vermeidung der Big Five an, denn Diabetes, Rauchen, Übergewicht, Fettstoffwechselstörungen und Bluthochdruck beschleunigen die vorzeitige Alterung deines Herz-Kreislauf-Systems rasant.[68] Die Big Five sind in unseren Breitengraden für mindestens sechzig Prozent aller

Faktoren, die sowohl die kardiovaskuläre Alterung vorantreiben als auch die Langlebigkeit vermindern

Kardiovaskuläre Alterung ← beschleunigt — Rauchen, Bluthochdruck, gestörter Zuckerstoffwechsel, Fettstoffwechselstörungen, Verkürzung der Telomere, oxidativer Stress, Entzündungen — vermindert → Langlebigkeit

- Rauchen
- Bluthochdruck
- gestörter Zuckerstoffwechsel
- Fettstoffwechselstörungen
- Verkürzung der Telomere
- oxidativer Stress
- Entzündungen

Maßnahmen zur Verzögerung der kardiovaskulären Alterung und Förderung von Langlebigkeit

- sportliche Aktivität
- Rauchstopp
- gesunde Ernährung
- leichtes Kaloriendefizit

kardiovaskulären Todesfälle verantwortlich.[69] Das ist ganz schön heftig, oder? Aber auch körperliche Inaktivität, oxidativer Stress, der durch schädliche Moleküle im Körper ausgelöst wird, und Entzündungen sind Öl für das Feuer der Herz-Kreislauf-Erkrankungen und verkürzen gleichzeitig die gesunde Lebensspanne. Expertinnen und Experten sprechen aufgrund der großen Bedeutung von Entzündungen auf die Alterungsprozesse auch von »Inflammaging«. Aber auch weitere Problemfelder wie instabiles Erbgut, das durch eine Verkürzung unserer Telomere (die Enden unserer DNA-Stränge) entsteht, bedrohen unseren Gesundheitsstatus und sind durch gesunden Lifestyle aufhaltbar. Besonders Sport und Ernährung sind entscheidende Faktoren, die das kardiovaskuläre Altern effektiv bremsen können. Deshalb lade ich dich ein, gemeinsam mit mir den Weg zu einem herzgesunden Longevity-Lifestyle zu erkunden. Egal ob du bereits einen herzgesunden Lifestyle pflegst oder dich völlig neu damit auseinandersetzt, dieses Buch ist für dich geschrieben! Also lass uns loslegen und herausfinden, wie wir unser Herz glücklich und gesund halten können. Es geht hier um Bewegung, Ernährung, aber auch um Regeneration und Schlaf.

Die DNA deines Herzens

Würde man die in sich verdrehten DNA-Stränge eines Menschen mühsam auseinanderdröseln und aneinanderlegen, würden sie eine Strecke ergeben, die mehrmals zum Mond und zurück reicht. Du kannst dir also vorstellen, wie viele DNA-Informationen dort gespeichert sind, und vielleicht auch erahnen, dass sie eine immens wichtige Rolle für unsere Gesundheit spielen. Und auch bei der Entstehung von Herzkrankheiten sind die Genetik sowie die Epigenetik (die ich gleich noch genauer erkläre) von großer Bedeutung.

In der Genetik dreht sich – wie du aus dem Biologieunterricht wahrscheinlich noch weißt – alles um die Vererbung von Merkmalen von Generation zu Generation. Bestimmte genetische Variationen können dabei das Risiko für Herzkrankheiten erhöhen. Am bekanntesten ist die familiäre Hypercholesterinämie (FH), die du im Kapitel über Risikofaktoren kennengelernt hast und bei der genetische Mutationen des LDL-Cholesterinrezeptors vererbt werden. Andere genetische Variationen können das Risiko für Bluthochdruck, Herzmuskelerkrankungen und angeborene Herzfehler erhöhen. Deshalb fragen wir in der Kardiologie auch standardmäßig alle Patientinnen und Patienten nach Herzerkrankungen wie Herzinfarkt, Schlaganfall und plötzlichem Herztod in der Familie. Achtung: Wenn in deiner Familie gehäuft plötzliche Herztode vor dem 60. Lebensjahr bei Angehörigen ersten Grades (Vater, Mutter, Geschwister) aufgetreten sind, sollten die Alarmglocken klingeln, hier lohnt es sich wirklich nachzuforschen, was die genaue Ursache war. Eventuell ergibt sich daraus auch für dich eine gesundheitliche Konsequenz und es könnte gut sein, dass auch du eine potenzielle Risikopatientin bist.

Ich erinnere mich an ein dramatisches Schicksal vor vielen Jahren. Es ist der Fall von Judith, 34 Jahre alt. Eines Morgens fühlte sie sich nicht gut, seit der Nacht war ihr übel und sie hatte immer wieder das Gefühl, keine Luft zu bekommen. Judith rief ihren Vater an, der seit dem plötzlichen Herztod der Mutter vor wenigen Jahren allein lebte, und fragte ihn, ob er sie zum Arzt fahren könne. Als er dreißig Minuten später bei ihr eintraf, lag sie regungslos vor der Haustür. Der Vater tastete ihren Puls, er war nicht spürbar, keine Atmung. Er leitete umgehend Wiederbelebungsmaßnahmen ein, alarmierte den Rettungsdienst. In der Klinik schöpften wir anschließend alle uns zur Verfügung stehenden Maßnahmen der modernen Medizin aus, aber es war zu spät. Judiths Herzkranzgefäße waren unauffällig, ein Herzinfarkt ausgeschlossen, aber bereits beim Eintreffen hatte ich einen orientierenden Herzultraschall gemacht und sah: Der Herzmuskel war massiv verdickt, mehr als doppelt so groß wie normalerweise, und zeigte keinerlei Regung. Herzstillstand. Sie verstarb wenige Stunden später, ihr Hirn hatte bereits starke Schäden genommen, weil es zu lange nicht mit Sauerstoff versorgt wurde. Das anschließende (schwere) Gespräch mit dem Vater ergab eine erschreckende Erkenntnis: Seine Frau hatte wenige Jahre zuvor das gleiche Schicksal ereilt. Sie wurde ebenfalls unter Wiederbelebung in die Klinik gebracht und konnte nicht gerettet werden. Daraufhin wurde den Kindern angeraten, sich kardiologisch und genetisch untersuchen zu lassen, denn bei der Mutter wurde in der Obduktion eine vererbbare Form der Herzmuskelerkrankung festgestellt. Die Untersuchung der Kindern wurde leider nie durchgeführt. Auch hier hätte man wahrscheinlich durch Vorsorge und eine frühzeitige Behandlung ein Leben retten oder es zumindest deutlich verlängern können.

Es gibt es aber auch Gene, die deine Gesundheit positiv beeinflussen und über die du dich freuen kannst, wenn du sie in der Genlotterie gewonnen hast. Der Hollywoodstar unter den Longevity-Genen ist zum Beispiel das APOE-Gen, das das Apolipoprotein E (ApoE) codiert und wichtiger Strukturbestandteil von Lipoproteinen, den Transporttaxis fürs Cholesterin, ist.[70] Es reguliert den Cholesterinstoffwechsel und beeinflusst somit das Risiko für Herz-Kreislauf-Erkrankungen. Eine Genvariante, das APOE-E2-Allel, ist mit einer niedrigeren Wahrscheinlichkeit für Herz-Kreislauf-Erkrankungen verbunden als die APOE-E4-Variante.[71] Wenn du nicht das Glück hast, mit dieser Niedrigrisiko-Variante gesegnet zu sein, musst du dein Schicksal selbst in die Hand nehmen. Hier kommt die Epigenetik ins Spiel.

Aus Studien an eineiigen Zwillingen wissen wir, dass der genetische Code, den du in dir trägst, deine Langlebigkeit nur zu 10 bis 25 Prozent bestimmt. Und jetzt wird es richtig interessant! Denn im Gegensatz zur Genetik, die angeboren ist, kannst du deine Epigenetik beeinflussen. Epigenetik dreht sich nicht um eine bestimmte Information in deiner DNA selbst, sondern um die Veränderungen in der Genaktivität und Genexpression oder ganz einfach formuliert: Bestimmte Gene können an- und ausgeschaltet werden, indem sie durch Umweltfaktoren negativ (Hitze, Feinstaub, Mikroplastik) oder positiv (Ernährung und Sport) beeinflusst und verändert werden.

Ganz wichtige Prozesse, die auf diese Genaktivität einwirken und uns sowohl altern lassen als auch die Gefäße schädigen, sind vermehrter oxidativer Stress und verstärkte Inflammation (»Inflammaging«). Das Entzündungsaltern hat insbesondere für die Entstehung der Ablagerungen in unseren Gefäßen eine zentrale Bedeutung.[72] Aber wie kommt es dazu? Mit steigendem Alter lässt die Immunabwehr nach, Entzündungen haben mehr Freiraum, sich auszutoben, ohne von Abwehrzellen im Zaum gehalten zu werden, aber auch das altbekannte viszerale Bauchfett fördert Entzündungen. Oxidativer Stress entsteht durch wilde Partygäste, freie Radikale genannt, die in unseren Zellen herumspringen und Chaos verursachen. Je jünger wir sind, desto besser können wir dieses Chaos managen. Deshalb brauchen wir Antioxidantien, sie stellen die freien Radikale kalt und verhindern, dass sie unseren Körper, insbesondere unsere Mitochondrien, unsere Kernkraftwerke der Zelle, schädigen und altern lassen.[73]

Die bekannteste und am besten untersuchte Funktionsweise der Epigenetik ist die sogenannte DNA-Methylierung. Sie ist eine Art Markierung deiner DNA, die für das An- oder Abschalten bestimmter Gene sorgt. Das Ausmaß der Methylierung bestimmt unser biologisches Alter und durch Lebensstilmaßnahmen können wir erstaunlich positiven Einfluss darauf nehmen. Aber auch negative Einflussnahmen sind natürlich möglich. Welche epigenetischen Auswirkungen zum Beispiel eine Mangelernährung in der Schwangerschaft noch Jahrzehnte später auf den Nachwuchs haben kann, möchte ich dir kurz erklären. Dazu blicken wir zurück auf die Niederländische Hungersnot im Kriegswinter von 1944/45. Das deutsche Nahrungsmittelembargo sorgte damals in weiten Teilen der Niederlande für großes Leid. Davon waren auch zahlreiche schwangere Frauen betroffen, die nicht mehr als 1000 Kilokalorien pro Tag zu sich nehmen konnten, völlig mangelernährt waren und untergewichtige Kinder zur Welt brachten.

Der Gesundheitsstatus dieser Kinder wurde im Rahmen der »Dutch Hunger Winter Study« nachverfolgt, und tatsächlich zeigten die Kinder der Mütter, die unter starker Hungersnot gelitten hatten, im späteren Leben vermehrt Risikofaktoren für Herzerkrankungen, wie Diabetes, Fettstoffwechselstörungen und Übergewicht. Folgerichtig litten sie deutlich häufiger als die Durchschnittsbevölkerung an vorzeitigen Herzerkrankungen.[74] Ihr Stoffwechsel wurde im Mutterleib bereits geprägt, die Unterernährung hatte zu Veränderungen der Stoffwechselprozesse beim Fötus geführt, aber im negativen Sinn. Die Untersuchung des Erbgutes zeigte eine deutlich beschleunigte biologische Alterung – gemessen an der DNA-Methylierung – im

Vergleich zu Kindern, die nicht während der Hungersnot zur Welt kamen, alles entstanden durch die Mangelernährung.[75]

Daten aus der Zeit der Spanischen Grippe, der Epidemie Anfang des 20. Jahrhunderts, zeigen zudem, dass eine Influenzainfektion der Mutter während der Schwangerschaft gesundheitliche Konsequenzen für den Nachwuchs hatte. Er hatte im späteren Leben deutlich häufiger an Herz-Kreislauf-Erkrankungen zu leiden.[76] Du siehst, Herzgesundheit und Prävention beginnen bereits im Mutterleib.

Ein weiterer epigenetischer Faktor, der sich auf unsichtbare Weise auf die Herzgesundheit auswirkt, ist der Telomerabrieb. Jede Zelle trägt deine Erbinformation, die DNA. Sie ist, bildlich gesprochen, auf 23 Kapitel (Chromosomen) aufgeteilt und zu einem dicken Buch zusammengebunden. Die Telomere sind die Buchdeckel, sie schützen die dünnen Buchseiten, damit jeder Buchstabe gut lesbar bleibt und die Infos richtig weitergegeben werden können. Du kannst dir Telomere auch wie Schutzkappen oder Plastikenden deiner Schnürsenkel vorstellen, die ein Ausfransen oder Verklumpen verhindern. Sie selbst tragen keine genetische Information, sondern haben »nur« diese wichtige Schutzfunktion. Der Schutz lässt leider im Laufe des Lebens nach, weil die Telomere sich mit der Zeit durch die regelmäßige Zellteilung verkürzen, und das bedeutet Gefahr für deine Buchkapitel. Wenn die Seiten nicht mehr richtig lesbar sind, ist deine Erbinformation gefährdet. Aber auch entzündliche Prozesse im Körper und oxidativer Stress tragen zur Verkürzung der Telomere und damit zum schnelleren Ticken der biologischen Uhr bei. Deswegen gilt: Je länger die Telomere sind, desto besser. Je kürzer sie sind, desto höher ist dein Risiko für Herz-Kreislauf-Erkrankungen. Sport zum Beispiel verhindert ziemlich effektiv, dass die Telomere allzu schnell verkürzen, er ist also eine wahre Longevity-Wunderwaffe.[77]

Außerdem zeigt sich in den meisten epigenetischen Studien in der Altersforschung, dass eine mäßige tägliche Kalorienreduzierung von zehn bis zwanzig Prozent den Alterungsprozessen entgegenwirken kann. In diesem Fall scheint der Hungerstress eine Art »Survivalmodus« auszulösen und bestimmte Gene, die lebensverlängernd wirken, zu aktivieren.[78] Trotzdem gibt es hier noch viel Forschungsbedarf, denn wenn man dauerhaft Kalorien einspart, gewöhnt sich der Körper daran. Hier scheint es besser zu sein, intermittierend zu fasten, um »Stressreize« zu setzen oder immer mal wieder gezielte Fastenkuren einzulegen.

Als Wächter der Langlebigkeit gelten zudem die sogenannten Sirutine, die auch »Langlebigkeitsenzyme« genannt werden, da sie an der Steuerung des Stoffwechsels sowie der Zellalterung beteiligt sind. Man vermutet, dass SIRT-1 uns hilft, eine Art Schutzschild gegen Alterserkrankungen aufzubauen, der die gesunde Lebenszeit wirksam verlängert.[79] Diese Sirutine lassen sich ebenfalls durch deinen Lifestyle aktivieren, zum Beispiel mit der bereits genannten leichten Kalorienreduktion, mit Fasten, aber auch mit Kälteanwendungen und der richtigen Ernährung.

An diesem Punkt möchte ich außerdem nicht unerwähnt lassen, dass Longevity ein »First-World-Problem« ist, denn in vielen anderen Regionen der Welt, wie etwa in Mittelafrika, herrschen ganz andere Probleme. Der soziale Status, die Verfügbarkeit von Lebensmitteln und der Zugang zu medizinischer Versorgung sind riesige Faktoren für die Herzgesundheit und natürlich auch für alle anderen Aspekte der Gesundheit. Wenn man das Privileg hat, in einem Land mit Nahrungssicherheit und einem stabilen Gesundheitssystem zu leben, sollte man das zu schätzen wissen. Das spornt mich immer umso mehr an, meine Gesundheit zu optimieren. Und dabei sind Ernährung und Bewegung Schlüsselthemen, denen wir uns jetzt widmen wollen.

Be unstoppable – Starke Muskeln für ein starkes Herz

Erst kürzlich hatte ich ein Gespräch mit einer Freundin darüber, ob nun Joggen oder Krafttraining besser für die Herzgesundheit von Frauen ist. Sie wollte – jetzt, da die Kinder etwas pflegeleichter werden – sportlich wieder voll durchstarten und mit möglichst wenig Zeitaufwand viel Gutes für ihre Gesundheit tun. Krafttraining konnte sie sich vorstellen, Ausdauertraining verabscheute sie: »Ich bin einfach nicht zum Joggen gemacht, ich bin halt eine Frau!« Das höre ich regelmäßig, ein Vorurteil, das tatsächlich noch weitverbreitet ist. Lange hielt sich der Mythos, dass Frauenkörper nicht für Ausdauerbelastungen konzipiert seien. Früher war es Frauen sogar verboten, an Marathonveranstaltungen teilzunehmen, Distanzen von mehr als achthundert Meter zu laufen, war verpönt, galt als gesundheitsschädigend und »unweiblich«. Acht Stunden in Kittelschürze hinter dem Herd stehen war weiblich, vier Stunden Turnschuhe tragen dagegen ein No-Go.

1967 lief die erste Frau trotz des Verbots (offiziell angemeldet als K. Switzer) einen Marathon, und zwar den berühmten Boston-Marathon in den USA. Getarnt mit einem Kapuzenpulli fiel sie zu Beginn des Rennens nicht auf, wurde aber irgendwann von einem Mann attackiert und als Frau enttarnt. Die Versuche des (grauhaarigen, dickbäuchigen) Rennleiters, sie persönlich von der Rennstrecke zu entfernen, scheiterten. Sie lief den Marathon zu Ende und setzte damit ein Zeichen für alle Frauen weltweit: »Ich bin gestartet als Mädchen und angekommen als Frau!« Switzer wurde zur Sportikone der feministischen Bewegung. 2017 lief sie übrigens im Alter von siebzig Jahren erneut den Boston-Marathon und war nur sagenhafte 24 Minuten langsamer als bei ihrem ersten Lauf, bei dem sie fünfzig Jahre jünger gewesen war. Der Marathon ist seit 1984 auch für Frauen olympische

Disziplin (für Männer seit 1960), unter anderem dank dieser tollen Pionierin.

Am Thema Olympia kann man auch die jahrlange systematische Benachteiligung von Frauen im Sport festmachen. Der Anteil der weiblichen Sportlerinnen bei der Olympiade 1974 betrug lediglich 14 Prozent, bei der Olympiade 2024 in Paris herrschte zum ersten Mal in der Geschichte ein ausgeglichenes Verhältnis zwischen männlichen und weiblichen Teilnehmenden. Ein wichtiger Schritt für diesen Wandel war sicherlich unter anderem das IOC (International Olympic Committee), das 1981 nur zwei Prozent weibliche Stimmberechtigte zählte, seit 2021 sind es immerhin knapp 35 Prozent Frauen. Wie heißt es so schön: Der Fisch stinkt immer vom Kopf. Wo Frauen in den Gremien sitzen und Macht haben, werden auch mehr Frauen berücksichtigt. Die Männer sind darüber nicht begeistert, denn für Frauenwettkämpfe werden Männerwettkämpfe aus dem Programm gestrichen. Nicht unsere Schuld, Jungs!

Auch bei der sportmedizinischen Forschung hängen wir bei Frauen hinterher, bis Ende der 1970er-Jahre wurden Erkenntnisse ausschließlich von männlichen Sportlern abgeleitet, und noch heute sind Frauen in Studien unterrepräsentiert und unterstudiert.[80] Das hat sich aber zum Glück in den letzten Jahren geändert. Eine Folge: Inzwischen versuchen weibliche Athletinnen beim Training ihren Zyklus zu berücksichtigen, weil man – oh Wunder – irgendwann feststellte, dass es einen Zusammenhang zwischen Zyklus, Performance und der Anfälligkeit für Verletzungen gibt. (Am Ende des Kapitels gebe ich dir einen kleinen Überblick über das Training in den verschiedenen Hormonphasen sowie ein Beispiel für ein an deinen Zyklus angepasstes Training.)

Die Forschung konnte außerdem herausfinden, dass Frauen sehr wohl und zwar sogar ausgesprochen gut für Ausdauerleistungen gemacht sind. Wir Frauen haben durchschnittlich mehr (langsame) Typ 1-Muskelfasern und unsere Fettstoffwechselrate ist höher als die von

Männern. Wir können also theoretisch richtig gut durchhalten beim Laufen, bei niedrigen Intensitäten zumindest. Trotzdem werden wir aufgrund unserer durchschnittlich kleineren Statur niemals die sportliche Leistung von Männern erreichen. Unser Muskelfaserdurchmesser ist geringer, wir haben zwanzig bis dreißig Prozent weniger Skelettmuskelmasse, unsere Sauerstofftransportkapazität ist niedriger, da Männer eine höhere Hämoglobinkonzentration im Blut haben (und damit mehr Sauerstofftransporteure), und das Frauenherz ist zehn Prozent kleiner. Der Unterschied in den Weltrekorden zwischen Mann und Frau beträgt bei allen Laufdistanzen vom 100-Meter-Sprint bis zum Marathon seit Jahren ebenfalls zwischen acht und zehn Prozent.

Aber zurück zum Gespräch mit meiner Freundin. Ihre Ausrede für gezielten Ausdauersport war, dass sie bereits jeden Tag mit ihrem Hund spazieren geht. Grundpensum erfüllt, das stimmt. Schließlich lauten die allgemein gültigen Bewegungsempfehlungen der kardiologischen Fachgesellschaften: 150 Minuten moderate Aktivität (was strammem Gassigehtempo entspricht) oder 75 Minuten intensive Aktivität, was Joggen oder zügigem Radeln (ohne Elektrohilfe) entspricht.[81, 82] Die Abbildung zeigt den Einfluss der täglichen Aktivität auf die Sterblichkeit; bereits fünfzig bis sechzig Minuten moderate Aktivität (grüne Linie) senken das Sterberisiko um satte zwanzig Prozent, wem das zu viel Zeitaufwand ist, der kann stattdessen auch zehn bis zwanzig Minuten joggen gehen (schwarze Linie). Wer aktiv ist hat einen Überlebensvorteil.

Konkrete Daten von über 70 000 postmenopausalen Frauen zwischen fünfzig und siebzig Jahren, die 150 Minuten pro Woche stramm walkten, reduzierten laut einer großen Studie das Risiko für Herzinfarkte und Schlaganfälle um beeindruckende dreißig Prozent im Vergleich zu Frauen, die nicht regelmäßig walkten.[83]

Einfluss der täglichen körperlichen Aktivität auf die Sterblichkeit[84]

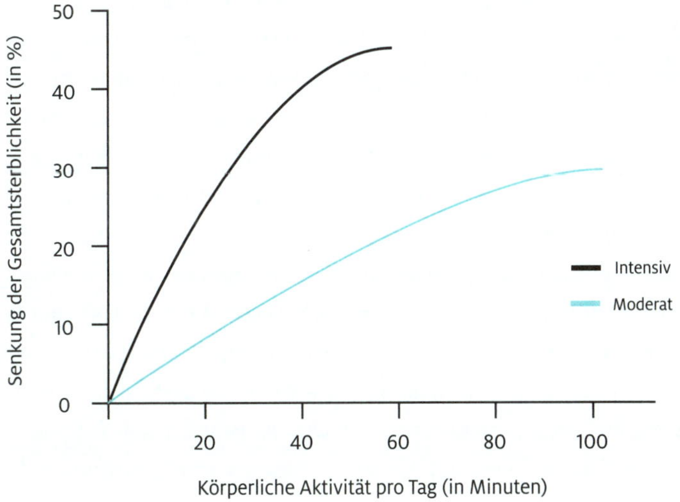

Doch leider schaffen es in Deutschland (im Gegensatz zu meiner Freundin) gerade einmal 44 Prozent der Frauen und 40 Prozent aller Männer, 150 Minuten Bewegung pro Woche in ihrem gestressten Alltag unterzubringen. Und das, obwohl einer der Top-3-Neujahrsvorsätze der Deutschen jedes Jahr »mehr Sport treiben« lautet. Aber wie so häufig hapert es an der Umsetzung und der Konstanz, die meisten Neujahrsvorsätze sind laut Statistik bereits nach zwei Monaten vergessen. Dabei wünschen sich insbesondere Frauen, mehr Zeit für Sport zu haben. Bis heute ist es »normaler«, dass der Mann abends noch zum Fußball oder von der Arbeit direkt ins Gym geht, während die Frau nach der Arbeit nach Hause eilt, um sich um die Kinder, den Haushalt und den Hund zu kümmern.

Save your heart History

Woher weiß man eigentlich, dass Bewegung einen positiven Einfluss auf die Herzgesundheit hat? Die Mutter aller Bewegungsstudien, die sogenannte London Transport Workers Study, stammt aus dem Jahr 1957. In den Doppeldeckerbussen fuhr damals noch Personal mit, das unablässig hoch und runter lief, um die Tickets zu kontrollieren. Die Fahrer des Busses hatten eher einen inaktiven Job und saßen den ganzen Tag am Steuer. Ein Forschungsteam sammelte die Gesundheitsdaten der über 30 000 Beschäftigten im Londoner Nahverkehr. Sie beobachteten einerseits die Gesundheit der Schaffner, andererseits die der Busfahrer über Jahre und fanden heraus, dass Letztere ein deutlich höheres Risiko für Herzinfarkte hatten als die aktiven Kontrolleure. Diese Studie (die tatsächlich nur Männer betrachtete) legte den Grundstein für weitere Untersuchungen, die den Zusammenhang zwischen Bewegung und Herzgesundheit erforschten.[85]

Wenn man sich mit einer Person vergleicht, die sich gar nicht bewegt, ist man mit täglichem Spazierengehen schon ganz schön aktiv. Wir müssen aber noch langfristiger denken, denn wahrscheinlich reicht der Gang mit dem Hund im Falle meiner fitten, vierzigjährigen Freundin aus, aber was ist in zehn, zwanzig oder vierzig Jahren? Die Fitness schwindet zusammen mit der Muskelmasse im Alter oft unbemerkt dahin, wenn wir nicht wirklich aktiv dagegen antrainieren. Und da reicht Gassi gehen – wobei das natürlich je nach Hunderasse ein weit gefasster Begriff ist – leider nicht aus. Deshalb möchte ich dich in den kommenden Kapiteln mitnehmen in die Welt der Female Fitness, die dir zeigen soll, welchen Stellenwert Bewegung und gezielter Sport für deine langfristige Gesundheit haben. Meiner Freundin habe ich übrigens gesagt, dass ich sie so fit haben will, dass sie auch noch mit 85 mit ihrem Hund in flottem Tempo Gassi gehen kann. Für alle, die keinen Hund haben (so wie ich), sollte das Ziel sein, so fit und stark bis ins hohe Alter hinein zu sein, dass wir selbstständig leben können, unsere Einkaufstaschen noch zwei Stockwerke hochtragen können und unseren Handkoffer auch noch mit 85 alleine ins Zugabteil verfrachten können. Training für den gesunden 85-jährigen Körper, nicht für den Beach-Body. Was du jetzt ganz konkret machen sollst, willst du wissen? Joggen? Radfahren? Schwimmen? Die Auswahl überlasse ich dir, auch Inlineskaten oder der Crosstrainer sind gute Ausdauertrainingsmethoden, am wichtigsten ist, dass es dir Spaß macht, denn am effektivsten ist der Sport, der regelmäßig mit Freude ausgeübt wird.

Aber meine Freundin hat ja auch noch eine andere Sache angesprochen, und die ist wirklich unerlässlich: Krafttraining für starke und gesunde Muckis! Deine Muskeln sind Generatoren, die für den Erhalt deiner Gesundheit so essenziell sind wie das Zähneputzen für deine Zahngesundheit. Deshalb gehe ich zunächst auf die wirklich überragenden Effekte von Krafttraining ein, danach geht es dann weiter zum Ausdauersport, denn die beiden zusammen, Ausdauer plus Kraft sind ein unschlagbares Team. Wenn dir dann der Atem noch nicht ausgegangen ist, wirst du die Gesundheitsgeheimnisse von HIIT-Training für deinen Frauenkörper entschlüsseln und darfst dich zum Schluss auf Ruhe und Flexibilität mit Yoga und Pilates freuen!

Deine Muskeln: Die Schutztruppe deines Herzens

Dein wundervoller Körper verfügt über mehr als 640 Muskeln. Die sogenannte quer gestreifte Skelettmuskulatur, aus der fast alle Muskeln bestehen, ist – anders als der Herzmuskel – so aufgebaut, dass sie sich willentlich steuern lässt. Wir Frauen haben wie bereits erwähnt die gleichen Muskeln wie Männer, aber insgesamt etwa zwanzig bis dreißig Prozent weniger Muskelmasse und dadurch durchschnittlich auch weniger Muskelkraft. Wenn man die Kraft von Frauen mit der von Männern vergleicht, dann bringen Frauen mit ihrem Oberkörper durchschnittlich nur 52 Prozent der männlichen Kraftleistung auf, mit ihrem Unterkörper schaffen sie immerhin 66 Prozent, deshalb fallen ihnen Klimmzüge auch viel schwerer als Männern. Dieser Kraftunterschied ist hauptsächlich auf die männlichen Geschlechtshormone zurückzuführen, genauer gesagt auf das Testosteron.

Damit wir bis ins hohe Alter stark bleiben können, sollten unsere Muskeln etwa 25 bis 35 Prozent unseres Körpergewichtes ausmachen. Viele denken bei »Muskel« nur an einen schönen Bizeps, aber der macht gerade einmal drei Prozent deiner Muskelmasse aus, du musst dich also beim Training auch auf andere Muskeln fokussieren.

KLEINE MUSKELKUNDE

Wir unterscheiden drei verschiedene Muskelarten:

1. Skelettmuskulatur: zum Beispiel dein Bizeps, kann bewusst gesteuert werden
2. Glatte Muskulatur: befindet sich in deinen Organen und Blutgefäßen, die Regulation erfolgt durch das autonome Nervensystem (Sympathikus und Parasympathikus)
3. Herzmuskulatur: eine besondere Art von Muskelzellen, kann nicht bewusst gesteuert werden, Regulation auch über das autonome Nervensystem

Die Skelettmuskeln deines Körpers bestehen aus zwei verschiedenen Muskelfasertypen, den sogenannten Typ-1- und Typ-2-Fasern, die sich in ihrer Art der Energiegewinnung unterscheiden.* Die Typ-1-Fasern, die wir für Ausdauerleistungen brauchen, werden auch »langsame Zuckungsfasern« genannt. Sie gewinnen ihre Energie hauptsächlich aus freien Fettsäuren Typ-2-Fasern (die sogenannten schnellen Zuckungsfasern, auch »fast twitch« genannt) werden für schnelle,

* Wir unterscheiden noch eine zweite Art Typ-2-Fasern, der Einfachheit halber gehe ich hier nicht näher drauf ein.

DIE DREI VERSCHIEDENEN MUSKELARTEN

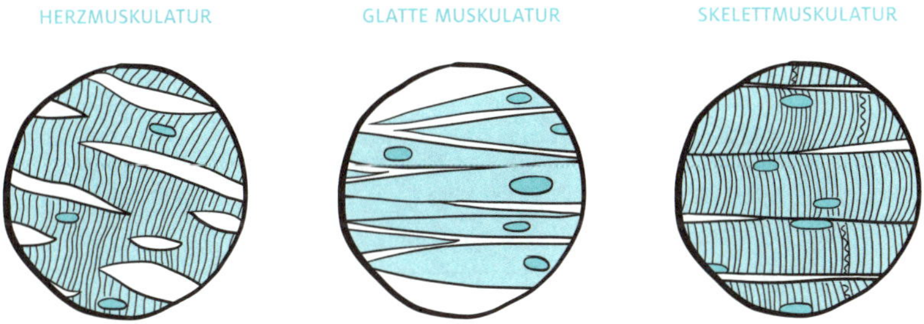

kraftbasierte Aktivitäten wie Sprint und Gewichtheben beansprucht und benötigen rasch verfügbare Energie aus Kreatinphosphat und Glukose.

Wie du bereits gelesen hast (das überrascht immer viele), besitzen Frauen größere Typ-1-Fasern als Männer und sind so von Natur aus sehr gut an Ausdaueraktivitäten wie Joggen, Schwimmen und Radfahren angepasst. Keine Sorge, wenn du eine Ausrede für Dauerläufe suchst, auch hier gibt es natürlich angeborene individuelle Unterschiede. Es kann gut sein, dass du doch der Typ-2-Muskelfasertyp bist und dir eher kurze Distanzen liegen. Der Anteil deiner Typ-1- und Typ-2-Fasern ist übrigens von Geburt an festgelegt. Aber durch spezielles Training kannst du dennoch die Anzahl des gewünschten Fasertyps erhöhen. Sprinter verfügen dementsprechend über mehr schnelle Typ-2-Fasern, Marathonläuferinnen über mehr Typ-1-Fasern.

Der Typ-1-Muskelfasertyp ist also nicht besonders stark, aber zäh und ausdauernd, denn er verfügt über besonders viele kleine Minikraftwerke, sogenannte Mitochondrien, die eine Schlüsselrolle bei der Energiegewinnung und auch für das Immunsystem spielen. Den Begriff »Mitochondrium« oder »Minikraftwerk« solltest du dir merken, denn ich werde aufgrund der riesengroßen Bedeutung für deine Muskeln und deine Gesundheit noch öfter darüber sprechen. Ohne

DAS MITOCHONDRIUM

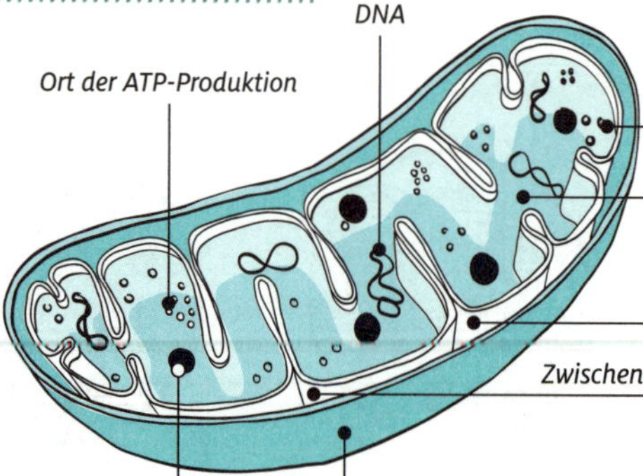

die Mitochondrien könnten unsere Muskeln ihre Arbeit nicht verrichten, die aus der Nahrung aufgenommen Nährstoffe wie Fett, Kohlenhydrate und Eiweiße werden dort zu Energie verarbeitet: zu ATP (Adenosintriphosphat), das als Benzin für unsere Muskeln dient. Dabei kann die Art der Energiegewinnung auf zwei verschiedene Arten ablaufen. Es gibt die schnelle, sie braucht keinen Sauerstoff und wird deshalb im Fachjargon »anaerob« (ohne Sauerstoff) genannt, und die langsame, die Sauerstoff braucht und deshalb »aerobe Energiebereitstellung« heißt. Letztere zapfen wir bei langen Ausdauerbelastungen an, die deshalb auch gerne »aerobes Training« genannt werden.

Weil das Herz unermüdlich ackern muss, ist es mit einer XXL-Menge an Mitochondrien ausgestattet, pro Herzmuskelzelle sind es etwa sechstausend Stück, im normalen Skelettmuskel hast du tausend bis zweitausend.

DIE MUSKELAPOTHEKE DER FRAU

Mir werden in meinem »Feed« immer wieder klassische Insta-Fitnessikonen angezeigt. Sie haben perfekt gestylte Haare während des Workouts, schlanke, aber definierte Oberarme, unter ihren bauchfreien Tops, die natürlich farblich auf Hose und Socken abgestimmt sind, schauen ihre Bauchmuskeln hervor, und ihre »Bootys« (= Hintern) sehen aus wie Pfirsiche. Außerdem scheinen sie Fabelwesen zu sein, denn obwohl sie schwere Gewichte mit einem Arm durch die Luft schwingen, habe ich noch nie einen Schweißtropfen in ihrem Gesicht oder ein Zeichen von Anstrengung gesehen, wohingegen ich bereits nach zehn Minuten Training triefe und auf meinem hochroten Kopf alle Haare zu Berge stehen.

An dieser Stelle ist mir wichtig zu sagen: Wenn dein Körper nach sechs Wochen Training nicht aussieht wie der einer »Fitfluencerin«, entspann dich! So schnell geht's nicht, auch wenn uns Titel auf Frauenzeitschriften propagieren: Straffer Bauch und definierte Oberarme in sechs Wochen, so funktioniert es! Völliger Schmarrn, ich trainiere seit fünf Jahren echt regelmäßig und habe kein Sixpack. Wenn man noch ein Leben abseits des Fitnessstudios hat, dauert es länger. Es geht beim Gesundheits-Krafttraining – anders als beim Bodybuilding – auch gar nicht um die Optik, sondern um Fitness und darum, dass etwas Fabelhaftes im Inneren deines Körpers passiert. Dein äußeres Erscheinungsbild wird sich verändern, aber das ist ein sogenannter sekundärer Trainingsgewinn. Ich garantiere dir, bereits nach den ersten paar Workouts spürst du die Veränderungen und nach einigen Wochen kannst du dir dein Leben ohne Training nicht mehr vorstellen. Der positive Einfluss auf Körper und Geist setzt unmittelbar nach dem Training ein und ist viel wichtiger als ein definiertes Sixpack. Fit sein macht Spaß und gute Laune! Ich konnte zum Glück schon viele mit meiner »Trainingslust« infizieren und habe bisher nur positive Rückmeldungen bekommen. Sport tut einfach gut, ganz egal, ob der Bizeps nach drei Wochen schon prall und definiert ist oder nicht.

Auch wenn Muskeln, insbesondere bei den Männern, als ästhetisches Vorzeigeobjekt gelten, sie haben viel mehr drauf, als simple Deko zu sein. Muskeln sind dein Luxusprotektor mit Sonderausstattung, sie geben sowohl Schutz nach außen als auch nach innen. Ihre Bedeutung für die Gesundheit deines gesamten Körpers, deines Herzens und deiner Psyche ist wirklich enorm, die Forschung der letzten Jahre hat uns gezeigt: Deine Muckis (dein Herz eingeschlossen) sind das zentrale Organ deiner körperlichen und geistigen Gesundheit. Sie sind so was wie die eierlegende Wollmilchsau, du musst sie nur benutzen. Erstaunlicherweise produzieren sie, wenn sie regelmäßig aktiv bewegt werden, eine Vielzahl verschiedener »Muskelheilstoffe«, sogenannte Myokine. Wenn man Myokine maschinell produzieren könnte, ich würde sie in Flaschen abfüllen und als bestes Longevity-Medikament teuer verkaufen.

Save your heart History

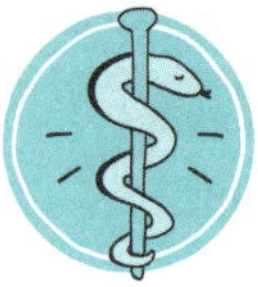

Entdeckt wurden Myokine erst 2007 von einer Frau, der dänischen Forscherin Bente Pedersen. Sie machte eine herausragende Feststellung: Wenn ihre Testpersonen ein schweißtreibendes Training absolvierten, konnte sie in den Blutproben nach dem Training eine hohe Konzentration Interleukin-6 nachweisen, dessen Produktion sonst Sache der Zellen des Immunsystems ist.[86] Pedersen war verblüfft. Nun stand also fest, dass auch Muskeln Botenstoffe abgeben können, die mit vielen anderen Organen kommunizieren. Sie taufte die Botenstoffe auf den Namen Myokine, abgeleitet von den lateinischen Worten Mys (muskel) und Kinema (Bewegung).

+ + +

Eigentlich sind diese wunderbaren Myokine kleine Proteine, sogenannte Signalmoleküle, die als Übermittler von Informationen fungieren. Zu diesen Informationen gehören Entzündungshemmung,

POSITIVE EFFEKTE VON SPORT AUF DEN KÖRPER

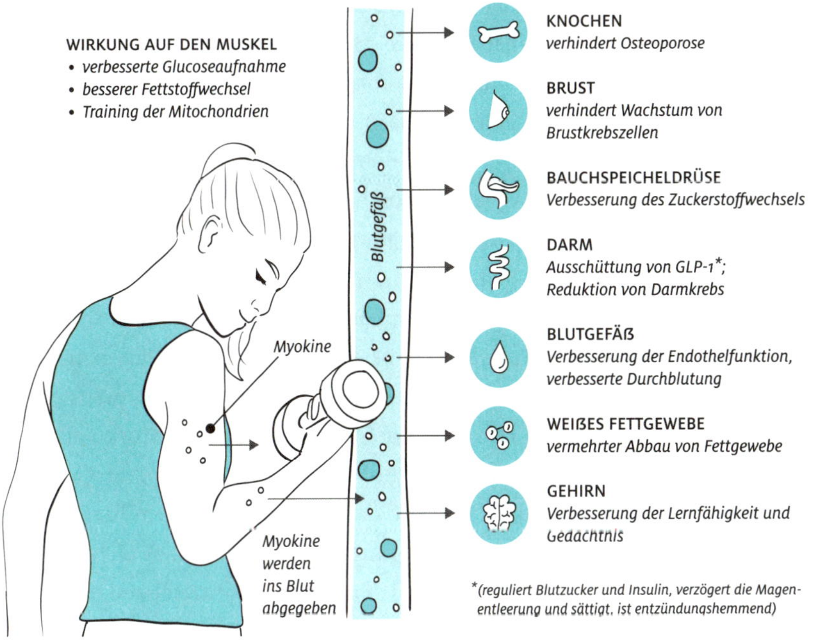

die Regulation des Zuckerstoffwechsels und des Muskelwachstums, die Hemmung des Knochenabbaus, die Reduktion des gemeinen viszeralen Bauchfettes und noch vieles mehr, wie du der Abbildung unten entnehmen kannst. Ein weiterer Effekt, der bei mir persönlich besonders ausgeprägt ist, ist der Einfluss auf die Freisetzung von Glückshormonen, die für den Stressabbau sehr wichtig sind. Wenn Tage in der Klinik richtig schlimm und psychisch belastend sind, ziehe ich nach dem Dienst meine Laufschuhe an und jogge eine Runde, um den Kopf im wahrsten Sinne des Wortes durchzupusten. Das ist auf jeden Fall die deutlich gesündere Alternative zum berühmten Glas Wein zur Entspannung.

ACHTUNG MUSKELSCHWUND

Gemeinerweise hat Mutter Natur eingerichtet, dass wir im Laufe des Lebens Muskelmasse, insbesondere unsere schnellen Typ-2-Fasern, verlieren, wenn wir sie nicht aktiv fordern. Das hängt eng mit dem Absinken des Östrogenspiegels zusammen, denn Östrogen ist eines unserer natürlichen anabolen, also den Muskelaufbau stimulierenden Hormone, genau wie das Testosteron bei den Männern. Es stimuliert das sogenannte Myosin, ein Muskelprotein, das im Prinzip der Motor der Muskelkontraktion ist. Kommt zum Absinken des Östrogens dann noch sportliche Enthaltsamkeit dazu, nehmen wir bereits ab der dritten Lebensdekade an Muskelmasse ab. Nach der Menopause, wenn das Östrogen dann so richtig absackt, beschleunigt sich der Prozess, sodass wir pro Jahr etwa ein bis drei Prozent der Muskulatur abbauen (das veranschaulicht die Abbildung). Die Sarkopenie (sarx = Fleisch; penia = Verlust) – so wird der Muskelschwund im Fachjargon genannt – wird durch Bewegungsmangel und unzureichende Proteinaufnahme gefördert. Und die Folgen sind weitreichend, denn die vorzeitige Alterung der Zellen wird beschleunigt, es kann zu vermehrten Stürzen und Knochenschwund (Osteoporose) kommen. Die Gebrechlichkeit, die sogenannte Frailty, ist quasi das Gegenteil von Longevity.

Ein weiterer Grund, warum wir etwa ab dem 40. Lebensjahr Muskelmasse verlieren und leichter an gewissen Stellen Fett ansetzen, ist mangelnde Bewegung. In den Zwanzigern tanzten wir wild die Nächte durch, in den Dreißigern hatten viele von uns ihre Hantel immer dabei (sprich ein Kind auf dem Arm) oder verbrachten die Zeit damit, kleinen Kindern hinterherzulaufen und überfüllte Kinderwägen durch die Gegend zu schieben. Ab vierzig wird es bei den meisten Menschen ruhiger, sie arbeiten viel, oft im Homeoffice, sodass sogar der Weg zur Arbeit entfällt. Umso wichtiger also, dass wir bewusst versuchen, dreißig bis sechzig Minuten Bewegung pro Tag in unseren Alltag zu integ-

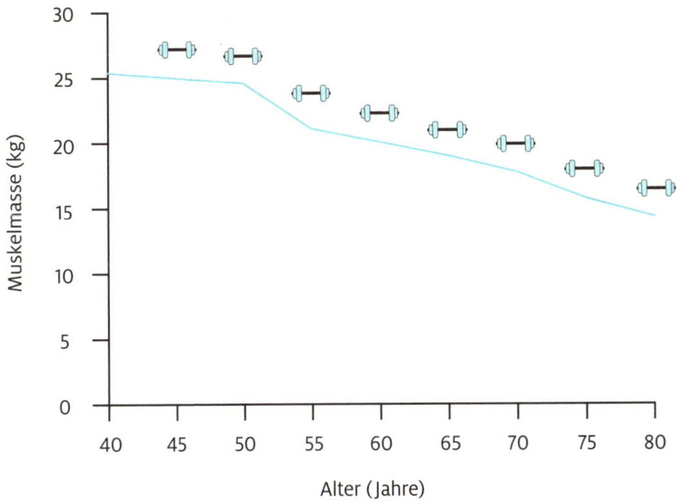

Schematische Darstellung der Abnahme von Muskelmasse mit zunehmendem Alter ohne Training

rieren. Und am besten fangen wir so früh wie möglich mit Krafttraining an. Denn wir dürfen diese Muskelmasse nicht verlieren, damit wir nicht zu den vierzig Prozent der Frauen gehören, die es ab 55 Jahren nicht mehr schaffen, 4,5 Kilogramm hochzuheben, oder zu den siebzig Prozent der 70-Jährigen, die es nicht mehr alleine schaffen, aus dem Sitzen vom Boden oder einem tiefen Sessel aufzustehen.

Krafttraining – Mehr als nur Pumpen und Proteine und mein persönlicher Gamechanger

Nachdem ich jahrelang im Herzkatheterlabor eine 10-Kilo-Bleischürze getragen, und mein Körper zwei Schwangerschaften durchgemacht hatte, und weil chronischer Schlafmangel durch Rufdienste und Kleinkinder an mir zehrte, fühlte ich mich mit Mitte dreißig ausgelaugt. Chronische Rückenschmerzen, aber auch Kopfschmerzen waren mein Alltag. Ich suchte Rat bei diversen Ärztinnen und Ärzten und ließ viel Geld bei Physiotherapeuten und Osteopathinnen, Schmerzmittel waren meine täglichen Begleiter. Für das Geld, das ich privat für Physio und Osteopathie ausgegeben habe, hätte ich mir ein halbes Fitnessstudio kaufen können. Nachdem ich nach längerer Pause wieder angefangen hatte, joggen zu gehen, kamen noch furchtbare Knieschmerzen dazu. Der Schmerz war grauenvoll, vor allem in Ruhe und nachts.

Es folgte eine Odyssee von Besuchen bei Orthopäden, die alle nicht wirklich zielführend waren. Demotivierende und despektierliche Aussagen wie »In Ihrem Alter muss man ja auch nicht mehr joggen gehen, lassen Sie das doch einfach« oder »Da sind aber auch ganz schöne Abnutzungserscheinungen im Röntgenbild Ihres Knies zu sehen« überhörte ich einfach. (Kleine Anmerkung am Rande: Wenn du jemals ein Röntgenbild von deinem Kniegelenk machen lassen solltest, lass dich nicht verrückt machen, Abnutzungserscheinungen sieht man bei allen, sofern sie älter als 16 sind.) Im MRT wurde Flüssigkeit im Gelenk, die da nicht hingehörte, nachgewiesen, aber warum sie da war, konnte mir auch keiner sagen. Ich verzichtete wochenlang auf Sport, ich schlief schlecht, weil der Schmerz immer nachts kam. Tagsüber war ich im Zombiemodus, schlecht gelaunt, weil mir die Bewegung fehlte, und einfach nur müde. Mein Motto »was von allein kommt, geht auch wieder von allein« blieb eine Phrase.

Zu meiner Erlösung traf ich während eines Urlaubs per Zufall auf meinen »Knieretter«, wie ich ihn heute nenne. Ein erfolgreicher Laufcoach, der professionelle Athletinnen und Athleten trainierte und jede Menge von Bewegungsabläufen und Kniegelenken verstand. Er sprach mich spontan von sich aus an und fragte, ob ich Probleme mit meinem linken Knie hätte, weil er an meinem seltsamen Laufstil merkte, dass etwas nicht stimmte. Long Story short: Meine Oberschenkelmuskulatur, aber auch das Bindegewebe im Kniegelenkbereich waren einfach nicht stabil genug. Ein häufiges Leiden von Frauen, denn auch dies wird von den Hormonen beeinflusst. Der Knieretter diagnostizierte bei mir auf der linken Seite eine völlig unzureichend ausgebildete Oberschenkelmuskulatur, die beim Joggen einfach nicht in der Lage war, das linke Knie stabil zu halten, sowie einen falschen Laufstil mit zu viel Belastung für das Knie. Neue Laufschuhe, viel Barfußlaufen mit der richtigen Abrolltechnik über den Vorfuß, Radfahren, um den Erguss herauszubekommen, und sobald die Schmerzen weg sind, Krafttraining und Stabilitätstraining für die Beine – so lautete sein Therapieplan. Dieser Prozess dauerte (das haben Bindegewebsverletzungen leider so an sich, sie heilen im Schneckentempo), aber tatsächlich war ich sechs Monate später schmerzfrei. Ich erinnere mich noch heute an den Tag, als ich erstmals in einem Kurzurlaub an der Ostsee nach der langen Pause wieder meine allererste Laufeinheit absolvierte: wie eine Anfängerin, mit Gehen und Traben im Wechsel, ganz behutsam. Es war herrlich und meine Glückshormone waren außer Rand und Band.

Anschließend suchte ich mir einen Mucki-Coach, der mich sicher an den Kraftsport heranführte, weil ich bis dato keine Erfahrungen damit hatte und furchtbare Angst, etwas falsch zu machen und wieder von Schmerzen geplagt zu werden. Das ist jetzt einige Jahre und ein paar Kilogramm Muskelmasse her. Bereits nach wenigen Wochen Krafttraining merkte ich, wie es mir besser ging. Rückenschmerzen kenne ich nicht mehr, von Kopfschmerz bin ich befreit. Knieschmerzen hatte ich auch nie wieder, obwohl mein Laufpensum größer ist als je zuvor. Durch die gut trainierte Oberschenkelmuskulatur habe ich gute Stoßdämpfer für mein Kniegelenk gebaut, sie funktionieren hervorragend und zuverlässig!

Übrigens war ich äußerst skeptisch, was das Krafttraining angeht, und habe das Training mit den Gewichten am Anfang gehasst. Inzwischen sind aber die dicken runden Eisenkugeln (Kettlebells) aus meinem Leben nicht mehr wegzudenken. Krafttraining ist eine feste Routine für mich geworden, auch wenn ich unterwegs oder im Urlaub bin, mache ich meine Übungen weiter, aus dem einfachen Grund: Es tut mir, meinem Körper, meinem Kopf und meiner Seele unglaublich gut. Genau das sollte auch dein Ziel sein, dass du aus freien Stücken dranbleibst und Krafttraining zur Routine wird, weil es dich glücklich macht. Damit du weißt, wofür du schwitzen und schuften sollst, zähle ich dir jetzt einige wirklich herausragende Effekte von Krafttraining für die Frauengesundheit auf, sodass du die Beginner-Tipps am Ende des Kapitels kaum noch erwarten kannst!

Zunächst ist das Training deiner Muckis eine Wunderwaffe gegen Beschwerden in den Wechseljahren. Die positiven Effekte des Trainings können die negativen Effekte des Östrogenmangels abpuffern. Sport, insbesondere Kraftsport, verbessert die Endothelfunktion, die so unglaublich wichtig für die Weitstellung der Gefäße ist, Stichwort Stickstoffmonoxid.[87] Das wird nämlich ohne Östrogen knapp, Sport kann den Verlust zumindest zum Teil kompensieren. Durch den abfallenden Östrogenspiegel entsteht tendenziell ein proentzündlicher Status in unserem Körper und Entzündungen sind, wie wir wissen, Komplizen bei der Entstehung von Ablagerungen in Gefäßen. Hier trägt Krafttraining ebenfalls dazu bei, den Prozess in Schach zu halten, und auch dem viszeralen Bauchfett, das oft von außen nicht ersichtlich ist und die Inflammation weiter anfacht, wird mit dem richtigen Training der Kampf angesagt.

Ein weiterer wichtiger Punkt: Krafttraining beugt Osteoporose vor. Der Zug und Druck der Muskeln auf unsere Knochen stimuliert nämlich die Neubildung des Knochengewebes. Vom Knochenschwund sind Frauen wiederum ab der Menopause besonders betroffen, und auch die, die bereits an Osteoporose leiden, profitieren von einem angeleiteten Krafttraining.[88] Denn je mehr Muskelmasse vorhanden ist, desto niedriger ist die Sturzgefahr, und Stürze haben im hohen Alter oft fatale Folgen. Die häufigste nach einem Sturz ist der berühmtberüchtigte Schenkelhalsbruch. Der lässt sich zwar gut heilen, aber das lange Liegen und die Immobilität begünstigen Lungenentzündungen, Thrombosen und weitere Komplikationen, die keiner braucht. Sie zwingen einen zur Trainingspause und oft sogar zur vorübergehenden Bettruhe, die mit dem Verlust von wertvoller Muskelmasse einhergeht. Jeder, der schon mal länger einen Gips tragen musste, weiß, wie schnell Muskulatur verloren geht. Wenn zum Beispiel ein Bein im Gips ruhig gestellt wird, bauen sich schon nach einer Woche bis zu zwanzig Prozent der Muskelkraft ab. Leider geht der erneute Muskel- und Kraftaufbau nicht so schnell wie der Verlust, so dauert es etwa viermal so lang, bis man wieder zurück auf Ausgangsniveau ist. Es gilt also präventiv zu handeln und gar nicht erst in die Zwangsruhe zu kommen.

Save your heart History

In den 1950er-Jahren verordnete man Patientinnen und Patienten nach einem Herzinfarkt zwölf Wochen strengste Bettruhe mit der Absicht, das Herz vollkommen zu entlasten. Die fatalen physischen und psychischen Einbußen wurden damals nicht bedacht. Ende der 1970er-Jahre wurde dann von einer »Frühmobilisation« geredet, wenn man drei Wochen nach einem Herzinfarkt »schon wieder« aufstehen und nach vier Wochen das Krankenhaus verlassen konnte. Heute stehen die meisten Menschen bereits am Tag nach dem Infarkt auf und verlassen, natürlich immer je nach Befund und Zustand, nach drei bis fünf Tagen das Krankenhaus. Allerdings sind die Behandlungsmöglichkeiten auch deutlich besser geworden und die Sterblichkeit bei einem Herzinfarkt hat um 50 Prozent abgenommen.

+ + +

Auch dein Herz profitiert in hohem Maße vom Krafttraining. Laut diversen Studien gibt es einen Zusammenhang zwischen Muskelmasse und Herzgesundheit. Je niedriger der Anteil der Muskelmasse, desto wahrscheinlicher sind Ablagerungen an den Herzkranzgefäßen.[89] Und es wird noch besser – bereits die Risikofaktoren, die Ablagerungen begünstigen, können durch Krafttraining effektiv bekämpft werden. Das Stemmen von Gewichten ist zum Beispiel ein ganz wundervolles »Medikament« zur Behandlung von Bluthochdruck. Bis vor einigen Jahren dachte man, dass nur Ausdauertraining den Blutdruck senkt, inzwischen wissen wir: Krafttraining ist genauso effektiv und zudem auch für Menschen mit gut eingestelltem Bluthochdruck empfohlen.[90]

Ganz wichtig ist die richtige Atemtechnik. Bitte die Ausatmung nicht vergessen, denn die Pressatmung, bei der die Luft angehalten wird, um mehr Stabilität beim Heben schwerer Gewichte zu haben, ist nicht ungefährlich, insbesondere für Bluthochdruckpatientinnen und -patienten. Durch Pressatmung entstehen ordentliche Blutdruckspitzen beim Trainieren. Ich erinnere mich noch gut an einen 34-jährigen »Pumper«, der versucht hatte, seinen persönlichen Rekord im Bankdrücken zu brechen. Er wollte 150 Kilogramm drücken und hat das auch geschafft, sich dabei jedoch einen Herzinfarkt durch den Einriss eines Herzkranzgefäßes eingehandelt. Im Nachhinein stellte sich heraus: Durch regelmäßigen Testosteronmissbrauch hatte er noch andere ungünstige Veränderungen am Herzmuskel sowie unerkannten und unbehandelten Bluthochdruck. Die berühmten »Anabolika« führen zur chronischen Verdickung des Herzmuskels und einer Herzschwäche, also bitte »Finger weg«![91]

Das nächste Totschlagargument für Krafttraining in Sachen Herzgesundheit ist der Einfluss auf den Zuckerstoffwechsel. Menschen mit gestörter Glukosetoleranz, beziehungsweise Diabetikerinnen und Diabetiker, können hier richtig was bewegen. Sowohl zur Verhinderung eines Diabetes als auch als begleitende Therapie lohnt sich das Training. Im Vergleich zu Frauen, die kein Krafttraining machen, erfreuten sich laut einer Studie Kraftsportlerinnen dank »Eisentherapie« an einem dreißig Prozent geringeren Risiko, einen Typ-2-Diabetes zu entwickeln, und sie hatten auch deutlich seltener Herzerkrankungen.[92] Die zusätzlichen Muskelzellen mit ihren wertvollen Mitochondrien führen zu einer deutlichen Verbesserung der Stoffwechsellage und sind einfach der Renner für deine Gesundheit. Das zeigt sich auch bei Menschen, die mit Übergewicht kämpfen: Gezieltes Pumpen, kombiniert mit erhöhter Eiweißaufnahme, ist deutlich effektiver als reines Kardiotraining! Du siehst also: Krafttraining kennt keine Grenzen und kann mit professioneller Anleitung sogar erfolgen, wenn du bereits herzkrank bist.

Save your heart Wissen

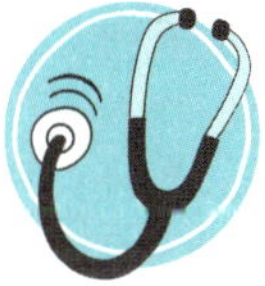

Die Ergebnisse einer kürzlich veröffentlichten großen Studie mit mehr als 400 000 Teilnehmerinnen und Teilnehmern werden dich erfreuen, denn sie zeigen: Wir Frauen sind auch beim Sport effizienter, wir holen aus jeder Sportminute mehr Benefit für unsere Gesundheit heraus als Männer. Uns reichen schon 140 Minuten Sport pro Woche, um die gleichen Effekte zu erzielen wie Männer nach 300 Minuten Sport. Was ich schon immer insgeheim geahnt hatte, mich aber trotzdem überrascht hat, sind die wirklich überragend positiven Effekte von Krafttraining bei Frauen. Schon zwei bis drei Einheiten pro Woche senken das Risiko, an Herzerkrankungen zu versterben, um fast die Hälfte.[93] Zeig mir ein Medikament, das diesen Effekt hat! Du wirst keines finden, denn das weltbeste Medikament (Trommelwirbel) bist DU selbst!

+ + +

Noch eine Sache: Ich weiß, dass viele Frauen die Sorge plagt, durch das Gewichtheben zu muskulös zu werden. Diese Sorge hatte ich ebenfalls, als ich vor fünf Jahren mit dem Training begonnen habe, schließlich hatte ich schon einmal schlechte Erfahrungen gemacht. Jemand, der mir sehr viel bedeutete, sagte mir, ich sei einfach zu muskulös, ich solle mal lieber weniger Sport machen. Das hat mich damals sehr getroffen, aber ich habe mich dann lieber von der Person distanziert als vom Sport, was sicherlich die gesündere Alternative war. Was das ästhetische Empfinden angeht, kann ich nur sagen, dass das bei jedem Menschen anders ist. Wenn Frauen muskulös aussehen möchten, dann sollte ihnen dabei niemand Vorschriften machen. Und wenn du nicht zu muskulös aussehen möchtest: Mit einem normalen Krafttraining ein- bis zweimal pro Woche gewinnst du in einem Jahr etwa 1,5 bis 2 Kilogramm an Muskelmasse dazu, abhängig von deinem Körpertyp, da wird noch keine Bodybuilding-Figur draus. Ich sehe auch nicht aus wie Hulk. Übrigens: Ein Kilogramm Muskelmasse verbraucht pro Tag zusätzlich 100 Kilokalorien, das klingt überschaubar, aber die positiven Effekte auf den Stoffwechsel sind ausschlaggebend und unschlagbar gesundheitsfördernd.

Und wenn dich das alles noch nicht überzeugt hat, hier noch ein Beautyargument zum Schluss: Eine Studie konnte nachweisen, dass Krafttraining die Alterungsprozesse der Haut verzögern kann. Die Elastizität der Haut nimmt bereits nach sechswöchigem Krafttraining zu, die Oberflächenstruktur verbessert sich und die Haut wird dicker.[94]

Sicherlich bist du jetzt restlos überzeugt, ins Kraftbusiness einzusteigen, und fragst dich, wann und wie du starten sollst. Die Frage nach dem Wann ist ganz einfach zu beantworten: am besten sofort, denn es ist sinnvoll, früh mit Krafttraining zu beginnen und nicht darauf zu warten, dass Treppensteigen oder vom Stuhl Aufstehen zur Folter wird. Ich empfehle, spätestens mit vierzig loszulegen, aber mit sechzig oder siebzig lohnt sich der Einstieg auch noch. Je älter du bist, desto wichtiger ist Krafttraining! Ein Krafttraining lässt sich super mit Eigengewicht machen (Beispiele dafür findest du weiter unten), das reicht am Anfang völlig aus. Irgendwann wird es dann Zeit, stärkere Reize zu setzen, und das geht nur mit schwerem Eisen. Wer nicht ins Fitnessstudio gehen möchte oder kann, dem empfehle ich, Workouts zu Hause zu machen. Ganz wichtig: am Anfang nicht übertreiben, nach einem schweißtreibenden Work-out braucht der Muskel etwas Zeit, um sich zu regenerieren, gib ihm 48 bis 72 Stunden Zeit, bis du ihn erneut beanspruchst. Egal ob du mit oder ohne Gewichte trainierst, es ist gut, immer mit den großen Muskelgruppen wie den Oberschenkeln zu starten, Bauch- und Rückenübungen baue ich immer zum Ende des Work-outs ein, weil man für die meisten Kraftübungen eine gute Stabilität durch die Anspannung von Bauch und Rumpf braucht. Das gestaltet sich deutlich einfacher, wenn du sie noch nicht mit hundert Sit-ups zu Beginn »flambiert« hast.

KRAFTTRAINING MIT EIGENGEWICHT

Übungen mit eigenem Körpergewicht sind großartig, du kannst sie an jedem Ort machen, du hast dein Equipment (deinen Body) immer dabei. Sie kräftigen die Muskulatur und sind super für deine stabile Mitte, die insbesondere für Menschen, die viel Laufsport betreiben, wichtig ist und unterschätzt wird.

Grundsätzlich gilt: 10 bis 15 Wiederholungen bei zwei bis drei Durchgängen sind eine gute Orientierung. Die meisten Übungen wirst du wahrscheinlich kennen. Der gute alte Liegestütz gehört auch dazu, hier empfehle ich allen, auf den Knien zu beginnen. Wenn du davon problemlos 15 Stück schaffst, darfst du den klassischen Liegestütz üben. Hast du Lust, Klimmzüge zu lernen? Dann hilft dir am Anfang ein zwischen Klimmzugstange und Füßen gespanntes Thera-Band, es fängt einen Teil deines Gewichtes beim Hochziehen auf. Squats, also Kniebeugen, sind jedem gut bekannt und sie können in ihrer Intensität wunderbar gesteigert werden, zum Beispiel indem du kleine Gewichte (oder Wasserflaschen) in die Hand nimmst oder aus dem tiefsten Punkt heraus bei der Kniebeuge kleine Jumps machst. Auch der seitliche Stütz, bei dem du dein Gewicht auf die seitlichen Unterarme und die Fußkanten hochdrückst, ist toll für eine straffe

Silhouette. Burpees oder Mountain Climber (einfach mal googeln) bringen Dynamik in dein Training. Nicht zu verachten sind auch Klassiker wie Seilspringen oder Hampelmänner, dein Körper mag Sprünge, darauf reagieren von Osteoporose gefährdete (aber noch nicht betroffene!) Frauenknochen besonders gut. Es gibt online gute Videos, die Übungen mit Eigengewicht zeigen, einige Beipiele findest du auch auf meinem Instagram-Account.

Save your heart Action

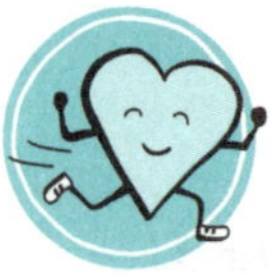

How to Lunges

Für ein knackiges Gesäß (und auch als wunderbare Gleichgewichts- und Stabilitätsübung) empfehle ich Lunges, also Ausfallschritte.

Ausgangsposition: Stehe hüftbreit. Mach mit dem rechten Bein einen großen Schritt nach vorne, das hintere Bein bewegt sich nach unten Richtung Boden. Achte auf dein vorderes Knie: bitte immer über dem Knöchel halten, sodass du deine Zehen noch sehen kannst. Stoße dich mit dem rechten Bein (Kraft kommt aus der Ferse) ab und komme in die Ausgangspositionzurück. Achte auf eine saubere Ausführung. Führe die Übung auf der Stelle durch und wechsle regelmäßig die Seite oder laufe eine kleine Strecke in abwechselnden Ausfallschritten, versuche, richtig tief zu gehen, sodass dein hinteres Knie fast den Boden berührt. Jede Seite 10-mal nach vorne. Insgesamt drei Durchgänge.

Tipp für Profis: Kettlebells oder Kurzhanteln in jede Hand, um noch etwas mehr Intensität reinzubringen.

KRAFTTRAINING MIT GEWICHTEN

Viele Frauen (mich eingeschlossen) fühlen sich in Fitnessstudios unwohl. Inzwischen gibt es aber auch tolle »Women only«-Studios, Crossfit-Studios kann ich hier auch nur empfehlen. Beim Crossfit wird facettenreich trainiert, dazu gehören Gewichtheben, hochintensives Intervalltraining (HIIT) und Eigengewichtsübungen, genau der richtige Mix für uns Frauen. Ideal wäre generell beim Krafttraining am Anfang eine professionelle Anleitung, denn gerade bei den Übungen mit schweren Gewichten ist eine saubere und korrekte Ausführung wichtig, damit es nicht zu Verletzungen kommt. Wer zu Hause trainieren möchte, dem empfehle ich Kettlebells, das sind Kugelhanteln. Sie sind mein idealer Begleiter für dynamische Schwungübungen, und bei allen profitiert deine Körpermitte. Für den Einstieg sind hier vier und acht Kilogramm ein gutes Allroundgewicht. Ein kleiner Tipp: Wer mit schweren Gewichten trainiert und zarte Hände hat, sollte Fahrrad- oder Trainingshandschuhe benutzen. Viele Hanteln haben eine angeraute Oberfläche, das kann unangenehm werden. Bei allen Übungen empfehle ich acht bis zwölf Wiederholungen. Grundsätzlich gilt: Wähle das Gewicht so, dass die letzten zwei bis drei Wiederholungen wirklich anstrengend sind, sind sie das nicht, musst du Gewicht drauflegen. Idealerweise trainierst du zwei- bis dreimal pro Woche. Einmal pro Woche dient dem Muskelerhalt, alles darüber hinaus dient dem Muskelaufbau. Aber Vorsicht: Wenn du öfter als drei- bis viermal die gleichen Reize setzt, drohen Verletzungen, und das wollen wir nicht.

Save your heart Action

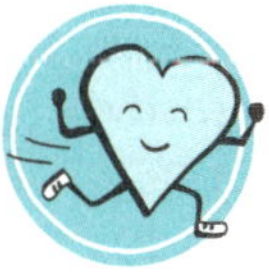

Eine tolle Übung mit der Kettlebell ist hier wieder der oben beschriebene Ausfallschritt (Lunges). Eine meiner Lieblingsübungen ist der Kettlebell-Swing, top für den Booty, den unteren Rücken und straffe Oberschenkel. Du stehst mit leicht gebeugten Knien und hältst die Hantel mit beiden Händen vor dir. Nun schwingst du die Hantel nach oben und nach unten, indem du die Hüfte nach hinten schiebst und die Hantel zwischen deinen Beinen hindurchschwingst. Durch Anspannen deiner Hüfte und Aufrichten deines Körpers schwingst du die Rundhantel mit gestreckten Armen bis auf Schulterhöhe 20-mal hoch und wieder zurück.

Ausdauerprogramm fürs Herz: Gute Fitness als Basis für gesundes (Anti-)Aging

Hoffentlich habe ich dich inzwischen genauso wie meine Freundin vom Krafttraining überzeugt, jetzt fehlt nur noch ein bisschen Ausdauertraining. Schließlich sagte meine Freundin: »Ich habe einfach keine Kondition, ich bin so schnell außer Puste.« Die Kondition ist aber nicht nur abhängig von deiner Ausdauer, sondern auch von deiner Kraft, deiner Schnelligkeit und deiner Beweglichkeit. Marathonläuferinnen und -läufer sind sehr ausdauernd, schwere Gewichte können sie aber meist nicht heben (zu viel Muskelmasse herumzuschleppen ist für sie auch kontraproduktiv), und aufgrund der häufig verkürzten Muskeln zählen sie auch nicht zu den Beweglichsten. Nur weil du einen Marathon gelaufen bist, heißt das übrigens nicht automatisch, dass du und dein Herz hundert Jahre alt werden. Denn Marathon ist kein Gesundheitssport, er ist eine extreme Belastung für deinen gesamten Körper. Für die langfristige Herzgesundheit ist es viel wichtiger, dass du ein Allroundtraining machst und dabei alle Komponenten, also Ausdauer, Kraft und Beweglichkeit trainierst.

Wenn wir uns noch mal die gängigen Bewegungsempfehlungen der europäischen und amerikanischen kardiologischen Fachgesellschaften anschauen, die ich bereits einführend erwähnt habe, merken wir: Sie sind sehr allgemein und unspezifisch formuliert: 150 Minuten moderate Aktivität pro Woche, idealerweise fünf Einheiten à dreißig Minuten, gerne auch dreihundert Minuten pro Woche. Alternativ oder zusätzlich ein 75-minütiges wöchentliches Training mit hoher Intensität und zweimal pro Woche muskelstärkende Übungen. Jetzt weißt du genau, was du machen musst, oder? (Achtung: Ironie) Meine Erfahrung ist, dass die meisten eine konkrete Anleitung brauchen und mit dem Begriff »moderat« nicht viel anfangen können. Moderat bedeutet eigentlich nur, dass du dich nicht auspowerst. Das heißt, rasches Gehen in einem Tempo von 6 bis 6,5 Kilometern pro Stunde (was wirklich stramm ist) oder lockeres Radeln mit etwa 15 Kilometern pro Stunde (ohne Elektromotor). Sich so bewegen, dass der Puls etwas ansteigt, aber Sprechen noch ohne Probleme möglich ist, lautet hier die Devise. Intensive Belastungen wie Joggen, schnelles Radfahren oder Schwimmen liegen hinsichtlich der Intensität deutlich höher, nämlich bei Stufe 15 bis 16 auf der Borg-Skala (siehe Abbildung). Sprechen geht hier nur noch in Einwortsätzen. Die Borg-Skala wird in der Praxis gerne genutzt, um die Belastungsstufe bei Belastungsuntersuchungen auf dem Fahrradergometer oder Laufband einzuschätzen. Auf den ersten Blick erscheint die Einteilung der Skala seltsam (Beginn bei 6 und Ende bei 20). Doch sie hat einen Hintergrund, denn sie soll das Belastungsempfinden bei der entsprechenden Herzfrequenz abbilden (Borgwert × 10 = Herzfrequenz, Beispiel: 15 = anstrengend = Puls 150/Minute). Das ist natürlich vereinfacht, aber im Alltag sehr praktisch.

DIE BORG-SKALA

	Empfundene Belastung	Trainingszone	Geschätzter Puls
6		Kein Training, Ruhezustand	60/min
7	Sehr sehr leicht		70/min
8			80/min
9	Sehr leicht		90/min
10		Zone 1 (Regeneration)	100/min
11	Relativ leicht	Zone 2	110/min
12			120/min
13	Etwas anstrengend		130/min
14		Zone 3	140/min
15	Anstrengend		150/min
16			160/min
17	Sehr anstrengend	Zone 4	170/min
18			180/min
19	Sehr sehr anstrengend	Zone 5	190/min
20			200/min

AUSDAUER MIT HERZ: DER KICKSTART FÜR DEINE REISE ZUR EWIGEN FITNESS

Jetzt werden einige von euch – wenn sie die gängigen Bewegungsempfehlungen gelesen haben – aber sagen: »Was, nur 150 Minuten? Das mache ich ja locker an zwei Tagen.« Dafür wird es andere unter euch geben, für die Sport so sinnvoll erscheint wie das minutenlange Rumstehen auf einem Stuhl, nämlich überhaupt nicht, und die darin eine unüberwindbare Hürde sehen.

Bist du regelmäßig deutlich langsamer zu Fuß an deinem Zielort, als Google Maps das prognostiziert hat? Dann müssen wir loslegen und deine Kondition verbessern. Erstes Ziel: Wir müssen mehr Alltagsbewegung in deinen Tag bringen. Zum Beispiel Treppensteigen statt Aufzugfahren, wenn möglich mit dem Rad zur Arbeit sausen oder zu Fuß gehen, anstatt bequem mit dem Auto zu fahren. Ein Schrittmesser am Handgelenk trägt oft dazu bei, das tägliche Bewegungsziel zu erreichen, siebentausend bis zehntausend Schritte pro Tag sind das langfristige Ziel für dich. Damit kommst du locker auf deine 150 Minuten Bewegung pro Woche, und die bringen für deine langfristige Gesundheit wirklich den Kick. Du wirst nicht sofort losjoggen können, denn dein Körper ist wahrscheinlich gar nicht an intensive Ausdauerbelastung gewöhnt, und dein Puls wird nach oben schießen, sobald du losrennst.

Deshalb lassen wir es langsam angehen. Walking, insbesondere Nordic Walking, finde ich spitze, es ist gelenkschonend und gut für jede Frau. Im Anfangsstadium ist es außerdem wichtig, nach deinem Gefühl und deiner Atmung zu schauen. Auf der Borg-Skala (siehe oben) solltest du dich bei einer 12 bis 13 befinden. Wenn du eine Pulsuhr hast, ist das toll, aber überfordere dich jetzt nicht auch noch mit dem Einhalten von bestimmten Pulsbereichen. Dein Ziel ist es, drei- bis viermal pro Woche zu trainieren, regelmäßig und beständig in deinem Tempo. Als sehr effektiv hat sich das in den sozialen Medien sehr beliebte Laufbandtraining nach der 12-3-30-Methode herausgestellt. Sofern du ein Fitnessstudio oder Laufband zur Verfügung hast, probiere es doch mal aus. Du stellst die Steigung beim Laufband auf 12 Prozent und Level 3 (das entspricht etwa 4,5 bis 5 Kilometern pro Stunde) und läufst 30 Minuten lang. Die Steigung ist dir zu heftig? Dann beginne erstmal bei sechs Prozent und steigere dich.

Für alle, die sich noch mal (oder erstmals) ans Laufen wagen wollen, hier mein Einsteigertipp fürs Joggen.

Save your heart Tipp

Joggen für Beginner

Das Grundtempo ist ein schnelles Walking-Tempo, du läufst fünf Minuten in der Geschwindigkeit, dann machst du eine Minute Tripp-Trapp-Lauf, das bedeutet, du kommst in ein langsames Joggingtempo. Leg deine Handfläche beim Traben mal auf die Oberschenkel: Spürst du, wie die Muskulatur arbeitet? Das ist supereffektiv. Nach einer Minute Traben walkst du wieder fünf Minuten und machst das Wechselspiel noch 3- bis 4-mal. Ziel ist es, irgendwann die Walking-Intervalle kürzer und die Tripp-Trapp-Intervalle länger werden zu lassen. Nach ein paar Wochen sollten sie getauscht sein, sprich du joggst fünf Minuten und gehst eine Minute. Wenn du das 2- bis 3-mal pro Woche übst, wirst du nach wenigen Wochen in der Lage sein, 20 bis 30 Minuten langsam und gemächlich zu joggen, fantastisch, oder?

Anmerkung: Achte von Anfang an auf einen sauberen Laufstil, versuche, über den Mittelfuß abzurollen und nicht auf der Ferse mit gestrecktem Bein zu landen, sonst sind Knieprobleme vorprogrammiert.

PULS DER HERAUSFORDERUNG: AUSDAUERTRAINING FÜR FORTGESCHRITTENE

Ich möchte an dieser Stelle auch allen Sportys noch weiterführende Tipps geben. Ganz vorne dabei ist ein Wert, mit dem du gut arbeiten kannst und anhand dessen du Fortschritte sehen und messen kannst. Es geht um die maximale Sauerstoffaufnahme, auch VO_2max genannt. Die kardiorespiratorische Fitness, die man an diesem Wert ablesen kann, wird als einer der wichtigsten messbaren Longevity-Gesundheitsparameter gehandelt. Bei der Abkürzung VO_2max steht »V« für Volumen, »O_2« für Sauerstoff und »max« für maximal. Die VO_2max sagt aus, wie gut dein Körper Sauerstoff aufnehmen und Sauerstoff zur Energiegewinnung (ohne Sauerstoff keine Energie) nutzen kann. Dementsprechend ist sie abhängig von drei Systemen, nämlich deiner Atmung (Sauerstoffzufuhr), dem Herz-Kreislauf-System (Sauerstofftransport) und deinen Muskeln (Sauerstoffverwertung). Und je besser die einzelnen Systeme funktionieren, desto besser, sprich höher, ist deine VO_2max, die standardmäßig in der Maßeinheit ml/min/kg (Milliliter Sauerstoff, die pro Minute pro Kilogramm Körpergewicht aufgenommen werden) gemessen wird. Üblicherweise wird die kardiorespiratorische Fitness bei einem Belastungstest, der sogenannten Spiroergometrie, ermittelt, bei dem deine Atemgase analysiert werden.

Halten wir fest: Die VO_2max ist so was wie der Hubraum eines Autos. Je höher der Wert, desto mehr Sauerstoff kann von den Muskeln zur Energieproduktion genutzt werden. Und diese Fähigkeit ist ganz wichtig, denn der Körper muss sich auf verschiedene Belastungen einstellen können. Wenn ich hier am Computer sitze und tippe, ist mein Sauerstoffbedarf (bis auf den meines Hirns) relativ gering. Ich brauche ungefähr 250 Milliliter Sauerstoff pro Minute. Wenn meine Smartwatch aber nach drei Stunden Dauersitzen rebelliert und sagt: »Beweg dich, Catharina!«, und ich meine Laufschuhe anziehe, um die mittelhessischen Berge zu erstürmen, dann brauche ich deutlich mehr, genauer gesagt, mehr als das Zehnfache der Sauerstoffmenge in Ruhe. Früher war die VO_2max ein Wert, der eigentlich nur Profi-Ausdauerathletinnen und -athleten interessiert hat, heute wissen wir, dass der Wert eigentlich für jeden interessant ist, auch für meine Freundin und für dich! Wissenschaftliche Daten zeigen eindeutig, dass deine VO_2max mit deiner Herz-Kreislauf-Gesundheit korreliert. Liegst du mit dem Wert in den unteren 25 Prozent deiner Altersgruppe, ist statistisch gesehen deine langfristige Gesundheit gefährdeter, als wenn er in den oberen 25 Prozent liegt.[95] Wenn das nicht ein guter Grund ist, sofort loszutrainieren?

Untrainierte Frauen im Alter von vierzig Jahren haben durchschnittlich eine VO_2max von etwa 30, Weltspitzensportlerinnen kommen auf Werte über 70.

Doch wie findest du nun deine eigene VO_2max heraus? Neben der Messung in einer spezialisierten Praxis gibt es als Alternative den sogenannten Cooper-Test: Eine in zwölf Minuten zurückgelegte Joggingstrecke erlaubt gute Rückschlüsse darauf, wie gut dein maximales Sauerstoffaufnahmevermögen ist. Inzwischen existieren aber auch smarte Messmöglichkeiten, um deine VO_2max selbst zu tracken, denn modernen Sportuhren mit einer intelligenten Analysefunktion gelingt die Messung an deinem Handgelenk. Mit einer Abweichung von etwa fünf Prozent soll sie dem professionell ermittelten Wert laut Studien relativ nahe kommen. In der Realität stimmt das nicht ganz.[96] Trotzdem nutze auch ich die Funktion an meiner Smartwatch und überwache damit grob meinen Trainingszustand, denn Veränderungen bekommt man hier gut mit. Da ich weiß, dass meine Freundin ein ähnlich modernes Smartwatch-Modell (heißt bei einigen Herstellern »Cardiofitness«) trägt, haben wir bei unserem Gespräch nachgeschaut, in welcher Range sich ihr Wert befindet. Sie lag eher im unteren Mittelfeld ihrer Alters- und Geschlechtsgruppe, was okay ist. Aber du musst wissen, die VO_2max sinkt kontinuierlich mit dem Alter, genau wie unsere Muskelmasse. Menschen mit sehr schlechter kardiorespiratorischer Fitness haben relativ gesehen ein ähnlich hohes Risiko, frühzeitig zu sterben, wie aktive Zigarettenraucher. Die durch Bewegungsarmut bedingte Gefährdung für die Gesundheit wird durch den Slogan »Sitzen ist das neue Rauchen« unterstrichen, und dass Rauchen ganz schlecht ist, das weißt du aus Teil 1 des Buches. Für uns Frauen gilt außerdem: Je fitter wir in die Wechseljahre kommen, desto besser!

Save your heart Tipp

Training wie ein Weekend-Warrior

Übrigens ist es auch völlig okay, die gesamte sportliche Aktivität der Woche auf das Wochenende zu legen. Das Training nach dem sogenannten Weekend-Warrior-Prinzip ist gut untersucht und zeigt die gleichen Vorteile wie ein auf mehrere Tage in der Woche verteiltes Training. Hier werden dann längere und intensivere Einheiten ausgeführt, damit man innerhalb von zwei Tagen auf die geforderten Trainingsminuten kommt.[97] Sport nur am Wochenende ist also kein Problem, ideal wäre es hier noch, mittwochs eine kurze, dafür intensive Sporteinheit, zum Beispiel einen knackigen 20-Minuten-Run, einzulegen!

Deshalb möchte ich dich dazu motivieren, deine VO_2max kennenzulernen und sie zu optimieren. Spitzenklasse für deine Gesundheit sind die oberen fünf Prozent deiner Altersklasse, aber auch mit dem oberen Viertel kannst du zufrieden sein. In jedem Fall verbessert sie sich durch regelmäßiges Ausdauertraining. Dieses Training führt zu Anpassungsvorgängen in deinem Körper, die Muskeln reagieren auf die Mehrbeanspruchung und produzieren mehr Mitochondrien, die Durchblutung nimmt zu, dadurch wird der Muskelstoffwechsel ebenfalls deutlich verbessert. Dein Herz wird stärker und schickt pro

Herzschlag mehr Blut raus in deinen Blutkreislauf, dadurch muss es weniger oft pumpen, die Herzfrequenz sinkt, dein Herz verbraucht in Ruhe weniger Sauerstoff, weil sich der Stoffwechsel und die Durchblutung verbessern. Natürlich trainierst du auch deine Lunge, der Sauerstofftransport von der Lunge ins Blut verbessert sich also ebenfalls durch regelmäßiges Training.

AUSDAUERND UND NICHT ATEMLOS

Wie fängst du jetzt an, deine Ausdauer und deine VO_2max zu verbessern? Sicherlich hast du schon von den verschiedenen Trainingszonen, insbesondere von der »magischen Zone 2« gehört. Nein? Sie ist so etwas wie die goldene Mitte deines Trainings, du bist aktiv, aber nicht überfordert. Vorweg der Hinweis: Dieses Training ist gut, wenn du bereits über eine gute Fitness verfügst. Wenn du noch nie länger als dreißig Minuten joggen oder Rad fahren warst, wird es dich wahrscheinlich überfordern. Mit dem Zone-2-Training legst du den Grundstein für eine überragende Ausdauer und bist bald bereit für intensivere Trainingseinheiten. Auch Profis trainieren regelmäßig Zone 2. Es ist zwar schwierig, allgemeine Trainingsempfehlungen auszusprechen, denn jeder hat eine andere Grundlage. Für die einen ist schnelles Spazierengehen bereits ein Zone-2-Training, für einen Rennradprofi ist es das Treten von 350 Watt auf dem Fahrrad. Zur groben Orientierung kann man aber sagen, es ist das Lauftempo, bei dem du dich noch gut unterhalten kannst.

Am besten ermittelt man die genauen Trainingszonen (es gibt die Zonen 1 bis 5) anhand einer professionellen Leistungsdiagnostik (Spiroergometrie oder Lactatmessung). Aber ich weiß, dass dir jetzt die Frage unter den Nägeln brennt, ob du die Trainingszonen nicht auch selbst berechnen kannst. Alles, was du dazu brauchst, ist deine maximale Herzfrequenz sowie deine Ruheherzfrequenz. Letztere kannst du entweder von deiner Smartwatch ablesen oder du machst es klassisch, indem du nach mindestens drei Minuten ruhigem Sitzen deinen Puls tastest. Zur Ermittlung deiner maximalen Herzfrequenz schlage ich dir zwei Varianten vor.

SO ERMITTELST DU DEINE MAXIMALE HERZFREQUENZ

VARIANTE 1: Du hast eine Smartwatch, das ist schon mal klasse, ich empfehle hier aber zusätzlich einen Brustgurt. Ich weiß, was du denkst: Reicht nicht einfach die Messung am Handgelenk? Es kommt darauf an, wie dein Anspruch ist. Gehen wir davon aus, du möchtest eine zuverlässige und valide Aussage über deine Herzfrequenz erhalten. Smartwatches sind im Prinzip nicht schlecht, aber die Messung am Handgelenk erfolgt mithilfe von lichtempfindlichen Fotodioden, die am besten arbeiten, wenn ein gleichmäßiger Blutfluss unterhalb der Oberfläche vorhanden ist und wenig Störbewegung. Sobald man beim Joggen die Arme hin- und herschwingt, hat man aber Bewegungsartefakte, die die Werte extrem verzerren können. Außerdem funktioniert die Messung nicht richtig, wenn man schwarze Haut hat oder Tattoos an der Stelle, an der man die Uhr trägt. Ich gehöre deswegen eindeutig zum Team Brustgurt, nichts ist zuverlässiger als die Messung mit einem Brustgurtsensor im Brustbereich, also dort, wo das Herz sitzt. Inzwischen gibt es sogar extra Frauenmodelle, die man einfach am Sport-BH befestigen kann, somit gibt es kein lästiges Verrutschen mehr.

Den Selbsttest, den ich dir im Folgenden beschreibe, solltest du bitte nur durchführen, wenn du herzgesund bist, bereits eine gute Grundfitness besitzt und es gewohnt bist, an deine Grenzen zu gehen. Optimalerweise machst du den Test in Begleitung. Vielleicht hast du eine Freundin, die dich vom Fahrrad aus anfeuern kann. Solltest du bereits Herzerkrankungen haben oder Herzmedikamente einnehmen, überlass die Leistungsdiagnostik bitte auf jeden Fall einer medizinisch geschulten Person. Die Entscheidung, ob du den Test lieber an einem Hometrainer oder draußen im Freien beim Joggen machst, überlasse ich natürlich dir. Allerdings würde ich immer die Sportart wählen, die du auch sonst ausübst.

Du beginnst mit einer lockeren Einlaufphase von zehn Minuten, danach folgt ein dreiminütiger Steigerungslauf, bei dem du dich von Minute zu Minute kontinuierlich steigerst, in Minute drei gehst du dann in die Vollen und gibst alles, was geht. Es wird dir schwerfallen, die Minute durchzuhalten, aber bleib dran. Danach bitte nicht anhalten, sondern locker fünf Minuten austraben oder ausradeln. Der Puls, der nun maximal dokumentiert wurde, das ist deine maximale Herzfrequenz (HF). Die setzt du nun in die folgende Gleichung ein:

(Maximale HF – Ruhe HF) × 0,65 + Ruhe HF = Zone-2-Trainingspuls

Beispiel: Ich erreiche in dem Ausbelastungstest eine maximale Herzfrequenz von 175/min, mein Ruhepuls ist 50/min.

175 – 50 = 125 × 0,65 = 81 + 50 = 131/min.

Das ist mein Zielpuls beim Zone-2-Training!

VARIANTE 2: Der einfachste und am wenigsten schweißtreibende Weg (Achtung: Es wird ein Taschenrechner benötigt) zu deiner maximalen Herzfrequenz führt über eine Formel. Dazu rechnest du:

211 – 64 Prozent deines Lebensalters = maximale Herzfrequenz.

Bei mir wären das: 211 – (43 × 0,64) = 183.

Der Trainingsbereich fürs Zone-2-Training liegt zwischen sechzig und siebzig Prozent deiner maximalen Herzfrequenz, aus Erfahrung kippt bei vielen das Training bei 70 Prozent, und 60 Prozent sind zu wenig fordernd, deshalb nehme ich gerne 65 Prozent.

Das sieht dann in meinem Fall so aus: 183 × 0,65 = 120.

120 Schläge pro Minute ist also mein Zone-2-Zielpuls. Achtung, das soll nur zur Orientierung dienen, die Zahl ist nicht in Stein gemeißelt!

Save your heart Wissen

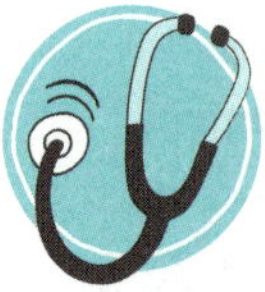

Drei Gründe, ausreichend in Zone 2 zu trainieren

1. Wenn du deine Leistung langfristig verbessern möchtest, brauchst du eine gute Grundlage, um auch hochintensive Einheiten besser absolvieren zu können.
2. Deine Fettverbrennung wird so richtig in Fahrt gebracht, dadurch lernt dein Körper, auf diese Energiereserve zurückgreifen zu können. Das ist für sehr lange Belastungen extrem wichtig, damit du deine Glukosespeicher schonst, die halten nämlich nur 60 bis 90 Minuten vor.
3. Zone-2-Training brilliert durch seine positiven Effekte auf die Herzgesundheit. Lange, niedrig-intensive Trainingseinheiten züchten deine Mitochondrien, du baust also mehr Minikraftwerke in deine Muskelzellen ein, die nicht nur, wenn du aktiv bist, sondern auch in Ruhe positive Auswirkungen auf deine Gesundheit haben. Das Training senkt den Blutdruck, die Ruheherzfrequenz, verbessert den Stoffwechsel und hat positive Effekte auf das Immunsystem.

Nun habe ich sehr viel über die Zone 2 geredet, es gibt aber natürlich noch mehr Zonen. Der Vollständigkeit halber seien sie hier einmal auf einen Blick zusammengefasst:

Trainingszone	Maximale Herzfrequenz	Sprechen
Zone 1: Erholung	60 % deiner max. HF	Du kannst reden wie ein Wasserfall
Zone 2: lockeres Ausdauertraining	60 bis 70 % deiner max. HF	Normal sprechen möglich
Zone 3: Tempotraining	70 bis 80 % deiner max. HF	Einzelne Wörter möglich
Zone 4: Renntempo, lange Intervalle läufst du in dieser Zone	80 bis 90 % deiner max. HF	Sprechen kaum noch möglich
Zone 5: Sprint	90 bis 100 % deiner max. HF	Reden nicht mehr möglich

Ich empfehle dir, ungefähr siebzig Prozent deiner Trainingseinheiten in Zone 2 zu verbringen, in dreißig Prozent der Trainingszeit darf es aber auch gerne knackig und anstrengend sein.

ZYKLUSBASIERTES TRAINING

Viele Profiathletinnen, aber auch Hobbysportlerinnen, berücksichtigen ihre Zyklusphase für die Trainingsplanung, um Übertraining, Krankheiten und Verletzungen zu vermeiden, aber auch, um die Performance zu verbessern. Ich als »Biohacking-Nerd« tracke meinen Zyklus ebenfalls, aber lasse mich von den Zyklusphasen nicht allzu sehr beeindrucken, was meine Trainingsplanung angeht. An den zwei bis drei Tagen am Zyklusende, an denen mein Energielevel oft unterirdisch ist, bin ich etwas nachsichtiger und zügle meinen Trainingsehrgeiz. Ich mache dann oft lieber einen flotten Spaziergang anstatt Intervalltraining. Aber es wäre übertrieben zu sagen, dass ich mein Training nach meinem Zyklus plane. Ich muss schon den täglichen Triathlon aus Kindern, Beruf und Haushalt (und noch viel mehr) bewältigen. Wenn ich dann noch Zyklusphasen berücksichtigen würde, wäre ich überfordert. Trotzdem möchte ich dir einen groben Eindruck vermitteln, worauf du während der verschiedenen Zyklusphasen achten kannst, und wie eine Trainingsanpassung funktionieren kann. Die genannten Empfehlungen richten sich an Frauen, die einen natürlichen Zyklus haben und keine hormonhaltige Empfängnisverhütung betreiben.

In der ERSTEN ZYKLUSWOCHE*, die mit deiner Menstruationsblutung beginnt, ist dein Hormonspiegel relativ niedrig. Deine Fitness ist ins-

* Der Einfachheit halber habe ich das Training auf den typischen vierwöchigen Zyklus abgestimmt, es ist wichtig zu beachten, dass viele Frauen auch längere oder kürzere Zyklen haben können.

gesamt nicht schlecht in dieser Phase, aber viele Frauen werden von körperlichen Beschwerden wie Unterleibskrämpfen oder Stimmungsschwankungen geplagt. Leichtes Ausdauertraining wie lockeres Radeln oder langsames Joggen hat jetzt positive Effekte, denn es verbessert die Durchblutung, auch in deiner Gebärmutter, und ist somit ein natürlicher Krampflöser. Deine VO_2max ist aufgrund des niedrigen Östrogenspiegels ebenfalls niedriger, es kann also sein, dass dir der Berg, den du sonst locker hochläufst, steiler vorkommt. Dein Körper schreit in dieser Phase nach gesunden Nährstoffen, grünes Gemüse wie Spinat oder Mangold liefern dir Eisen und Calcium, gute Omega-3-Fettsäuren aus fettreichem Fisch oder Walnüssen können Regelschmerzen lindern.

In der ZWEITEN ZYKLUSWOCHE beginnt die follikuläre Phase, und dein Powerhormon Östrogen fängt an, in die Höhe zu schießen. Du merkst, dein Antrieb und deine Energie kommen zurück, jetzt ist dein innerer Schweinehund klein wie ein Schoßhündchen. Auch dein Testosteronwert ist am Ende dieser Phase rund um den Eisprung am höchsten, er schützt dich vor schneller Ermüdung und macht dich zäh. Intensive Trainingseinheiten wie ein Intervalltraining verträgst du jetzt besonders gut. Östrogen hat muskelaufbauende Wirkung, nutze sie bei einem schweißtreibenden Krafttraining aus und zeige deinen Muskeln, wo es langgeht! Achte danach auf eine ausreichende Energiezufuhr in Form von Eiweiß und Kohlenhydraten (siehe After-Workout-Shake im Buchumschlag), in deiner Östrogen-Hochphase hast du von Natur aus weniger Appetit, denn Östrogen beeinflusst auch die Hunger-Sättigungs-Achse und wirkt wie Leptin, ein Hormon, das deinen Appetit zügelt.

In der DRITTEN ZYKLUSWOCHE, nach deinem Eisprung und mit Beginn deiner Lutealphase, ist ein Absinken deiner Performance nicht ungewöhnlich. Dein Progesteronspiegel steigt an, deine Körpertemperatur steigt um bis zu 0,5 Grad Celsius an und unter dem Einfluss des Progesterons wird dein Bindegewebe weicher, was es anfälliger für Verletzungen und Risse macht. Also behalte dein Trainingspensum bei, aber gehe nicht in die Vollen, beziehungsweise, wenn du Vollgas gibst, achte auf ausreichende Regeneration. Dein Glukosestoffwechsel ist nun mit absinkendem Östrogen nicht mehr so effektiv, achte auch jetzt darauf, genug Proteine zu tanken und je nach Dauer und Intensität des Trainings ausreichend Kohlenhydrate zu dir zu nehmen.

In der LETZTEN ZYKLUSWOCHE kommt es zum Abfall des Östrogens und Progesterons, hier steht bei vielen Frauen das Prämenstruelle Syndrom (PMS) im Vordergrund, dein innerer Schweinehund ist nun ein gefährlicher Kampfhund. Außerdem ist das Immunsystem in dieser Phase schlechter. Solltest du intensiv trainieren, achte besonders gut auf Regeneration und genug Proteine nach dem Training, um den Immunsturm abzufangen.

Ganz wichtig: Bewege dich ausreichend, leichte Ausdauerbelastungen verbessern die Symptomatik beim PMS. Es muss kein Lauf sein, aber ein strammer Spaziergang an der frischen Luft wird dir guttun.

Ein Hit für die Gesundheit – Hochintensives Intervalltraining, Sprints und Tabata

An einigen Stellen habe ich schon ein Thema gestreift, das ein eigenes Kapitel verdient hat: das Intervalltraining. Wenn du deine Fitness noch weiter verbessern willst, dann kommst du um die ein oder andere hochintensive Trainingseinheit mit Pulsbereich »orange bis rot« einfach nicht herum. Achtung: Solltest du herzkrank sein, bespreche zunächst mit deiner Ärztin oder deinem Arzt, wie weit du gehen darfst. Aber grundsätzlich ist hochintensives Intervalltraining, kurz HIIT, auch für Menschen mit Herzerkrankungen vorteilhaft.

Die gute Nachricht vorweg: Du darfst dir die Art des Intervalltrainings aussuchen und gerne auch variieren. Ob du Sprints in dein

Lauftraining einbaust (sogenanntes SIT), auf deinem Hometrainer radelst, klassisches hochintensives Intervalltraining (HIIT) oder Tabata-Training mit Übungen zu Hause machts: Geh da einfach nach deinen persönlichen Vorlieben. Noch nie etwas von Tabata gehört? Das ist eine Form des hochintensiven Intervalltrainings, die der japanische Wissenschaftler Dr. Izumi Tabata entwickelt hat. Traditionell werden hier 20-Sekunden-Intervalle mit 10-Sekunden-Pausen kombiniert, das Ganze in 4-Minuten-Zyklen verpackt. Auch das klassische Zirkeltraining, das du vielleicht von früher aus dem Sportunterricht noch kennst, ist eine Art Intervalltraining.

All diese Trainingsarten haben eines gemeinsam: Sie feuern deinen Puls hinaus aus der Komfortzone und da sollte er hin, wenn du deine Fitness und Gesundheit steigern möchtet. Gerade von Frauen in den Vierzigern höre ich häufig, dass sie jetzt nicht mehr so hart mit sich und ihrem Körper umgehen und nur noch sanft trainieren wollen. Dafür habe ich grundsätzlich Verständnis, denn viele sind erschöpft von ihren turbulenten Dreißigern. Aber glaube mir, es hat wirklich Vorteile für die langfristige Gesundheit deines Körpers, wenn du einmal in der Woche auf die eine oder andere Art HIIT absolvierst.

Insbesondere für Frauen in der Perimenopause und nach der Menopause bringt das gesundheitliche Benefits. Denn hochintensive Einheiten führen auch zu hochintensiven Reizen, dadurch verbessern sich der Stoffwechsel und die Körperzusammensetzung immens. Je intensiver die Trainingseinheit, desto mehr Glukose wird verbraucht (der Fettstoffwechsel funktioniert besser bei niedrigen Herzfrequenzen), das bedeutet, hochintensives Training zieht dir förmlich den Zucker aus dem Blut und saugt es in die Muskeln. Und weil die Aufnahme der Glukose in die Muskeln bei dem immer geringeren Östrogenlevel ab der Perimenopause immer schwerer fällt, kannst du das HIIT nutzen, um erhöhte Blutzuckerspiegel zu vermeiden. Weitere Vorteile des HIIT: In Ruhe stellt dein Körper dann auf den Fettverbrennungsmodus um, Glukose wird als Glykogen in Leber und Muskeln gespeichert, damit es für die nächste hochintensive Einheit zur Verfügung steht.[98] Dein Körper ist einfach superschlau, oder?

Bei postmenopausalen Frauen mit Diabetes zeigte sich Intervalltraining zudem als besonders effektive Methode, das hartnäckige viszerale Bauchfett schmelzen zu lassen. Bereits nach 16 Wochen Training waren es 24 Prozent weniger. Und das ganz ohne spezielle Diät.[99] Auch die Funktion und Anzahl deiner Mitochondrien steigen durch hochintensives Intervalltraining an – du tankst quasi Super Plus für deine Muskeln statt Normalbenzin.

Wenn du bei der nächsten hochintensiven Einheit schwitzt und noch Restkapazität in deinem Hirn zum Denken haben solltest, dann halte dir vor Augen, was du jetzt gerade für deine Gefäß- und somit auch Herzgesundheit machst: Es werden spezielle Signalmoleküle, »Vascular Endothelial Growth Factor« (VEGF), produziert und auch sie pflegen dein Endothel, also deine innere Gefäßschicht, sind aber auch gut für deinen Blutdruck und helfen gegen Hitzewallungen.[100] Zudem wird die Bildung von neuen kleinen Gefäßen (»Angiogenese«) gepusht, und eine bessere Durchblutung bedeutet nicht nur eine bessere Blutdruckregulation, sondern auch eine bessere Wärme adaption bei Sport oder hohen Temperaturen, ein häufiges Problem von Frauen in den Wechseljahren.

Wenn ich meine Sprinteinheiten einlege und dies auf Social Media poste, schreiben mir oft Frauen, dass sie Angst vor zu heftiger Belastung haben, weil sie sich danach oft krank fühlen und es das Immunsystem schwächt. Dieser Mythos wurde zum Glück vor einigen Jahren widerlegt, denn eindeutige Daten zeigen, dass es nach intensiver Anstrengung zu einem deutlichen Anstieg der Immunzellen im Blut kommt. Sie wandern dann auch in die Lungen und den Magen-Darm-Trakt, um zu verhindern, dass böse Eindringlinge in den Körper kommen, und machen uns in der Regel nicht empfänglicher für Erkrankungen. Wir müssen hier allerdings etwas differenzieren. Ganz lange hochintensive Belastungen wie ein Marathon erhöhen in der Tat die

Wahrscheinlichkeit für einen Infekt der Atemwege um ein Vielfaches. Für normales Intervalltraining ist das nicht nachgewiesen. Es wurde sogar gezeigt, dass regelmäßige Bewegung das Immunsystem so sehr stärken kann, dass sich die Anzahl der Krankheitstage um 25 Prozent verringern kann. Sport führt außerdem zu einer besseren Immunantwort nach Grippeschutzimpfungen und er aktiviert krebsvernichtende Killerzellen, die nach einer Trainingseinheit in hohen Konzentrationen in deinem Blut herumsausen. Halten wir also fest: Sport fördert langfristig die Gesundheit deines Immunsystems, Intervalltraining in den richtigen Dosen angewendet, wirkt als Katalysator.

Und wenn dich das alles noch nicht überzeugt hat, deine Schuhe anzuziehen und loszurennen, dann kommt zum Schluss noch ein Totschlagargument: Mit zunehmendem Alter verlässt uns nicht nur Muskelmasse, sondern auch Hirnmasse, deine graue Hirnsubstanz. Hochintensiver Sport ist super für die Kognition und das Gedächtnis, on top kommt noch die Steigerung des gesamten Wohlbefindens – ist ja auch klar, wer so hart arbeitet, der kann auch mächtig stolz und zufrieden mit sich sein!

HOW TO HIIT

Hier kommen jetzt einige Vorschläge, welche Art von Intervalltraining du machen kannst, such dir das aus, was sich für dich am besten umsetzen lässt.

Als Läuferin mag ich Sprint-Intervall-Training, das sogenannte SIT, für den Einstieg gerne, denn die Intervallphasen sind kurz, das hilft den meisten durchzuhalten. Laufe dich zehn Minuten locker ein, danach beginnen die Sprintintervalle. Renne 30 Sekunden, so schnell du kannst (30 Sekunden werden dir wie Stunden vorkommen), laufe dann drei Minuten locker, anschließend wieder 30 Sekunden im Racingtempo. Das Ganze sechsmal wiederholen. Auslaufen bei lockerem Tempo (Zone 2) für wiederum zehn Minuten.

Wenn du das schaffst, ist das wirklich prima. Profis wie der Laufcoach Vincent Vermeulen sagen aber, längere Intervalle sind besser, Englisch lernst du schließlich auch nicht in 30 Sekunden, sondern besser in 10-bis-15-Minuten-Einheiten. Für deinen Körper ist das Training wie eine Lerneinheit. Also kannst du deine Intervalle verlängern und dafür etwas Gas rausnehmen, denn zehn Minuten Sprinten schafft keiner. Du solltest das Tempo so erhöhen, dass du nur noch einzelne Wörter sprechen kannst, keine Sätze mehr (Zone 4 oder auf der Borg-Skala 15–16). Laufe zwei Intervalle à 15 Minuten, dazwischen drei Minuten lockeres Traben zum Verschnaufen. Zum Schluss zehn Minuten in Zone-2-Tempo auslaufen. Natürlich geht Intervalltraining auch hervorragend auf dem Fahrrad, das Prinzip ist das Gleiche wie beim Laufen. Zehn Minuten lockeres Einradeln, dann Intervalle, zehn Minuten lockeres Ausradeln.

Du kannst deinen Puls zu Trainingszwecken natürlich auch von zu Hause aus hochjagen, das geht vor dem Bildschirm genauso gut, auf YouTube gibt es tolle Videos mit kurzen knackigen HIIT-Einheiten. Toll finde ich auch Kettlebell-Workouts als HIIT-Training, dynamische Übungen wie der Kettlebell-Swing und gesprungene Lunges mit Gewicht lassen den Puls ebenfalls ordentlich nach oben tanzen!

Sport in der Schwangerschaft: Prävention[2]

Mit dem positiven Schwangerschaftstest ging es los: die Verunsicherung und die vielen Ratschläge, mit denen ich bombardiert wurde, obwohl ich nie danach gefragt hatte. Mir wurde ein sofortiges Beschäftigungsverbot für meine Hauptwirkungsstätte, das Herzkatheterlabor, verordnet. Die Strahlung sei zu gefährlich für den heranwachsenden Fötus. Das konnte ich noch einsehen, obwohl wir inzwischen wissen, dass es auch hier möglich ist, unter bestimmten Schutzbedingungen weiterzuarbeiten.[101] Zum Arbeitsverbot kam der Verzicht auf gewisse Käsesorten, Sushi war verboten, Fleisch nur noch durchgegart erlaubt, Alkohol war sowieso tabu. In der Schwangerschaft gelten also oft andere Regeln. Aber was ist mit Sport? Darf man das machen oder schade ich dem heranwachsenden Wunder in meinem Bauch damit? Meine Gynäkologin gab mir das Go, weiter joggen zu gehen, aber nach wenigen Wochen fühlte ich mich dabei nicht mehr wohl, ein seltsames Ziehen im Unterbauch und ein komisches Gefühl machten sich breit. Ich stieg um auf Nordic Walking, wofür ich an dieser Stelle erneut eine Lanze brechen möchte. Nordic Walking, wenn es richtig ausgeführt wird, ist eine ganz wunderbare Art des Ausdauertrainings für jede Frau. Mich verunsicherte, dass eine Nachbarin, die damals zur gleichen Zeit schwanger war, quasi bis zum Tag der Entbindung joggte, ich kam mir immer komisch vor, wenn die mich locker-leicht joggend im Wald überholte, während ich mit meinen Stöcken schnaufend geradeaus schlich. Zum Glück hatte ich damals noch kein Instagram, sonst wäre ich wahrscheinlich komplett verzweifelt, mir werden täglich in meinem Insta-Feed Schwangere mit Kugelbäuchen auf Laufbändern angezeigt. Ich finde das toll, keine Frage, aber für mich war das in beiden Schwangerschaften einfach unvorstellbar.

Was ich damit sagen will: Jede Schwangerschaft ist anders, jede Geburt ist anders, jeder Körper reagiert anders. Vergleich dich und auch deine sportlichen Aktivitäten nicht mit denen der anderen. Eine Sache steht aber fest – sportliche Betätigung und körperliche Aktivität sind in der Schwangerschaft mehr als empfohlen. Ein gängiger Mythos, der mir immer wieder zu Ohren kommt, lautet, dass Frauen, die vorher keinen Sport gemacht haben, in der Schwangerschaft nicht damit beginnen sollten. Das ist wirklich völliger Unsinn. Gerade in der Schwangerschaft sollte auf genug Bewegung geachtet werden, denn sie reduziert das Auftreten von Schwangerschaftskomplikationen, Rückenschmerzen, Verdauungsbeschwerden, Krampfadern, übermäßiger Gewichtszunahme und Kreislaufproblemen, und nicht zuletzt verbessert Bewegung auch die Stimmungslage. Die Bewegungsempfehlungen für Schwangere von der Europäischen Fachgesellschaft für Kardiologie lauten: dreißig bis sechzig Minuten Bewegung pro Tag oder mindestens 150 bis 180 Minuten moderater Sport, wie zum Beispiel Nordic Walking, pro Woche.[102]

(Selbstverständlich alles immer nur unter dem Vorbehalt, dass eure Schwangerschaft unauffällig ist und ihr das Einverständnis eurer Gynäkologin habt.)

Jedes Training muss natürlich gestoppt und überdacht werden, wenn es zu Beschwerden wie Kurzatmigkeit, Schwindel, Brustschmerzen, vorzeitigen Wehen, Wadenschwellung, unregelmäßigem Herzschlag, Fruchtwasserabgang oder Blutungen kommt.

Wie im Hormon-Kapitel in Teil 1 beschrieben, ist eine Schwangerschaft an sich bereits vergleichbar mit Ausdauersport. Ab der fünften Schwangerschaftswoche (SSW) beginnt sich dein Herz-Kreislauf-System auf den Mehrbedarf deines neuen Untermieters vorzubereiten. Und theoretisch bist du in deiner Schwangerschaft ziemlich leistungsfähig. Auch wenn du vor deiner Schwangerschaft eher zur Fraktion Couchpotato gehört hast, kannst und solltest du regelmäßig Sport machen. Denn die Realität zeigt, dass Schwangere sich wie die meisten Nicht-Schwangeren durchschnittlich eher zu wenig bewegen. Auch wenn ich persönlich glaube, dass diese Daten nur von Schwangeren sein können, die mit dem ersten Kind schwanger sind. Sobald man schon ein Kleinkind zu Hause hat und noch einmal schwanger wird, bewegt man sich in der Regel genug!

Save your heart History

Bereits im Alten Ägypten wusste man, dass die körperlich sehr aktiven Sklavinnen leichtere Geburten hatten als ihre eher trägen Herrinnen. Sie hatten weniger häufig eine starke Gewichtszunahme und arbeiteten schwer bis zur Geburt.

Aber nicht nur die Mamas sind nach der Schwangerschaft fitter, auch die Kinder von fitten Mamas profitieren, denn sie werden mittrainiert. Man hat herausgefunden, dass körperliche Aktivität während der Schwangerschaft offenbar durch epigenetische Effekte dazu führt, dass die Motorik der »Sportkinder« besser ist als von Kindern, die in der Schwangerschaft keinen Sport mitgemacht haben. Ein Grund mehr, fit für die Schwangerschaft zu sein: deine Kinder sind Nutznießer deiner Mitochondrien, die werden nämlich von der Mutter auf die Kinder vererbt!

Body and Soul: Flexibel und entspannt mit Yoga und Pilates

Zum Schluss gibt es noch etwas Entspannendes. Yoga und Pilates sind beliebte Frauensportarten, auch wenn beide von Männern erfunden wurden. Aktuellen Daten zufolge praktizieren neun Prozent aller Frauen und nur ein Prozent aller Männer Yoga oder Pilates. Entsprechend gibt es für diese Sportarten auch deutlich weniger Studien im Vergleich zu Kraftsport und Ausdauersport. Klar, Männer untersuchen häufiger das, was sie selbst auch interessiert. Daher habe ich die wesentlichen Aspekte, die sich positiv auf deine Gesundheit auswirken, zusammengefasst.

Yoga ist nicht nur eine wunderschöne Bewegungsform, sondern ein Mindset. Das Praktizieren von Yoga schafft ein Gleichgewicht zwischen Körper, Geist und Seele. Die Kombination aus Bewegung, Atmung und Meditation ist besonders gut für dein Herz. Ein achtsamer Umgang mit deinem Körper ist eine wichtige Grundvoraussetzung für ein gesundes und starkes Herz. Ich war vor einigen Jahren zum ersten Mal in einem Yoga-Retreat, jeden Tag wurde drei bis vier Stunden Yoga praktiziert, und ich habe mich selten so gut, energiegeladen, entspannt und in mir ruhend gefühlt wie nach diesem Retreat. Ich habe mir fest vorgenommen, Yoga-Einheiten viel regelmäßiger in meinen Alltag einzubauen, tatsächlich ist dies aber meine Achillesferse und ich mache das viel zu selten.

Es gibt verschiedene Yoga-Formen, am häufigsten praktiziert wird das Hatha Yoga, bei dem körperliche Übungen (Asanas), Atemübungen sowie Meditation den Weg zur Selbsterfahrung ebnen sollen. Insbesondere die Asanas mit ihren Dehnungen und Muskelanspannungen stehen im Zentrum der Körperbeherrschung.

Tatsächlich gibt es einige präventive und medizinisch-therapeutische Effekte des Yogas, weshalb auch vereinzelt Krankenkassen die Kosten für Yoga-Kurse erstatten, wenn sie unter medizinischen Gesichtspunkten durchgeführt werden. Wenn du zu Hause und kostenlos trainieren möchtest, lege ich dir online verfügbare Yoga-Videos ans Herz. Aufgrund seiner positiven Effekte auf die achtsamkeitsbasierte Stressreduktion profitiert auch deine Herzgesundheit vom regelmäßigen sanften Bewegen auf der Matte.

Chronischer Stress ist ein unterschätzter Krankmacher fürs Herz, und ein guter Umgang mit Stress ist definitiv förderlich für alle Aspekte der Gesundheit. Denn Stress führt bekanntermaßen zur Erhöhung des Blutdrucks, Entspannungstechniken und ein ruhiges Yogagemüt arbeiten dagegen an. Studien zum Einfluss von Yoga auf Bluthochdruck haben eine Senkung des Blutdrucks im Mittel um sechs mmHg (systolisch) nachgewiesen. Voraussetzung ist hier natürlich, dass regelmäßig und nicht nur alle paar Wochen mal praktiziert wird.[103] Wenn dir sechs mmHg Senkung wenig erscheint, bedenke, dass bereits eine Absenkung des Blutdrucks um drei mmHg zu einer Absenkung des Risikos für Schlaganfall um acht Prozent und des Herzinfarktrisikos um fünf Prozent führt.

Kürzlich erzählte mir eine Patientin, sie habe ihr Vorhofflimmern, eine der häufigsten Herzrhythmusstörungen, die äußerst lästig ist, mit Yoga gut in den Griff bekommen und ihre Herzrhythmus-stabilisierenden Medikamente absetzen können. Davon hatte ich bis dato noch nie gehört, allerdings leuchtet es unter dem Aspekt ein, dass Yoga den Blutdruck beeinflusst, der zu den Hauptrisikofaktoren für Vorhofflimmern zählt. Der positive Effekt auf die Psyche durch das regelmäßige Praktizieren ist in diesem Zusammenhang ebenfalls ein wichtiger Punkt. Psychischer Stress, Angst und Depressionen sind eindeutige Trigger für die Entstehung von Herzrhythmusstörungen und Extraschlägen. Natürlich ist die Studienlage für Yoga und Vorhofflimmern nicht ausreichend, aber Yogis pflegen grundsätzlich einen herzgesünderen Lebensstil, sie legen in der Regel sehr viel Wert auf gesunde Ernährung und sind nicht gerade als Cola-trinkende, rauchende Spezies bekannt. Das wäre wie Wasser predigen und Wein trinken.[104]

Ähnlich positive Effekte werden auch dem regelmäßigen Pilates-Training zugeschrieben. Pilates wird entweder klassisch auf der Matte oder an einem Pilates-Trainingsgerät (»Reformer«) durchgeführt, das aus einem langen Rahmen und einer beweglichen Plattform besteht, bei der spezielle Widerstände das Training noch herausfordernder und kräftigender machen. Vergleichbar mit dem Yoga stehen hier dynamische oder Halteübungen mit dem eigenen Körpergewicht im Vordergrund, ein ganz wichtiger Part ist außerdem wiederum die Atmung. Der Fokus auf die Atmung verbessert die Durchblutung der Lunge und führt zu einem aufrechten Gang und einer Haltungsverbesserung. Auch wenn die Übungen in der Regel bei niedriger Intensität durchgeführt werden, profitieren Pilates-Freudige von regelmäßigen tiefen Atemzügen in das sogenannte Powerhouse, also die tiefe Bauchmuskulatur und den Beckenboden.

Studien konnten eine Vielzahl von positiven Effekten auf die Gefäße beobachten, was Pilates das Potenzial zuspricht, Herz-Kreislauf-Erkrankungen zu lindern.[105] Insbesondere die statische Komponente mit vielen Halteübungen ist sehr vorteilhaft, denn es konnte sogar ein blutdrucksenkender Effekt bei übergewichtigen jungen Frauen festgestellt werden.[106] Auch führen die niedrigen Intensitätsbelastungen zur vermehrten Ausschüttung von Stickstoffmonoxid (NO), was die Gefäßsteifigkeit verbessert.

Wo wir gerade bei den Halteübungen sind, möchte ich dir auf jeden Fall noch meine isometrischen Lieblingsübungen mit auf den Weg geben, bei denen eine bestimmte Körperstellung über einen gewissen Zeitraum gehalten wird. Denn diese haben sich als extrem wirksam in der Blutdrucksenkung gezeigt. Sie führten in Studien zu einer durchschnittlichen Blutdrucksenkung von bis zu zwölf mmHg, was wirklich phänomenal ist, wenn man bedenkt, dass es bei Ausdauertraining im Schnitt »nur« acht bis neun mmHg sind.[107]

DIE PLANK: Der klassische Unterarmstütz. Das Ziel ist, diese Position zwei Minuten lang zu halten. Am Anfang starten wir mit dreißig Sekunden. (Absolute Beginner dürfen auch gerne am Anfang noch die Knie auflegen.) Steigere die Zeit kontinuierlich. Am Ende ist es super (und sehr gut für den Blutdruck), wenn du die Plank zwei Minuten am Stück halten kannst, dann eine 30-Sekunden-Pause einlegst und den Ablauf noch zweimal wiederholst. Das Ganze zwei- bis dreimal pro Woche üben.

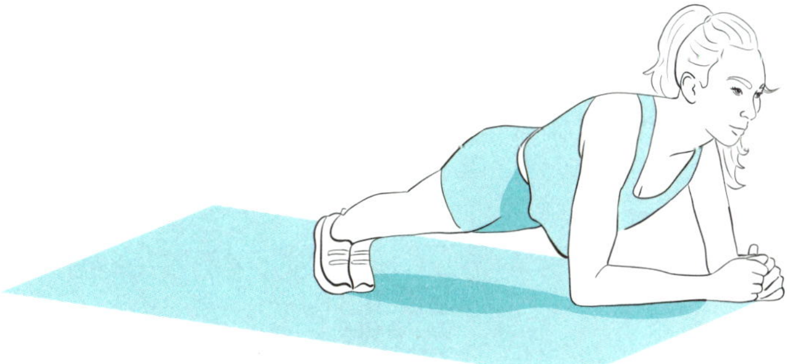

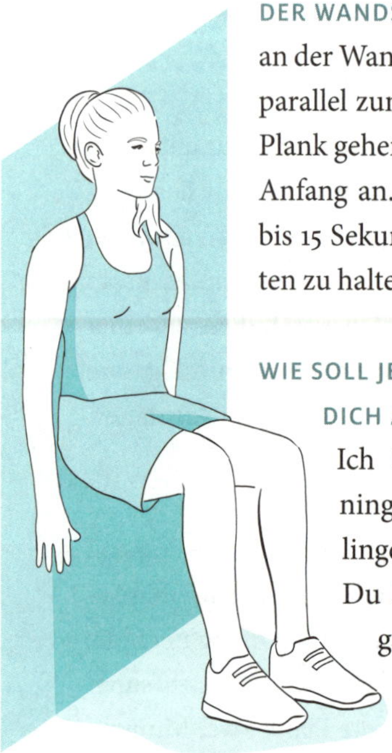

DER WANDSITZ: Du stehst mit dem Rücken und Gesäß an der Wand, die Beine sind gebeugt, die Oberschenkel parallel zum Boden. Auch hier wird es dir wie bei der Plank gehen, die wenigsten schaffen zwei Minuten von Anfang an. Deshalb steigere dich wöchentlich um 10 bis 15 Sekunden. Ziel ist es, diese Position zwei Minuten zu halten, die Übung dreimal wiederholen.

WIE SOLL JETZT DER IDEALE TRAININGSPLAN FÜR DICH AUSSEHEN?

Ich habe zwei verschiedene 6-Wochen-Trainingspläne ausgearbeitet, einen für Sport-Neulinge und einen für Sportys, die mehr wollen. Du kannst sie dir über den QR-Code unten ganz einfach herunterladen. Ziel soll es sein, dich über Wochen kontinuierlich zu steigern und das Trainingspensum von Woche 6 dann erst mal für einige Wochen beizubehalten. Ideal wäre es natürlich, wenn du, bevor du loslegst, einen Basiswert zum Vergleich hättest. Falls deine Uhr so etwas wie die Cardiofitness misst, schau doch mal nach, wie der Wert zu Beginn ist und wo du nach sechs Wochen stehst. Sicherlich kann man auch ohne technische Ausstattung loslegen, hier geht es einfach darum, dass Sport Einzug in deinen Alltag hält und dass du dich nach einigen Wochen schon fitter und vitaler fühlst. Viel Spaß beim Schwitzen!

Biohacking 3.0: Gesundheitsparameter für deine Transformation zu einem herzgesunden Leben

Die moderne Technik erlaubt uns, unseren Gesundheitsstatus genau zu überwachen, optische Sensoren können deine Sauerstoffsättigung messen, »Wearables« wie Ringe, Bänder und Uhren können deine Schritte, deine Schlafqualität, deine Herzfrequenz, deinen Regenerationszustand und auch deine Fitness tracken, mit Glukosesensoren kannst du deinen Blutzucker in nahezu Echtzeit verfolgen. Ich kenne Selbstoptimiererinnen, die jeden Morgen auf einen Urin-Teststreifen pinkeln, um nach Ketonkörpern im Urin zu screenen und so die Kohlenhydratversorgung zu optimieren.

Die Messmöglichkeiten sind grenzenlos, aber unsere Zeit ist begrenzt. Auch ich bin ein »Werte-Nerd«, wie du im ersten Teil des Buches sicher gemerkt hast. Neben Blutdruck, Cholesterin und Co. gibt es aber noch ein paar weitere Gesundheitsparameter, die ich regelmäßig, aber nicht täglich überwache. Sie geben mir die Möglichkeit, wertvolle Einblicke in meine körperliche Fitness und meinen allgemeinen Gesundheitszustand zu bekommen. Das hilft mir, meinen Körper besser zu verstehen und auf ihn zu hören. Solltest auch du das machen? Nun, das ist sicherlich kein Muss, viele Frauen haben ohnehin ein sehr gutes Körpergefühl und ich verstehe, wenn du für diese Form der Selbstoptimierung keine Zeit oder Nerven hast. Aber das Sichtbarmachen von Werten hilft in der Praxis vielen Menschen dabei, Verhaltensweisen zu ändern. Wenn du schwarz auf weiß siehst, dass du am Ende des Tages nur 1500 Schritte gesammelt hast, wie dein Blutzucker nach der Packung Gummibärchen ins Nirwana steigt oder du anhand deiner absinkenden HRV realisierst, wie schlecht Alkohol für deine Schlafqualität ist, fällt es leichter, schlechte Verhaltensweisen ad acta zu legen. Dabei ist es wichtig, eine gesunde Balance zu behalten und nicht in einen Kontrollwahn zu verfallen, das kann in negativen Stress ausarten. Vielleicht bekommst du aber auch Lust, den einen oder anderen Wert mal zu checken und zu tracken.

DEIN RUHEPULS (HERZFREQUENZ): Die Anzahl deiner Herzschläge pro Minute wird Herzfrequenz oder auch Puls genannt. Eines der besten analogen Pulsmessgeräte ist dein Finger. Wie du deinen Ruhepuls damit genau misst, erkläre ich ausführlich im Kapitel über Vorhofflimmern in Teil 3. Die moderne Art und Weise der Messung ist die über eine Smartwatch. Der Vorteil an der kontinuierlichen Messung mittels Watch und App: Du bekommst eine durchschnittliche Ruhe-Herzfrequenz ausgespuckt und kannst Abweichungen gut feststellen.

Welche Herzfrequenz ist jetzt normal? Frauen haben durchschnittlich eine etwas höhere Ruheherzfrequenz als Männer, für Frauen zwischen 18 und 65 Jahren gilt ein Bereich von sechzig bis neunzig Schlägen pro Minute als normal. Bei gut trainieren Menschen liegt sie allerdings oft nur bei fünfzig Schlägen pro Minute. Das ist nicht krankhaft, sondern eine Anpassung an jahrelanges Training, pro Schlag katapultiert das Herz mehr Blutvolumen in die Blutbahn, somit muss es weniger oft schlagen, um die gleiche Menge Blut pro Minute zu transportieren. Das ist äußerst ökonomisch und spart Energie. Ein niedriger Puls ist also ein Fitnessparameter und mehr: Ein dauerhaft erhöhter Ruhepuls ist in vielen Studien ein Indiz für zukünftige Krankheiten oder ein verkürztes Leben. Menschen, die über einen längeren Zeitraum einen Ruhepuls über neunzig Schläge pro Minute haben, haben ein höheres Sterberisiko als Menschen mit einer Ruheherzfrequenz von sechzig Schlägen pro Minute.[108] Ein Grund mehr, Sport zu treiben, denn aerobes Ausdauertraining, das dem Zone-2-Training entspricht, eignet sich wunderbar, um den Ruhepuls abzusenken. Aber auch Entspannungsübungen wie Meditation oder Tai-Chi beruhigen und senken den Ruhepuls. Übrigens kann ein dauerhaft erhöhter Puls nach dem Training ein Hinweis für Übertraining sein. Hier hilft dann nur, eine Trainingspause einzulegen und mit der richtigen Ernährung und genug Schlaf zu regenerieren.

DEINE SCHRITTE: Das Gehen ist die simpelste Form der Bewegung. Smartwatches und Fitness-Apps tracken deine Schritte, machen es dir einfacher, den Überblick zu behalten, und sind zugleich Motivation. Vielleicht bist du auch schon das eine oder andere Mal eine Extrarunde um den Block gegangen, um deinen »Bewegungsring« zu schließen? Aber wie viele Schritte müssen es sein, fragst du dich? Dein Tagesziel sollten siebentausend bis achttausend Schritte am Tag sein, zehntausend Schritte sind top. Wenn du dauerhaft mehr als siebentausend Schritte schaffst, bist du denen mit weniger Schritten in Sachen Gesundheit einen ordentlichen Schritt voraus, dein Sterberisiko sinkt.[109] Wenn das keine Motivation ist?

DEINE VO_2MAX: Die maximale Sauerstoffaufnahme ist ein nützlicher Indikator für deine körperliche Fitness und zeigt, wie gut dein Körper Sauerstoff aufnehmen und in deine Zellen zur Energiegewinnung transportieren kann. Um das Ganze genau angeben zu können, hat man sich auf eine Maßeinheit geeinigt, nämlich wie viel Milliliter Sauerstoff pro Zeiteinheit (Minute) maximal von dir verwertet werden können. Ein starker Motor (Herz) zusammen mit einem starken Fahrgestell (Muskelmasse) und der optimalen Belüftung (Lunge) ergeben eine hohe VO_2max. Je höher der Wert ist, desto besser. Er hängt von mehreren Faktoren ab wie deiner Körpermasse, deinem Alter, deiner Fitness, ist aber auch von deiner Genetik geprägt. Männer erzielen höhere Werte als Frauen. Die Sauerstoffaufnahme sinkt tendenziell mit dem Alter, deshalb ist es gut, wenn wir »vortrainieren«, schlechter wird's von alleine. Training erhält und verbessert die VO_2max. Der Zusammenhang mit der Herzgesundheit ist nachgewiesen, hohe Werte sind mit einem niedrigeren Risiko für Herzerkrankungen verbunden. Bei Frauen zwischen 35 und 40 Jahren gilt ein relativer VO_2max-

Wert von unter 24 als schwach, sehr gut sind Werte zwischen 40 und 45. Die folgende Tabelle gibt dir eine kleine Orientierung.

VO_2MAX-NORMWERTE FÜR FRAUEN

Alter	Du musst was tun!	Ok	Gut	Wow	Besser geht's nicht
30–39	<27	27–31	31–36	36–40	>40
40–49	<24	24–29	29–33	33–37	>37
50–59	<23	23–27	27–31	31–33	>33
60+	<20	20–24	24–30	30–31	>31

DEINE SCHLAFQUALITÄT: Die Regenerationsqueen deines Körpers ist dein Schlaf. Die Bedeutung des Schlafs für deine Herzgesundheit werde ich noch im Recovery-Kapitel ausreichend beleuchten, jetzt geht es nur darum, wie wir die Schlafqualität messen können. Denn in der Regel bewerten wir (sofern wir überhaupt in der luxuriösen Lage sind, darüber nachdenken zu können) morgens nach dem Aufwachen unseren Schlaf anhand unseres Ist-Zustandes. Es gibt aber auch hier smarte Messmöglichkeiten. Viele tragen ihre Smartwatches rund um die Uhr, so wie auch ich es jahrelang nachts getan habe, um meinen Schlaf zu tracken. Als ich mich aber mal näher mit der Messmethode beschäftigt habe, stellte ich fest, sie ist gar nicht adäquat. Besser schneiden hier spezielle Ringe oder Armbänder ab. Diese Geräte messen nicht nur die reine Schlafdauer (sieben bis neun Stunden sind ideal), sondern zeigen dir auch deine Schlafstadien an. Viel REM-Schlaf (REM = Rapid Eye Movement) ist ein gutes Zeichen, in der Regel liegt der Anteil der REM-Phasen bei 20 bis 25 Prozent deiner Schlafdauer, also bei etwa zwei Stunden pro Nacht. Meist beginnt die erste REM-Schlafphase neunzig Minuten nach dem Einschlafen, wer vor Mitternacht ins Bett geht, hat oft eine bessere REM-Schlaf-Ausbeute.

DEINE HERZFREQUENZVARIABILITÄT (HRV) ist ein Parameter, der uns viel über die Gesundheit deines Herzens verrät und deinen Erholungszustand widerspiegelt. Die HRV wird zwischen zwei Herzschlägen analysiert. Obwohl der Herzschlag regelmäßig ist, gibt es eine Spannbreite von Millisekunden zwischen zwei Herzschlägen. Diese Spannbreite (Variabilität) gibt Auskunft darüber, wie flexibel sich dein Herz neuen Bedingungen anpassen und mit Stress umgehen kann. Sie spiegelt letztendlich das Zusammenspiel zwischen parasympathischem und sympathischem Nervensystem wider. Eine hohe HRV ist ein Hinweis darauf, dass dein Herz stark und gesund ist. Ist sie niedrig, kann das ein Zeichen für zu viel Stress sein, dein Stressnerv, der Sympathikus, ist *on fire*. Was bei prämenopausalen Frauen mit normalem Zyklus (ohne Pille) wichtig ist und was die modernen Geräte bei ihrer Berechnung in keiner Weise einkalkulieren, ist der Einfluss unserer weiblichen Hormone. Denn sowohl Östrogen als auch Progesteron beeinflussen deine HRV. In der zweiten Zyklusphase, wenn Progesteron dominiert, kann deine HRV niedriger (»schlechter«) sein. Du kannst also niedrige Werte angezeigt bekommen, die dir suggerieren, dass du gestresst bist. Du trainierst also lieber nicht, dabei machen sich einfach deine Hormone bemerkbar. Da gilt es, den Zyklus genau zu beobachten.

In der kardiologischen Praxis gibt es spezielle EKG-Geräte, die deine HRV messen können, aber auch Smart-Devices wie Ringe, Armbanduhren und Armbänder spucken sie annähernd zuverlässig aus. Ein weiterer wichtiger Punkt: Vergleiche deine Werte nicht mit denen deiner Freundin, hier gibt es große individuelle Unterschiede, aber es ist hilfreich, wenn man selbst Abweichungen feststellt. Ein kleines Beispiel: Wenn ich erkältet war und meine HRV für meine Verhältnisse (irgendwann kennst du deine Werte auswendig) noch niedrig ist, dann bin ich lieber noch vorsichtig mit intensivem Training.

DEIN MENSTRUATIONSZYKLUS: Natürlich ist das Tracken deines Zyklus kein wirkliches Biohacking, aber sicher ein sinnvolles Tool, nicht nur, wenn es um Kinderwunsch oder Verhütung geht, sondern auch beim Thema Training und Regeneration. Jede Frau sollte ihren Zyklus kennen, und ich weiß, dass viele auch intuitiv angepasst an die Zyklusphase sowieso das Richtige tun und gar kein Tracking brauchen. Aber es gibt viele Frauen, die kein so gutes Körperempfinden haben und Warnsignale überhören. Gerade für sie kann es interessant sein zu schauen: Wo befinde ich mich gerade in meinem Zyklus? Macht es vielleicht Sinn, heute vom Training her kürzerzutreten oder einfach mal ein Nickerchen einzulegen? Es ist für sportlich aktive Frauen ganz wichtig, auf Veränderungen des Zyklus zu achten. Ein sehr kurzer Zyklus kann ein Hinweis für Stress und Übertraining sein, ein Ausbleiben der Periode (wenn man nicht in der Perimenopause ist) ist ein Alarmzeichen des Körpers und sollte ernst genommen werden. Inzwischen gibt es wirklich viele gute Apps, die deinen Zyklus tracken, oftmals ist die Funktion auch bei Smartwatches integriert.

Save your Heart Wissen

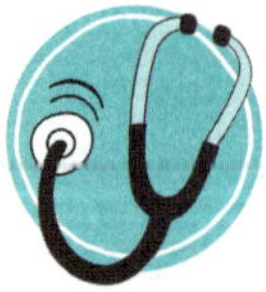

RED-Syndrom

Das relative Energiedefizit-Syndrom (RED-S) fasst die Folgen eines Energiemangels bei sportlich sehr aktiven Frauen zusammen. Wenn trotz sportlicher Betätigung zu wenig Brennstoff mit der Nahrung zugeführt wird, schaltet dein Körper auf »Energiesparmodus«. Dabei bleiben wichtige Stoffwechselprozesse auf der Strecke, Schilddrüsenhormone werden nicht mehr gebildet und es beginnt der Raubbau am eigenen Körper. Eine niedrige Knochendichte (Ermüdungsbrüche), ständige Verletzungen, häufige Infekte, Schlafstörungen, Nervosität, Verdauungsprobleme und das Ausbleiben der Periode sind nur einige der Folgen. Das RED-Syndrom ist nicht nur im Leistungssport vertreten, sondern auch bei Hobbysportlerinnen. Man sieht es den Betroffenen nicht unbedingt an, denn nicht immer sind sie untergewichtig.

Nutrition is Key: Herzgesunde Ernährung

Es gibt kaum ein Thema, bei dem so viel dogmatische Uneinigkeit herrscht wie bei der Ernährung. Kein Wunder also, dass man sich täglich fragt: Was soll ich essen? Jedes Lebensmittel existiert in unzähligen verschiedenen Ausführungen, soll man zum Beispiel Haferflocken gekeimt, geschrotet, glutenfrei, kernig oder feinschmelzend zu sich nehmen? Man ist sich uneins. Wenn ich auf Social Media meine Overnight Oats in die Kamera halte, bekomme ich regelmäßig kritische Kommentare: Meine Leinsamen enthalten doch gefährliche Blausäure, die Haferflocken soll ich besser weglassen, zu pestizidbelastet und schlecht für den Blutzucker, der Joghurt ist hoffentlich vegan, Milch ist pures Gift und voller Hormone, Magerquark geht auch nicht, zu viel Milchzucker und das Obst darin – oh Gott, eine Fruktosebombe! Es gipfelte darin, dass mir neulich eine Followerin schrieb, ich sei doch eigentlich schon zu alt, um Haferflocken zu essen? Ich bin beim Haferkauf noch nie nach meinem Ausweis gefragt worden.

Ich finde, wir verlieren uns zu sehr in den Details, es ist wichtig, auf das große Ganze zu schauen. Denn Fakt ist: Ernährung, oder die richtige Ernährung, ist der Eckpfeiler eines gesunden Lebensstils. Wenn du dir Gedanken über die Blausäure in den Leinsamen machst, dann ist die Wahrscheinlichkeit ziemlich hoch, dass du dich bewusster und gesünder ernährst als der Durchschnitt in Deutschland. Abseits von allen Foodexpertinnen gibt es nämlich leider immer noch eine große Truppe, die das Thema gesunde Ernährung zu wenig beherzigt. Trotz des reichhaltigen Angebots aus vielen guten Lebensmitteln lässt ein Großteil der Bevölkerung diese links liegen.

Eine Studie hat ergeben, dass sich mehr als jeder dritte Todesfall aufgrund von Herz-Kreislauf-Erkrankungen in Europa auf eine ungesunde Ernährung zurückführen lässt. Allein in Deutschland wurden im Jahr 2019 mehr als 112 000 vorzeitige Todesfälle durch schlechte Ernährung verursacht.[110] Die häufigsten Ernährungsfehler sind zu wenig pflanzliche Proteine, zu wenig Vollkornprodukte und der übermäßige Konsum von Kochsalz.

Je älter wir werden, desto besser müssen wir auf unsere Ernährung achten. Wie zu Beginn des zweiten Teils erwähnt, werden im Alter die Reparaturmechanismen des Körpers schlechter, unsere Mitochondrien, die wertvollen Minikraftwerke unserer Zellen, sind nicht mehr so flott wie mit 25, unser Immunsystem lässt nach, das »Entzündungsaltern« setzt in den Zellen ein und stellt die Weichen für Alterserkrankungen wie Herzerkrankungen und Krebs. Mit der richtigen Ernährung (und mit Sport) können wir wunderbar in die Abwärtsspirale eingreifen und uns jung essen. Je früher wir damit beginnen, desto besser. Wer bereits mit zwanzig Jahren bewusst auf gesunde Ernährung setzt, kann sein Leben um mehr als eine Dekade verlängern, aber auch wer erst mit Ende fünfzig, wachgerüttelt von dem ersten Herzinfarkt, anfängt, die Ernährung umzustellen, gewinnt noch gesunde Lebensjahre dazu.[111] Hier ist es wie mit Sport, es ist nie zu spät anzufangen! Noch eine kleine, aber wichtige Anmerkung, bevor es so richtig losgeht: Grundsätzlich sollten wir Frauen unsere Denkweise beim Thema Essen ändern: »Was esse ich, um mich lange stark und fit zu fühlen und herzgesund zu sein?« ist hier der bessere Approach als »Was esse ich, um schlank zu bleiben?«.

Aber wir atmen jetzt einfach mal tief durch und schauen nach, was für dein Herz langfristig gesehen der beste Treibstoff ist. Dafür beschäftigen wir uns zuerst mit den Grundlagen, den Makronährstoffen.

Kohlenhydrate: Die Guten, bitte!

Eiweiße, Fette und auch Kohlenhydrate gehören zu den Makronährstoffen. Kohlenhydrate und Fette dienen der Energiegewinnung, dagegen ist Eiweiß unser bestes Bauelement und wird nur selten zur Energiegewinnung herangezogen. Während vor einigen Jahren noch Fette in Verruf geraten waren, wanderte der Schwarze Peter der Ernährung jüngst weiter an die Kohlenhydrate. Ich persönlich kenne viele Frauen, die »low-carb«, »Keto« oder Ähnliches praktizieren. Fakt ist aber, Kohlenhydrate sind unsere primäre Energiequelle, sie kommen in unserer Nahrung in verschiedenen Formen wie Zucker, Stärke und Ballaststoffen vor und sind in vielen verschiedenen Lebensmitteln wie Getreide, Gemüse und Obst enthalten. Wir brauchen sie für alle täglich ablaufenden Stoffwechselprozesse im Körper. Unser Gehirn verbraucht in Ruhe übrigens sechzig Prozent der zur Verfügung stehenden Glukose, ganz schön viel, oder? Mit 4,1 Kilokalorien pro Gramm liefern Kohlenhydrate nur halb so viel Energie wie Fette. Eine bestimmte Menge an Kohlenhydraten wird in Form von Glykogen (der Speicherform der Glukose) dauerhaft in deiner Leber (etwa achtzig Gramm) und in deinen Muskeln (etwa fünfhundert Gramm) gespeichert, die reicht theoretisch aus, um auf nüchternen Magen langsam einen Halbmarathon zu laufen. Je trainierter du bist und je mehr Muskelmasse du hast, desto größer ist dein Glykogenspeicher, aber unendlich ist er nicht. Hier muss bedacht werden, dass ein Gramm Kohlenhydrate zwei bis drei Gramm Wasser mit einlagert, deshalb sind Muskeln in der Regel auch schwerer als Fettmasse.

Kohlenhydrate haben zu Unrecht einen schlechten Ruf, denn sie sind nicht per se schlecht fürs Herz, es sollten aber die richtigen Kohlenhydrate sein. Kohlenhydrate, die wir über die Nahrung aufnehmen, werden zunächst in Glukose, also Zucker, umgewandelt und beeinflussen damit maßgeblich deinen Blutzuckerspiegel. Einfache Kohlenhydrate, wie zum Beispiel der bekannte Traubenzucker, können direkt im

Darm als Zucker aufgenommen und unter Mithilfe von Insulin für die Energiebereitstellung im Blut genutzt werden. Beim Traubenzucker steigt der Blutzucker schnell an, satt wird aber keiner von der kleinen Zuckerbombe. Im Gegensatz dazu hängen bei sogenannten komplexen Kohlenhydraten die Zuckermoleküle wie in einer Perlenkette aneinander, hier kann der Körper nicht sofort jede Perle in Zucker umwandeln, es dauert etwas, bis die Zuckerperlen abgespalten werden und als Glukose ins Blut gelangen. Dadurch steigt der Blutzuckerspiegel deutlich langsamer an, es muss weniger Insulin ausgeschüttet werden und es wird verhindert, dass der Körper Fett einlagert.

Wir müssen also die richtigen Kohlenhydrate essen. Einfach und raffiniert klingt zwar für ein Kochrezept toll, in Sachen Herzgesundheit darf es hier gerne komplexer und unraffiniert sein. Einfache Kohlenhydrate, wie zum Beispiel Weißmehlprodukte wie Brötchen, Pasta und Pizza, bewirken einen schnellen Anstieg des Blutzuckerspiegels, was bei übermäßigem Konsum langfristig das Risiko für die Entwicklung von Diabetes und somit auch Herzerkrankungen in die Höhe schießen lässt. Ein hoher Blutzucker zerstört auf Dauer die Superheldenschicht deiner Gefäße, dein Endothel. Auch dein Cholesterinspiegel leidet unter zu vielen einfachen Kohlenhydraten zum Beispiel aus Zucker, insbesondere die Triglyceride können hier massiv ansteigen und deine Blutfette in Schieflage bringen.

Die besagtem Weißmehlprodukte bestehen meist aus Weizen. Kohlenhydrate teilen sich ihren schlechten Ruf mit Weizen, dem »Killerkorn«. Ich kenne viele Menschen, die bewusst auf den Konsum von Weizen verzichten. Insbesondere junge Frauen machen einen großen Bogen um alles, was damit zu tun hat. »Weizenwampe«, Darmprobleme, Hautprobleme – alles wird auf den Weizen geschoben. Nur selten haben diese Menschen eine richtige Zöliakie, also eine Darmerkrankung, die durch eine Reaktion des Immunsystems auf Gluten und weitere verwandte, im Weizen enthaltene Prolamine ausgelöst wird. Dafür leiden immer mehr unter der Weizenunverträglichkeit, die mit Beschwerden ähnlich denen eines Reizdarmsyndroms einhergeht. Bezüglich der Herzgesundheit gibt es keine eindeutigen Daten, die zeigen, dass eine glutenfreie Diät einen Vorteil für die Herzgesundheit hat.

Ein Grund, warum viele Menschen Weizen nicht vertragen, sind die darin enthaltenen Proteine, die sogenannten ATI (Amylase-Trypsin-Inhibitoren). Das sind Fraßschutzstoffe, die die Pflanzen produzieren, um gefräßige Insekten fernzuhalten. Diese Stoffe können Magen und Darm irritieren und Verdauungsenzyme davon abhalten, Stärke und Eiweiß abzubauen. Das kann das Immunsystem der Darmschleimhaut aktivieren, die Folge sind vermehrte Entzündungsreaktionen mit Durchfall, Blähungen, Bauchschmerzen und unspezifische Müdigkeit. Viele Menschen fühlen sich besser, wenn sie Weizen aus ihrer Ernährung streichen, einen speziellen Test zum Nachweis einer Unverträglichkeit wie es ihn bei der Zöliakie gibt, existiert nicht. Ich empfehle immer auszutesten, was einem bekommt, verbannen muss man Weizen nicht komplett, solange man ihn verträgt.

Für die Herzgesundheit solltest du grundsätzlich eher zu ballaststoffreichen Kohlenhydraten aus Vollkornprodukten, Pseudogetreide (Amaranth, Quinoa, Buchweizen), Süßkartoffeln, Haferflocken, Naturreis, Gemüse, Obst und Hülsenfrüchten greifen. Sie geben dir gute, sättigende Energie und haben durch die enthaltenen Ballaststoffe nebenbei einen pflegenden Einfluss auf den Darm. Der Darm ist wichtiger für die Herzgesundheit, als du denkst, denn auch dein Mikrobiom, also die Artenvielfalt von Darmbakterien und ihre Aktivität, entscheidet über deine Herzgesundheit. Das Mikrobiom deines Darms enthält etwa zweihundert Gramm Bakterien, die vielen verschiedenen Familien angehören. Je diverser die Bakterien sind, desto besser ist das für deine Herzgesundheit, hier zählt Qualität, nicht Quantität. Die Herz-Darm-Connection ist wichtig. Eine schlechte Darmgesundheit und zu wenige gute Darmbakterien beeinflussen die

Entstehung von Typ-2-Diabetes, Atherosklerose und auch von einer Herzschwäche.[112]

Du siehst, alles hängt zusammen und auch hier kann man zwei Fliegen mit einer Klappe schlagen: Wer darmgesund isst, macht gleichzeitig Herzpflege und andersrum. Insgesamt punktet hier in allen Belangen die pflanzenbetonte Ernährungsweise, sie ist reich an Ballaststoffen und enthält nebenbei heldenhafte Pflanzenstoffe, mit denen wir wunderbares und legales Gemüsedoping machen können.

Save your heart Wrap up

Vier Grundregeln für sicheren Kohlenhydratgenuss

1. Nicht zu viel raffinierten Zucker: Das sind leere Kalorien, kein Nährstoffgehalt, schlecht für den Blutzucker und deine Blutfette! Die WHO empfiehlt maximal 25 Gramm am Tag beziehungsweise nicht mehr als zehn Prozent deiner täglichen Kalorienzufuhr.
2. Komplexe Kohlenhydrate bevorzugen: Vollkornprodukte, Hafer, Gemüse, Hülsenfrüchte (Kichererbsen, Linsen) und Pseudogetreide wie Quinoa sind super Kohlenhydratquellen und punkten auch in anderen Belangen, sie enthalten pflanzliches Eiweiß sowie Ballaststoffe und sättigen lange.
3. Bitte nicht zu viel Obst oder sogar Fertig-Smoothies aus dem Supermarktregal, denn sie enthalten zu viel Fruktose, die dein Körper aber nicht einfach als Energiequelle benutzen kann, sie muss in Glukose umgewandelt werden. Bei dem Schritt entsteht Fett, das nicht nur deinen Stoffwechsel killt, sondern auch in die bekannte Fettleber supportet.
4. Lass eine Pause zwischen den Mahlzeiten: Dein Körper braucht Zeit für die Verarbeitung der Nährstoffe, und nicht jedes »Hüngerchen« zwischendurch muss sofort mit Essen bedient werden, es reicht auch ein Glas Wasser. Essenspausen von vier bis fünf Stunden verbessern deinen Stoffwechsel, denn wenn nach einer Mahlzeit Insulin ausgeschüttet wird, ist dein Fettstoffwechsel für die nächsten drei bis vier Stunden blockiert!

+ + +

Ballaststoffe – Entlastung für Darm und Herz

Nach den guten Kohlenhydraten sind Ballaststoffe die nächste Kategorie an Nahrungsmitteln, von denen viele von uns nicht genug zu sich nehmen. Auch wenn der Name irreführend ist, denn Ballaststoffe sollten eigentlich »Entlast«stoffe heißen, so gut sind ihre Eigenschaften. Erschreckenderweise schaffen die meisten Westeuropäerinnen und -europäer nicht einmal, die Mindestmenge von dreißig Gramm pro Tag mit der Nahrung aufzunehmen. Dabei würde es ihnen so guttun, Ballaststoffe wirken wie ein Schwamm im Darm, sie saugen überschüssiges Cholesterin auf und nehmen es mit auf die Reise in die nächste Toilettenschüssel, sofern genug Spülwasser für den Darm getrunken wird. Ballaststoffe sind also eine Entlastung für dein Blut und dein Herz, denn somit schwirrt weniger Cholesterin umher und kann deine Gefäßwände nicht mehr bedrohen. Herausragend sind hier die Beta-Glucane, ganz besondere »Entlast«stoffe, die vor allem in Hafer vorkommen. Wer drei Gramm pro Tag konsumiert, kann sich über eine Absenkung des bösen LDL-Cholesterins freuen.[113] Prima, du liebst Hafermilch, denkst du jetzt? Sorry, aber ein Hafer-Cappuccino pro Tag reicht hier nicht aus, um auf die Menge zu kommen, besser Hafer in die Müslischüssel rein, entweder vierzig Gramm Haferkleie oder achtzig Gramm Haferflocken, dann kommt ihr auf drei Gramm Beta-Glucane.

Auch andere Lebensmittel enthalten wertvolle Ballaststoffe: Nüsse, Samen und natürlich Gemüse. Bei den zuletzt genannten performen die Durchschnittsdeutschen nicht optimal, empfohlen sind vierhundert Gramm Gemüse am Tag, gerne mehr, aber die wenigsten schaffen das. Optimalerweise enthält also sowohl dein Mittag- als auch Abendessen viel buntes Gemüse, denn das bekannte Motto lautet: einmal Regenbogenfarben bitte, bunt darf's sein. Gemüse ist kohlenhydratarm und enthält neben den entlastenden Ballaststoffen außerdem besondere Pflanzenstoffe, die Polyphenole, die antioxidativ und somit schützend auf dein Herz und deine Gefäße wirken. Für uns Frauen sind insbesondere die Kreuzblütler, also im Grunde Kohl in allen Varianten, ab der Perimenopause und natürlich auch viel früher zu empfehlen, denn seine wertvollen Inhaltsstoffe sind richtige Gesundmacher und Hormonchaosmanager. Kohl galt früher als Arme-Leute-Essen, aber hat ordentlich was drauf. Denn unter anderem Rosenkohl, Grünkohl, Blumenkohl und Brokkoli beeinflussen den Östrogenstoffwechsel. Sie enthalten nämlich den Powerstoff Diindolylmethan (DIM). DIM hat eine magische Wirkung, denn es erhöht die Chance, dass das Östrogen in gute Abbauprodukte, wie das 2-Hydroxy-Östrogen, zerlegt wird, anstatt in schlechte. Diese schlechten Abbauprodukte (Metabolite) werden als Risikofaktoren für Gewichtszunahme, Stimmungsschwankungen, Depression und Krebserkrankungen gehandelt.[114] Klingt toll, aber der Geschmack stört dich? Wenn du genetisch zu der Spezies gehören solltest, die den Geschmack von Kohlsorten als bitter empfindet, kannst du Kohl im Backofen rösten, dadurch werden die Bitterstoffe entfernt. Nebenbei boosterst du mit dieser Ballaststoffbombe dein Mikrobiom im Darm. Aber es gibt natürlich noch viele andere tolle und gesunde Gemüsesorten.

Besonders wohltuend sind die Sorten, die eine dunkle Farbe haben, denn sie enthalten die höchste Dichte an sogenannten Flavonoiden. Die »Flavos«, wie ich sie nenne, sind sekundäre Pflanzenstoffe und wahre Superheldinnen für deine Herzgesundheit. Sie haben das Potenzial, die Entstehung von Blutgerinnseln zu unterdrücken, wirken antioxidativ und von Natur aus blutdrucksenkend.[115] Insbesondere das Quercetin, womit unter anderem die rote Zwiebel bis unter die Schale vollgepumpt ist, möchte ich hervorheben, deshalb solltest du beim Einkaufen bevorzugt zu roten Zwiebeln anstatt zu weißen greifen.[116]

Der nächste Stopp im Gemüseabteil wären die Carotinoide, die »Caros«. Das sind ebenfalls sekundäre Pflanzenstoffe, die in orangefarbenem, gelbem, aber auch grünem Gemüse stecken wie Karotten,

Kürbis und Spinat. »Caros« wird nachgesagt, dass sie das Risiko für Herz-Kreislauf-Erkrankungen reduzieren, außerdem wirken sie antientzündlich und antioxidativ. Positive Daten gibt es zudem für die gute alte Tomate, denn sie ist unter ihrer roten Haube vollgepackt mit gesunden Stoffen wie dem Lycopin, bereits der Verzehr von hundert Gramm (also eine mittelgroße Tomate), wirkt super antioxidativ und kann das Risiko für Bluthochdruck senken.[117] Genau wie das Gemüse, das ich als Kardiologin besonders liebe: die Rote Bete. Ich bete sie förmlich an, sie wird regelmäßig in Gerichte hineingemixt oder entsaftet. Denn Rote Bete ist eines der herzgesündesten Gemüse überhaupt, wer sie verzehrt, macht legales Gemüsedoping hoch zwei. Sie enthält von Natur aus sehr gesundes anorganisches Nitrat (NO_3) – was bereits bei Aufnahme durch die Bakterien im Mund in bioaktives Nitrit (NO_2) umgewandelt wird. Im Magen erfolgt dann unter Einfluss von Magensäure und Sauerstoff der zweite Step, die Umwandlung in das freie Radikal mit positiver Wirkung, das Stickstoffmonoxid (NO). Gelangt dieses dann in den Blutkreislauf, bedienen sich Herz und Muskeln gerne an dem Stoff, der unsere Gefäße so schön weit und entspannt macht. Die Folge ist ein besser durchbluteter Muskel mit erhöhter Sauerstoff- und Nährstoffversorgung, weil NO auch in der Lage ist, deine Mitochondrien positiv zu beeinflussen und den Stoffwechsel in den Muskeln zu verbessern. Das wiederum ökonomisiert den Energie- und Sauerstoffverbrauch des Muskels und deine sportliche Performance wird um bis zu zwanzig Prozent gesteigert. Das ist der Grund, warum Rote Bete laut dem Internationalen Olympischen Komitee als legales leistungsförderndes Mittel gehandelt wird. Klingt goldmedaillenverdächtig, oder? Aber warte mal, war Nitrat nicht krebserregend? Auch hier herrscht viel Verwirrung. Das Nitrat, das wir aus dem Gemüse aufnehmen, ist gesund, ungesund wird es erst, wenn es im Körper zu Nitrosaminen umgewandelt wird, und das passiert vor allem dann, wenn gleichzeitig Fleisch gegessen wird. Wer auf Nummer sicher gehen und das volle Potenzial aus Roter Bete herausholen will, sollte es nur mit anderem Gemüse kombinieren, ohne tierischen Zusatz in den Mahlzeiten. In Studien wurde sogar bereits untersucht, ob man Rote Bete nicht als Mittel gegen Bluthochdruck verabreichen könnte, 250 Milliliter Saft am Tag können den Blutdruck um vier bis fünf mmHg absenken.[118] Nachgewiesenermaßen verbessert sich zudem die Flussgeschwindigkeit in den Blutgefäßen, und bei sportlich aktiven Menschen kann es die Regeneration beschleunigen.[119] Geh einmal auf einen Marathon und schau in den umliegenden Supermärkten nach Rote-Bete-Saft: alles ausverkauft. Auch die Muskelkraft und Schnelligkeit kann sich durch Nitratgemüsedoping verbessern. Menschen mit Neigung zu Nierensteinen müssen allerdings aufpassen, Rote Bete enthält Oxalsäure, die begünstigen kann, dass du »stein-reich« wirst.

Save your heart Wissen

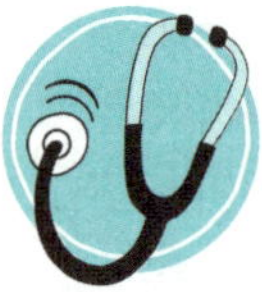

Schon gewusst?

Übertriebene Mundhygiene könnte der Herzgesundheit schaden. Wer täglich nach dem Zähneputzen mit Chlorhexidin-haltigen Mundspülungen für das Extra-Fresh-up gurgelt, spült sich nebenbei seine gute Mundflora aus, nämlich genau die »Bakterien-Friends with benefits«, die im Mund den ersten Schritt von der Umwandlung des anorganischen Nitrates in bioaktives Nitrit bestreiten. Sind sie nicht da, wirken Rote Bete und Co. nicht mehr. Studien konnten sogar zeigen, dass Menschen, die regelmäßig Chlorhexamed anwenden, häufiger Bluthochdruck haben.[120]

\+ + +

Bei Rote Bete ist es wie mit Rosinen, man mag sie oder man mag sie nicht. Verächter der Roten Bete können für eine ausreichende Nitratzufuhr auf grünes Blattgemüse wie Rucola, Mangold und Spinat zurückgreifen. Spitzenreiter ist Rucola, der fast fünfhundert Milligramm

Nitrat pro hundert Gramm intus hat, leider sehr oft auch Pestizide. Mein Gefäß-Beauty-Tipp: Ein Smoothie mit Roter Bete oder eine Schüssel grüner Blattsalat pro Tag. Achtung: Menschen, die Blutverdünner vom Typ der Vitamin-K-Antagonisten (zum Beispiel Marcumar) einnehmen, müssen mit grünem Blattgemüse aufpassen, nebenbei enthält es nämlich viel Vitamin K, das schwächt die Wirkung der Blutverdünnung ab.

Zum süßen Abschluss noch ein paar Sätze zum Obst, das sich allgemein größerer Beliebtheit erfreut als Gemüse. Obst hat ebenfalls wunderbare Ballast- und Pflanzenstoffe zu bieten. Das Lieblingsobst der Deutschen sind Äpfel und Bananen. Auch wenn aktuell viele Bananen schlechtreden, ich mag sie. Sie enthalten viel Kalium, und Frauen, die sich kaliumreich ernähren, senken ihren Blutdruck und reduzieren damit das Risiko für Herzinfarkt und Schlaganfall.[121] Denn Frauen sind kaliumempfindlicher als Männer, das bedeutet, sie profitieren noch mehr von einer kaliumreichen Ernährung als Männer.

Bekanntermaßen ist zu viel Obst auch nicht gut, weil es Fruktose, also Fruchtzucker enthält, 250 Gramm pro Tag sind empfohlen. Man sollte jedoch nicht alle Obstsorten über einen Kamm scheren, es gibt nämlich welche, die in Sachen Gesundheit herausstechen: Beeren. Sie machen dein Herz beerenstark! Mein persönliches Lieblingssuperfood sind Heidelbeeren und Himbeeren, denn diese Obstsorten enthalten von Natur aus wenig Fruchtzucker und haben eine unschlagbare Mikronährstoffdichte. Besonders die dunklen Sorten enthalten viele gesunde Anthocyane – Blaubeeren unterstützen sogar die Hirnfunktion.[122] Das passiert durch die Bildung von Nervenwachstumsfaktoren, wie dem *brain-derived neurotrophic factor* (BDNF), einem Protein, das entscheidend ist für die Gesundheit und Funktion deines Oberstübchens. Himbeeren sind unschlagbar durch ihren Gehalt an Anthocyanen und Polyphenolen. Also: Ran an die Beeren, das sind wahre Superfoods! Im Winter sind Beeren aus der Tiefkühlabteilung eine gute Option, insbesondere für Overnight Oats oder Proteinshakes verwende ich sie gerne.

Save your heart Action

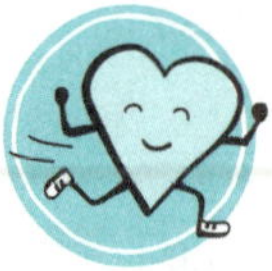

- Lass deinen Teller bunt werden und variiere verschiedene Gemüsesorten, um die maximale Pflanzenpower auszunutzen: morgens einen grünen Smoothie, mittags einen großen Salat und abends den halben Teller mit Gemüse vollladen.
- Kaliumreiche Ernährung fördert die Herzgesundheit, optimal sind zwischen 3,5 und 4,5 Gramm am Tag. Besonders kaliumreiche Obstsorten sind Bananen (375 Milligramm pro 100 Gramm), Aprikosen, Kirschen. Karotten und Rosenkohl sind besonders kaliumreiche Gemüsesorten.
- Beeren sind wahre Gesundheitsbomben, 150 bis 200 Gramm Heidelbeeren oder Himbeeren dürfen gerne täglich verzehrt werden und machen sich optisch nebenbei super auf deinem Müsli. Ich liebe Heidelbeeren auch im Salat, probier's doch mal aus!

Fit mit Fett: Warum gesunde Fette so wichtig sind

Erinnerst du dich noch an die Zeit, als es völlig en vogue war, Milchprodukte mit nur 0,1 Prozent Fett zu essen? Es war auch die Zeit, in der es generell verpönt war, Fett zu sich zu nehmen, natürliche Quellen keine Ausnahme. Das war nichts anderes als schlaue Manipulation und politische Einflussnahme der Zuckerindustrie, die versuchte, den Schwarzen Peter der Ernährung den Fetten zuzustecken – mit Erfolg für die Zuckerindustrie und zum Nachteil der Gesundheit vieler Menschen.

Klar, Fett hat einen hohen Kaloriengehalt, ein Gramm Fett schlägt mit rund neun Kilokalorien zu Buche, und bis heute höre ich häufig von Herzpatientinnen und -patienten den Satz: »Ich esse so gut wie kein Fett mehr, wegen meinem Cholesterin.« Aber wie du bereits im ersten Teil des Buches gelernt hast, lässt sich der Cholesterinspiegel nur bis zu einem gewissen Maß durch das zugeführte Nahrungscholesterin beeinflussen.

Save your heart Wissen

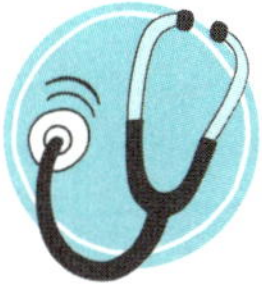

Fünf Lebensmittel, die den LDL-Cholesterinwert senken und das gute HDL steigern

1. Leinsamen: enthalten nicht nur Alpha-Linolensäure, eine Vorstufe von Omega-3-Fettsäuren, sondern auch Lignane, ballaststoffähnliche Pflanzenstoffe, die Cholesterin binden und abtransportieren.
2. Vollkorn: ballaststoffhaltig; enthält auch sekundäre Pflanzenstoffe, die das Cholesterin senken.
3. Fettiger Fisch: Makrele, Lachs, Thunfisch und Hering enthalten sehr viele Omega-3-Fettsäuren und wirken dadurch cholesterinsenkend.
4. Gute Pflanzenöle: Avocado, Olivenöl, Hanföl
5. Nüsse: Schon fünf Walnüsse pro Tag senken den Cholesterinspiegel und hemmen die Aufnahme von LDL-Cholesterin im Darm.

Die Stoffwechselgesundheit der Menschen hat sich durch das Angebot der »entfetteten« Joghurts bekanntermaßen nicht verbessert. Im Gegenteil, sie wurde immer schlechter, was man an dem kontinuierlichen Anstieg der Diabetesraten und der Zunahme von Übergewicht in der Bevölkerung sieht. Denn es wurde vermehrt Zucker eingesetzt, um die Produkte schmackhaft zu machen. Das ist der falsche Weg, denn wie bei den Kohlenhydraten gilt auch hier: Fett ist nicht gleich Fett.

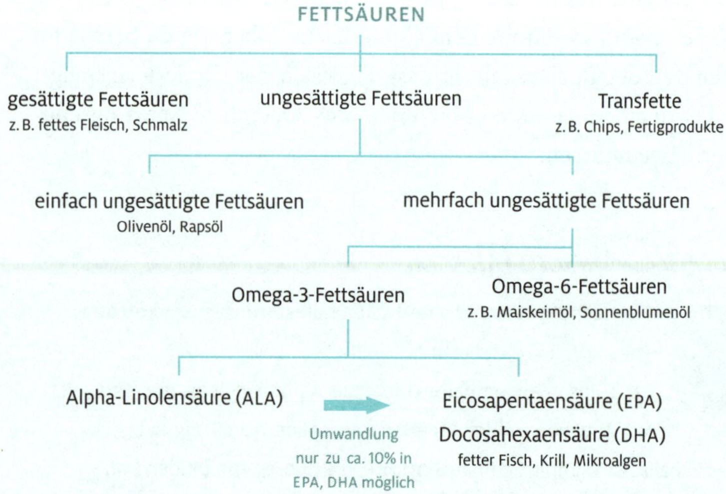

Grundsätzlich unterteilen wir Fette in gesättigte Fettsäuren, von denen wir nicht zu viel essen sollten, und ungesättigte Fettsäuren, die wiederum eingeteilt werden in einfach ungesättigte Fettsäuren wie Olivenöl und mehrfach ungesättigte Fettsäuren, zu denen auch die guten Omega-3-Fettsäuren gehören (siehe Abbildung).

Leider konsumieren wir in Deutschland im Durchschnitt zu viel tierische gesättigte Fettsäuren, die in fettigen Wurstwaren, fettem Käse oder Sahnetorten enthalten sind. Nach Genuss dieser Nahrungsmittel heißt es »freie Fahrt« für den Fettsturm auf die Zellen.

Ein weiterer Übeltäter für Herz und Gefäße sind die Transfette. Transfette entstehen bei der industriellen Verarbeitung von pflanzlichem Fett. Das liegt von Natur aus nur in flüssiger Form vor, und um es hart und haltbar zu machen, wird es auf über 230 Grad erhitzt. Dabei entstehen die Transfette. Viele nehmen diese Fette zu sich, ohne es zu wissen, denn sie befinden sich versteckt in allerhand verarbeiteten Lebensmitteln, wie Chips, Fertiggerichten und fetten Wurstwaren.

Insbesondere Herzpatientinnen und -patienten denken zum Beispiel, dass Margarine grundsätzlich gesünder für das Herz sei als Butter. Leider ein Trugschluss. Es braucht etwa zwanzig Verarbeitungsschritte, bis aus Pflanzenöl Margarine hergestellt ist, auch dabei entstehen Transfette, die wir gar nicht verwerten können! Sie schwirren im Körper umher und gehen dahin, wo wir sie gar nicht gebrauchen können: in deine Gefäßwand. Auch wenn Hersteller damit werben, dass die Margarine mit sogenannten Phytosterolen versetzt ist, die angeblich die Aufnahme von Cholesterin im Darm behindern, rate ich davon ab. Denn je nach genetischer Veranlagung bewirken diese Phytosterole genau das Gegenteil: Sie befeuern die Atherosklerose, die Plage mit den Plaques. Deshalb bin ich klare Befürworterin der guten Butter (siehe Infokasten unten), die ein deutlich natürlicheres Produkt ist als Margarine, auch wenn sie freilich nur in geringen Mengen konsumiert werden sollte.

Save your heart Wissen

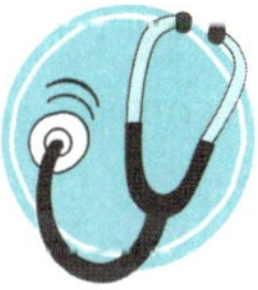

Kokosöl wird von vielen gesundheitsbewussten Köchinnen und Köchen verwendet, da es sehr hitzebeständig ist und zum Braten verwendet werden kann. Der Fette-Check zeigt: Es besteht zu etwa neunzig Prozent aus gesättigten Fettsäuren, von denen wir eigentlich nicht so viel konsumieren sollten. Zum Vergleich: Ein Esslöffel Olivenöl enthält nur ein Gramm gesättigte Fettsäuren, Kokosöl mehr als das 10-Fache. Die Zusammensetzung ist also nicht optimal, aber es beinhaltet immerhin Laurinsäure (zumindest kalt gepresstes Kokosöl), der gesundheitsfördernde Effekte nachgesagt werden. Kokosöl also bitte nur in Maßen verwenden und zudem an die schlechte Klimabilanz denken: Kokosöl ist weit gereist, bis es in deiner Bratpfanne landet.

Kleiner Alltagstipp: Zecken mögen keine Laurinsäure. Solltest du ein natürliches Anti-Zecken-Mittel brauchen, reibe dich an exponierten Stellen mit etwas Kokosöl ein.

Fett macht aber nicht automatisch fett und in vielen Fällen ist Fett, vor allem das pflanzliche, sehr viel besser als sein Ruf. Es gibt sogar Studien, die zeigen, dass Körperfett verschwinden kann, wenn wir vermehrt gute Fette zu uns nehmen. Bei übergewichtigen weiblichen Testpersonen, die zwölf Wochen lang zusätzlich zu ihrer Standardernährung täglich eine Avocado aßen, schmolz zum Beispiel das viszerale Bauchfett dahin, wohingegen sich in der Vergleichsgruppe mit gleicher Ernährung, aber ohne Avocado, nichts tat.[123] Und das, obwohl hundert Gramm Avocado mit 23,5 Gramm Fett zu Buche schlagen, aber es sind eben gute, gesund machende Fettsäuren. Außerdem hat Fett einen Vorteil: Es macht im Gegensatz zu Kohlenhydraten deutlich satter.

Fette spielen bei der Aufrechterhaltung der Herzgesundheit ebenfalls eine wichtige Rolle. Sie sind eine wertvolle Energiequelle und die Assistenten von fettlöslichen Vitaminen, wie dem wichtigen Vitamin D, die wir ohne Fett nicht aufnehmen können. On top tragen einige Fette, insbesondere die guten Omega-3-Fette, dazu bei, den Cholesterinspiegel zu regulieren und Entzündungen im Körper in Schach zu halten – ein klarer Pluspunkt für das langlebige und gesunde Herz. Und schauen wir doch mal auf unsere Blue Zones in Italien und Griechenland: Die Menschen dort verspeisen reichlich Fett, aber eben die richtigen Fette, zum Beispiel Olivenöl. Kein Wunder, dass es dort ein fünfmal niedrigeres Risiko für Herzinfarkte gibt als bei uns in Mitteleuropa.

ZEIT FÜR EINEN ÖLWECHSEL BEI DIR

Welche Öle hast du zu Hause? Als Kardiologin empfehle ich dir an erster Stelle Olivenöl. Es ist ein gesundes und naturbelassenes Öl, das du in jedem Supermarkt finden kannst. Seine Bearbeitung ist wesentlich schonender als die von anderen Ölen, die aus Samen gewonnen werden. Olivenöl enthält nicht nur einfach ungesättigte Fettsäuren, sondern auch eine Fülle an schützenden Pflanzenstoffen, wie gute

Phenole und Vitamin E, die es stabil vor Oxidation schützen und verhindern, dass es ranzig wird. Diese antioxidativen Eigenschaften sind sehr wichtig, denn auch oxidierte Fette lagern sich gerne in deiner Gefäßwand ein. Es gibt zahllose Studien zu Olivenöl, aber die meisten haben eines gemeinsam: Sie weisen den positiven Einfluss auf das Herz-Kreislauf-System nach.[124] Aber welche Öle sind sonst noch gesund und welche sollten wir vermeiden?

Ganz wichtig sind die mehrfach gesättigten Fettsäuren, die Omega-3-Fettsäuren. Vor etwa fünfzig Jahren entdeckte man, dass indigene Bevölkerungsgruppen im hohen Norden, die kaum Obst und Gemüse, aber reichlich Omega-3-reichen, fetten Fisch und Walfleisch aßen, außergewöhnlich selten an Herzinfarkten erkrankten. Das erregte Aufsehen bei Forschenden und war Anlass für unzählige Studien. Omega-3-Fettsäuren reduzieren Entzündungen, machen das Blut flüssiger und verhindern Blutgerinnsel, das macht sie eindeutig »O-MEGA« für die Herzgesundheit.

Drei der Omega-3-Fettsäuren sind für die Gesundheit deines Körpers besonders wichtig. Eine davon ist die pflanzliche Alpha-Linolensäure (ALA). Sie ist essenziell, das bedeutet, dein Körper kann sie nicht selbst produzieren, wir müssen sie mit der Nahrung aufnehmen. Walnüsse sind meine Lieblingsquelle, weil sie viel herzschmeichelnde ALA enthalten, unter anderem ist ALA noch in Hanfsamen und Leinsamen vorhanden. Die anderen beiden sehr wichtigen und stoffwechselaktiven Omega-3-Fettsäuren sind Eicosapentaensäure (EPA) und Docosahexaensäure (DHA). Es gibt auch wichtige Omega-6-Fettsäuren, diese wirken jedoch tendenziell entzündungsfördernd, deswegen sollten wir nicht zu viel davon zu uns nehmen.

Im Gegensatz zu den anderen Fettsäuren im Körper sind EPA und DHA zu schade, um sie bei der Energiebereitstellung im nächsten Langstreckenlauf verpuffen zu lassen, sie sind wirklich wichtiges Baumaterial für deinen Körper. Dein Gehirn zum Beispiel besteht zur Hälfte aus Omega-3-Fettsäuren (genau gesagt aus DHA) und nicht aus Bratwurst, also lieber Walnüsse und Lachs für dein Gehirn essen, anstatt verarbeitete Wurstwaren futtern. Auch die Zellwände deines Herzens enthalten Omega 3, außerdem werden Botenstoffe des Körpers aus den wichtigen Fettsäuren gebildet. Wichtig bei Omega 3 und Omega 6: Ihr Verhältnis zueinander muss stimmen, denn sie werden über gleiche Enzyme im Körper verstoffwechselt. Kursieren zu viele Omega-6-Fettsäuren, ist das Enzym mit ihrer Verarbeitung beschäftigt und die guten entzündungshemmenden Omega-3-Fettsäuren können nicht ihr volles Potenzial entfalten. Durchschnittlich nehmen wir in Deutschland jedoch allgemein 15-mal mehr Omega 6 als Omega 3 mit der Nahrung auf. Das entspricht einem Verhältnis von 15:1. Optimal wäre 5:1, also fünf Teile Omega 6, ein Teil Omega 3. Pflanzenöle, die ein sehr gutes Verhältnis vom Omega 6 zu Omega 3 bieten, sind zum Beispiel Leinöl (1:4), Hanföl (3:1) und Walnussöl (6:1), wohingegen Sonnenblumenöl (122:1) oder Maiskeimöl (54:1) deutlich schlechter abschneiden. Die Tabelle gibt dir einen guten Überblick über die verschiedenen Öle.

Angaben in g pro 100 g Lebensmittel	Gesättigte Fettsäuren	Omega 6	Omega 3	Omega 6: Omega 3
Kokosöl	90,5	1,4	–	–
Butter	71	4,7	0,3	–
Sonnenblumenöl	12	61	0,4	122:1
Kürbiskernöl	19,2	49,5	0,5	100:1
Sesamöl	13,2	41,4	0,7	59:1
Olivenöl	15,3	8,6	0,8	11:1
Avocadoöl	15,4	13	1,6	8:1
Sojaöl	15	49,5	7	7:1
Walnussöl	8	57,3	10,1	6:1
Hanföl	–	60,3	20,2	3:1
Leinöl	–	15,1	61,5	1:4

Save your heart Action

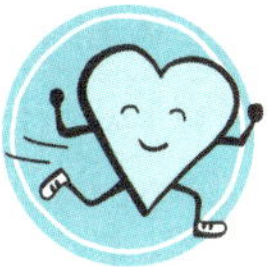

Fit mit Fett

- Füge deinen Speisen regelmäßig Avocado, Walnüsse und Leinsamen hinzu.
- 1 Handvoll Walnüsse pro Tag bringen den Kick für Herz, Hirn und Gefäße.
- Nimm 1 Esslöffel Olivenöl pro Tag für deine Gesundheit zu dir.
- Wöchentlicher Genuss von fettem Fisch wie Lachs, Thunfisch, Makrele oder Sardinen. Menschen, die sich vegan ernähren, die aus Umweltschutzgründen oder wegen der Belastung mit Quecksilber und Mikroplastik keinen Fisch mögen, können auch pflanzliche Nahrungsergänzungsmittel mit Omega-3 Fettsäuren einnehmen.
- Im Kühlregal zu weicher Butter greifen (ja, pack die Packungen ruhig richtig an; wenn du die Butter trotz Lagerung im Kühlregal etwas eindrücken kannst, dann hat die Kuh höchstwahrscheinlich auf der Weide gestanden und die Butter enthält gute Omega-3-Fettsäuren). Bio-Heumilchbutter ist hier eine gute Wahl, aber bitte nur in Maßen verzehren.

Das Angebot der Lebensmittel, die die Omega-3-Fettsäuren DHA und EPA enthalten, ist leider überschaubar. Fetter Tiefseefisch wie Lachs, Makrele, Sardine und Hering, aber auch kleine Krebstierchen (Krill) und Mikroalgen wie die Spirulina-Alge liefern uns die guten Fettsäuren. Das war's dann aber auch schon. Die Vorstufe von Omega 3, die sogenannte Alpha-Linolensäure, ist wie bereits erwähnt auch in Walnüssen, Leinsamen, Hanfsamen und Hanföl enthalten, der Körper kann sie aber nur zu zehn Prozent in die Omega-3-Fettsäuren DHA und EPA umwandeln. Schlagzeilen, in denen die Quecksilberbelastung in Fischen oder die Überfischung mit Belastung des Ökosystems der Weltmeere thematisiert wird, lässt dennoch zu Recht immer mehr Menschen den Appetit auf Fisch vergehen. Supplemente mit Omega-3-Fettsäuren haben Hochkonjunktur. Viele schwören auf Algenöl oder Krillöl. Aber: Benutzen wir Krillöl, klauen wir dem Lachs das Futter, nehmen wir Algenöl, klauen wir dem Krill das Futter. Mikroalgen, die unter kontrollierten Bedingungen angebaut werden, sind hier eine gute und umweltschonende Option für alle, die Nein zu Fisch sagen. Ich gehe später bei den Nahrungsergänzungsmitteln noch einmal näher auf Omega-3-Supplemente ein.

Proteine: Garant für den gesunden Frauenkörper

Eiweiße, also Proteine, sind wahre Heldinnen für den gesunden Frauenkörper und das Herz. Sie kommen in jeder Zelle und in jedem Organ deines Körpers vor und sind somit wichtig für eine gesunde Herzfunktion. Bereits im Namen steckt sein Status, denn das Wort »Protein« geht auf das griechische Wort »Proton«, »das Wichtigste«, zurück.

Egal welche Frauenzeitschrift du aufschlägst, Eiweiß ist »Everybody's Darling« und der Star der drei Makronährstoffe. Es gibt eigentlich nichts, was Eiweiß nicht kann. Wer macht dir schöne und starke Muskeln? Proteine! Wer sättigt dich über Stunden ohne Blutzuckerspitzen? Proteine! Wer macht dich schlank? Proteine! Wer regeneriert dich nach einem heftigen Training? Richtig, auch Proteine.

Außerdem haben Proteine einen sogenannten thermogenen Effekt, das heißt, etwa 20 Prozent ihres Energiegehaltes setzt dein Körper in Wärme um und nicht in Fett. Das bedeutet, wenn du hundert Kilokalorien Eiweiß zu dir nimmst, werden nur achtzig Kilokalorien davon verwertet, der Rest verpufft während der Verstoffwechselung. Während Kohlenhydrate und Fette für die Energieversorgung verwendet werden, ist Eiweiß ein lebenswichtiger Baustoff des menschlichen Körpers.

Und obwohl Eiweiß so wichtig ist, wird es gerade von Frauen oftmals zu wenig aufgenommen. Über die Frage, wie viel Protein denn jetzt genau täglich zugeführt werden soll, wird regelmäßig hitzig diskutiert. Ich persönlich (und viele Expertinnen und Experten auch) halte die Empfehlungen der Deutschen Gesellschaft für Ernährung für niedrig angesetzt, hier werden für gesunde Erwachsene 0,8 Gramm (g) pro Kilogramm (kg) Körpergewicht (KG) empfohlen, was bei einer sechzig Kilogramm schweren Frau ungefähr fünfzig Gramm am Tag bedeutet. Aber es gibt ziemlich viele Daten, die für eine höhere Menge sprechen, wenn wir über eine gute Stickstoffbilanz verfügen und nicht vom Muskelabbau bedroht werden wollen. Wer noch Muskelmasse aufbauen will und insgesamt körperlich sehr aktiv ist, darf noch eine Schippe drauflegen. Denn die Effekte der Tipps in Bezug auf Sport, die ich dir im vorherigen Kapitel gegeben habe, fruchten deutlich besser, wenn ordentlich Proteine auf dem Speiseplan stehen. Ich orientiere mich an der Formel 1,2–1,5 g/kg/KG (viele Longevity-Profis empfehlen sogar 2,0 g/kg/KG), alles, was darüber hinausgeht, schaffe ich persönlich nur sehr schwer, täglich aufzunehmen, und hier sind die Daten auch schwammig, wie gesund das auf Dauer ist.

Ein Benefit für die Herzgesundheit hat eine hohe Proteinaufnahme ebenfalls. Bestehen 25 Prozent statt nur 15 Prozent deiner täglich aufgenommenen Kalorien aus (überwiegend pflanzlichen) Proteinen, dann kann sich das, verglichen mit einer Diät mit höherem Kohlenhydrat- und niedrigerem Proteinanteil, positiv auf deinen Blutdruck und deine Cholesterinwerte sowie dein individuelles Risiko für Herzerkrankungen auswirken. Das war das Ergebnis der OmniHeart-Studie.[125, 126] Im Gegensatz zu Kohlenhydraten oder Fetten wird über den Bedarf hinaus aufgenommenes Protein nicht irgendwo im Fettgewebe gespeichert, sondern einfach als Stickstoff über die Nieren ausgeschieden.

Proteine bestehen aus zwanzig verschiedenen Aminosäuren, elf davon kann dein Körper selbst herstellen, die anderen neun müssen zugeführt werden und sind somit essenziell. Grundsätzlich kannst du dir merken, dass tierische Produkte wie Fleisch- und Milchprodukte alle neun enthalten, somit komplette Proteinquellen sind, wohingegen pflanzliche Quellen meist nur einige Aminosäuren bereitstellen. Durch kluge Kombinationen der einzelnen pflanzlichen Proteinquellen können aber alle abgedeckt werden, hier ist Kreativität und ein abwechslungsreicher Speiseplan gefragt.

Wir sprechen in diesem Zusammenhang auch von der biologischen Wertigkeit. Je höher die biologische Wertigkeit ist, desto besser kann der Körper die genannten Eiweiße als Baustoff für körpereigenes Eiweiß nutzen. Als Referenz gilt hier immer das Hühnerei, das eine biologische Wertigkeit von hundert hat, unser Körper kann alle enthaltenen Aminosäuren als Baustoff nutzen. Wenn du Kartoffeln mit Ei kombinierst, kannst du die Wertigkeit sogar auf über 130 steigern, weil sich die enthaltenen Aminosäuren ergänzen. Bei Sportys sind die sogenannten verzweigtkettigen Aminosäuren (BCAA) Leucin, Isoleucin und Valin beliebt, insbesondere Leucin gilt als anabole Aminosäure, die gut für den Muskelaufbau ist.

Save your heart Wissen

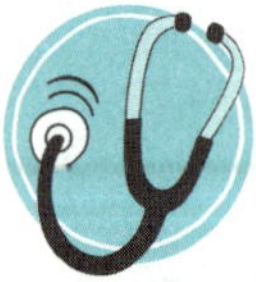

Gutes Ei oder böses Ei?

Das Frühstücksei wurde jahrelang als nicht herzgesund verdammt. Inzwischen weiß man, dass es trotz seines hohen Cholesteringehaltes (etwa 230 Milligramm) gute Nährstoffe liefert, wie wertvolles Eiweiß sowie zahlreiche Vitamine und Mineralien. Das Ei wurde also inzwischen wieder rehabilitiert und darf laut kardiologischer Fachgesellschaften täglich auf dem Speiseplan stehen. Aber natürlich kommt es hier auf die Zubereitung an, täglich Spiegeleier mit Speck sollten es bitte nicht sein.

+ + +

Perimenopausale Frauen mit Beschwerden wie Hitzewallungen, Müdigkeit und Stimmungsschwankungen profitieren ebenfalls von einer hohen Proteinzufuhr, denn zur Herstellung der körpereigenen Hormone braucht es schlichtweg Baustoffe, also Eiweiße beziehungsweise Aminosäuren. Positive Auswirkungen auf deine Gefäße, besser gesagt auf das dir mittlerweile nur allzu bekannte Endothel kommen hinzu. Gerade die stickstoffreiche Aminosäure L-Arginin hat ein wenig Aufmerksamkeit verdient. Sie ist Teil des Gefäßpflegesets und ein Vorbote von NO (Stickstoffmonoxid). Sie trägt damit zur Blutdruckregulation bei. Steht nicht genügend L-Arginin zur Verfügung, kann es zu Bluthochdruck und Durchblutungsstörungen kommen. Über eine ausgewogene Ernährung nehmen wir meist genug L-Arginin auf, ob eine Supplementierung mit Nahrungsergänzungsmitteln sinnvoll ist, ist bis dato nicht ausreichend geklärt.

FÜNF HÄUFIGE FRAGEN UND MYTHEN RUND UM PROTEINE

1. Schadet zu viel Eiweiß meinen Nieren?

Das ist der Dauerbrenner unter den Mythen. Beim Abbau von Eiweiß entsteht Ammoniak, was zellschädigend ist, deshalb wird es zu ungiftigem Harnstoff umgewandelt, und über die fleißigen Filtrationsmaschinen in der Niere wird das Ganze schließlich über deinen Urin in die Toilette befördert. Bei Menschen mit Nierenschwäche funktionieren diese Filtrationsmaschinchen nicht so gut und sie können bei zu viel Eiweiß überfordert sein. Für gesunde und sehr sportliche Menschen gibt es kaum eine Mengenbeschränkung, laut Studiendaten ist hier eine Eiweißaufnahme bis zum 4- bis 5-Fachen der täglich empfohlenen Tagesdosis möglich, ohne dass es zu einer Einschränkung oder Verschlechterung der Nierenfunktion kommt. Angeblich verursacht auch eine dauerhaft erhöhte Zufuhr von Proteinen bis zu 2,8 g/kg/KG keinen Nierenschaden bei Gesunden. Und wenn du das mal ausrechnest: Das ist eine Menge Stoff, den du da zu dir nehmen müsstest, das ist eigentlich nicht zu schaffen.[127]

Hier muss man auch wieder zwischen tierischem und pflanzlichem Eiweiß unterscheiden. Wer täglich rotes Fleisch in rauen Mengen isst, hat ein erhöhtes Risiko für Nierenschädigungen, wohingegen weißes Fleisch und Protein aus Milchprodukten die Niere nicht schädigt, im Gegenteil.[128] Trotzdem der Reminder: Achte auf genug Flüssigkeitszufuhr, dann hat die Niere es leichter.

2. Schadet Proteinpulver meiner Herzgesundheit?

Auch bei diesem Thema herrscht immer wieder Unsicherheit, denn es kursieren regelmäßig Gerüchte über einen möglichen negativen Einfluss von Proteinpulver auf die Herzgesundheit. Erst kürzlich konfrontierte mich ein (nicht-kardiologischer) Kollege mit der Behauptung, dass ich proaktiv meinem Herzen schade, wenn ich Proteinshakes trinke, denn das Pulver verstopfe meine Herzkranzgefäße. Das ist allerdings nicht wissenschaftlich bewiesen, im Gegenteil. Qualitativ hochwertiges Proteinpulver aus Soja-Protein oder Molke-Protein kann sich über eine Verbesserung der Körperzusammensetzung (mehr Muskelmasse, weniger Fettmasse) positiv auf Risikofaktoren wie Bluthochdruck, Übergewicht und den Cholesterinspiegel auswirken. Besonders Whey-Protein (Molke) hat sich in einer umfassenden Studie als vorteilhaft für Menschen mit Bluthochdruck und Übergewicht erwiesen.[129]

3. Schadet zu viel Eiweiß meiner Knochengesundheit?

Diese Theorie beruht auf der Übersäuerungs-Hypothese, die besagt, dass die Abbauprodukte von zu viel (insbesondere tierischem) Eiweiß das Blut übersäuern können. Zum Ausgleich des pH-Wertes des Blutes soll es dann als Gegenreaktion zu einem vermehrten Calcium-Abbau aus den Knochenbeständen kommen, also zu Raubbau am eigenen Körper führen. Zum Glück wurde diese Hypothese bereits widerlegt, insgesamt zeigt sich kein negativer Effekt von einer proteinreichen Ernährung auf die Knochengesundheit, im Gegenteil: Es wurden sogar positive Effekte nachgewiesen.[130, 131]

4. Ist es wirklich nötig, in der ersten Stunde nach einem harten Work-out Proteine zu mir zu nehmen?

Immer wieder wird das sogenannte »anabole Fenster« direkt nach einem heftigen Work-out propagiert, in dem hoch dosiert Proteine zugeführt werden sollen, um Reparaturvorgänge im Muskel und den Muskelzuwachs positiv zu stimulieren. Allerdings gibt es auch hier die meisten Daten immer nur von Männern, ob dies so auch auf Frauen übertragbar ist, ist fraglich. Wichtig ist aber, dass wir überhaupt auf eine ausreichende Aufnahme von Protein achten, wenn wir trainieren. Ich finde eine After-Work-out-Routine mit einem kleinen Proteinbooster gut, denn so hat man auf jeden Fall schon mal eine Portion Protein intus und verbessert die Regeneration! Mein Tipp: 0,3 g/kg/KG Protein plus 1 g/kg/KG Kohlenhydrate (z.B. in Form eines Shakes, Rezept im Buchumschlag) direkt nach einem wirklich anstrengenden Krafttraining oder nach einem langen Lauf.

5. Können Veganerinnen ihren Eiweißbedarf aus pflanzlichen Quellen ausreichend decken und darüber hinaus noch Muskelmasse aufbauen?

Die biologische Wertigkeit von tierischem Protein ist generell höher als die von pflanzlichem Eiweiß. Trotzdem ist es durch einen abwechslungsreichen Speiseplan mit verschiedenen pflanzlichen Proteinquellen auch als Veganerin oder Veganer möglich, den Proteinbedarf zu decken. Zu beachten ist hier, dass man ungefähr zwanzig bis vierzig Prozent mehr Eiweiß konsumieren muss, um den Bedarf an essenziellen Aminosäuren wie Leucin zu decken. Konkret bedeutet das: Du brauchst vierzig Gramm Soja-Protein, um den gleichen Leucinspiegel zu erreichen wie mit 25 Gramm Molkenprotein.

Nahrungsmittel	Protein pro 100 g	Nahrungsmittel	Protein pro 100 g
Harzer Käse	30 g	Leinsamen	24,4 g
Hüttenkäse	12,5 g	Rote Linsen	24 g
Magerquark	13,5 g	Chiasamen	22 g
Ein Fischfilet	20 g	Pistazien	21,8 g
Lachs	20 g	Cashewkerne	21 g
Hähnchen	24 g	Kichererbsen	19 g
Rindfleisch	20 g	Kidneybohnen	21 g
Sojabohnen	34 g	Naturtofu	16,7 g
Hanfsamen	32 g	Walnüsse	15,3 g
Kürbiskerne	30 g	Quinoa	14 g
Mandeln	29,1 g	Edamame	13 g
Sonnenblumenkerne	27 g	Haferflocken	13 g
Erdnüsse	25 g	Pinienkerne	13 g
Couscous	12 g		
1 Hühnerei	8 g		
Eine Handvoll Nüsse	6,3 g		
Eine Dose Thunfisch	22 g		

Ich bin große Befürworterin der pflanzlichen Proteine und versuche ungefähr zwei Drittel meiner täglichen Proteinzufuhr aus pflanzlichen Quellen zu beziehen, zu hohe Mengen an tierischen Proteinen stehen immer wieder im Verdacht, krebserregend zu sein, und in Sachen Herzgesundheit punkten Pflanzenproteine sowieso. Die Supermarktregale sind voll mit angereicherten »High Protein«-Produkten, dabei gibt es, wie du der Tabelle entnehmen kannst, wunderbare natürliche High-Protein-Nahrungsmittel. Meine Grunddevise lautet: Proteinreich in den Tag starten, dann ist schon fast die halbe (Protein-)Miete geschafft. Wer kocht, hat das Proteinzepter selbst in der Hand. Hülsenfrüchte als Proteinquelle, Bohnen, Kichererbsen und

Linsen (die insgesamt viel zu wenig gegessen werden) befinden sich immer in meinem Vorratsschrank. In der Klinik habe ich immer eine Ration Proteinpulver für den Notfall stehen, im Zweifel ist das die gesündere und vor allem schnellere Option zur Kantine. Aber – wenn ich jetzt mal etwas selbstkritisch sein darf – es wäre eigentlich besser, wenn ich meinen Proteinshake an meine alten und gebrechlichen Patientinnen und Patienten verteilen würde, sie sind es, die von einem Extrakick Proteine in jedem Fall profitieren würden. Also bring deiner Oma (oder Mutter) doch beim nächsten Besuch anstatt Kuchen einfach mal einen Proteinbooster mit, die meisten älteren Leute (ohne Nierenschwäche) könnten es gut vertragen!

Der Energiekick für dein Herz: (Mikro-)Nährstoffe und Vitamine von Alpha-Linolensäure bis Zink

Kleine Nährstoffe, große Wirkung: Mikronährstoffe sind essenziell für deine Gesundheit. Zu ihnen zählen Vitamine, Mineralien, Omega-3-Fettsäuren und Spurenelemente. Eine der Top 3 Fragen, die mir auf Instagram bei jeder Fragerunde gestellt werden, ist die nach den richtigen Vitaminen und Supplementen für die Herzgesundheit. Kein Wunder, denn der Gebrauch von Nahrungsergänzungsmitteln boomt, drei von vier Deutschen geben an, sie regelmäßig zu konsumieren, am häufigsten Multivitaminpräparate, Magnesiumpräparate und Vitamin C. Ein Milliardengeschäft, das mit ausgeklügelten Marketingstrategien und Slogans immer mehr Menschen lockt.[132] Was die meisten nicht wissen: Nahrungsergänzungsmittel (NEM) brauchen – anders als Medikamente – keine Sicherheitszulassung von einer Regierungsbehörde, sie müssen keine Wirksamkeit nachweisen und auch nicht auf Packungsbeilagen vor Nebenwirkungen warnen. Das Bundesamt für Verbraucherschutz und Lebensmittelsicherheit überlässt in Deutschland den Herstellern die Einhaltung der Richtlinien. Dadurch ist es möglich, dass dabei oft geschummelt wird, Mogelpackungen sind nicht selten. Ich kann nur jedem die Internetseite der Verbraucherschutzzentrale empfehlen, unter www.klartext-nahrungsergaenzung.de finden sich oft hilfreiche Hinweise und Warnungen zu einzelnen Produkten.

Interessanterweise gibt es ein ausgeprägtes Nord-Süd-Gefälle in Europa, was die Anwendung von NEM angeht. In Dänemark schlucken 65 Prozent aller Frauen Vitamin C und Co., in Griechenland nur 6,7 Prozent.[133] In keiner der aktuellen Leitlinienempfehlungen weltweit wird zum Gebrauch von Supplementen präventiv für die Herzgesundheit geraten. Die Gabe von NEM wird von vielen Ärztinnen und Ärzten grundsätzlich kategorisch abgelehnt, da ihr klinischer Nutzen in großen randomisierten Studien oftmals nicht nachgewiesen werden konnte. Ich bin der Meinung, dass ein gezielter Einsatz bei nachgewiesenem Mangel vorteilhaft sein kann, insbesondere bei Menschen, die rauchen, viel Sport treiben, sich vegan oder sehr einseitig ernähren. Beim Thema Mikronährstoffe gibt es kein »One size fits all«-Konzept, denn unsere Ernährungsgewohnheiten und unser Lifestyle unterscheiden sich individuell deutlich.

Ich habe für dich die wichtigsten Mikronährstoffe und Vitamine und ihren Einfluss auf die Herzgesundheit zusammengestellt und beziehe mich dabei auf verfügbare Studien und auch auf Empfehlungen von Kolleginnen und Kollegen, die sich auf dieses Gebiet spezialisiert haben. Ich bitte dich aber eindringlich, insbesondere wenn du schon herzkrank bist, eine Nahrungsergänzung immer mit deiner Ärztin oder deinem Arzt zu besprechen, da es nicht selten Interaktionen, also Wechselwirkungen, zwischen Medikamenten und NEM gibt. Ein gutes Beispiel ist hier Melatonin, das sowohl als Medikament als auch als NEM auf dem Markt ist. Schau dir mal den Beipackzettel von Melatonin als zugelassenes Medikament an und den von Melatonin als NEM. Du ahnst es wahrscheinlich, wenn ich es so provokativ formuliere: Bei dem Medikament sind zahlreiche mögliche Wechselwirkungen deklariert. Zum Beispiel wird vor dem gleichzeitigen Konsum von Bluthochdrucktabletten und Alkohol gewarnt, weil es die Wirkung deutlich beeinflussen kann. Beim NEM findest du nichts! Dabei ist es haargenau die gleiche Substanz.

Inzwischen stehen in vielen Laboren Mikronährstoffanalysen zur Verfügung. Dabei wird mithilfe deiner Blutprobe ermittelt, wie es um deine Versorgung mit Vitaminen, Mineralstoffen und Spurenelementen steht, sodass ein Mangel gezielt ausgeglichen werden kann. Das ist weit sinnvoller, als nach dem Gießkannenprinzip einfach »blind« ein Präparat zu schlucken.

ALPHA-LINOLENSÄURE (ALA): ist eine Omega-3-Fettsäure, die einen hohen Stellenwert für die Herzgesundheit hat. Wir können reichlich Alpha-Linolensäure mit der Nahrung zu uns nehmen, zum Beispiel über Leinöl und Walnüsse. Allerdings kann ALA nur zu fünf bis zehn Prozent in die Omega-3-Fettsäuren EPA (Eicosapentaensäure) und zu einem noch geringerem Anteil in DHA (Docosahexaensäure) umgewandelt werden. Trotzdem gibt es genug Untersuchungen, die positive Effekte von ALA auf die Herzgesundheit nachweisen, dazu gehört eine Senkung der LDL-Cholesterin-Werte (Effekt 3–4 mg/dl), eine Senkung des systolischen Blutdrucks (Effekt etwa 5–6 mmHg) sowie eine Entzündungshemmung.[134, 135] Im experimentellen Setting konnte ALA die NO-Produktion stimulieren und wirkte antithrombotisch (hemmt Bildung von Blutgerinnseln), weil es die Blutgerinnung positiv beeinflusst. Die Perimed-Studie mit über siebentausend Teilnehmenden stellte außerdem fest: Wer täglich dreißig Gramm Nüsse (Walnüsse, Mandeln, Haselnüsse) zu sich nimmt, hatte ein 28 Prozent niedrigeres Risiko für Herz-Kreislauf-Ereignisse im Vergleich zu Probandinnen und Probanden, die nur fünf Gramm Nüsse zu sich nahmen.[136]

Den höchsten Gehalt an ALA hat Leinöl, allerdings ist Leinöl eine kleine Diva, hier müssen beim Kauf ein paar Kriterien beachtet werden: Die Herstellung muss »omegasafe« erfolgen, kalt gepresst unter Sauerstoffentzug et cetera. Das Öl wird schnell ranzig, eine Lagerung im dunklen Kühlschrank ist von Vorteil.

Gute Alternativen: Leinöl, Leinsamen, Hanfsamen, Hanföl

B-VITAMINE: sind fundamental für die Herzgesundheit, Vitamin B1, B2, B6, B9 und B12 sind essenzielle Vitamine für unsere Gesundheit und unser Wohlbefinden. Vitamin B1 (Thiamin) ist wichtig für den Energiestoffwechsel des Herzens und somit für eine normale Herzfunktion. Anscheinend korreliert der Homocysteinspiegel mit den B-Vitaminen. Homocystein ist eine potenziell gefäßschädigende Aminosäure, erhöhte Homocysteinspiegel sind mit einem erhöhten Risiko für Herzinfarkte und Thrombosen verbunden. Riboflavin, auch Vitamin B2 genannt, brauchen wir für das Zellwachstum. Vitamin B6, B12, B9 und B2 könnten eine Schlüsselrolle haben, denn sie regulieren den Stoffwechsel des Homocysteins. B9 wird auch Folsäure oder Folat genannt, es kennt jede Frau aus der Schwangerschaft. Da es so wichtig für die Zellteilung ist, wird eine Einnahme in dieser Zeit empfohlen. Vitamin B12 ist unerlässlich für den Erhalt deiner Herzgesundheit. Es unterstützt die Bildung deiner roten Blutkörperchen, also deiner Sauerstofftransporteure im Körper. Ein chronischer Mangel führt zu Blutarmut (Anämie), und wenn Sauerstoff knapp wird, japst auch das Herz. Das kann unter Umständen einen Herzinfarkt oder eine Herzschwäche provozieren. Solltest du vegan leben, ist es für dich wichtig, B12 zu supplementieren, denn es kommt natürlicherweise nur in tierischen Produkten vor.

Natürliche Vitaminquellen

- Vitamin B1: Vollkornprodukte, Erbsen, Pekannüsse, Sonnenblumenkerne
- Vitamin B2: Milch und Milchprodukte, Getreidekeimflocken, Innereien, Mandeln, Brokkoli

- Vitamin B6: alle Vollkörner, Walnüsse, roter Paprika, Schweinefleisch, Trockenobst und Seefische
- Vitamin B9 (Folsäure): Salate und Spinat, Tomaten, Sprossen, Nüsse, Eier
- Vitamin B12: tierische Produkte wie Milchprodukte, Fleisch, Eier und Fisch

Achtung: Betroffene von Diabetes oder Herzerkrankungen schlucken häufig das Medikament Metformin, das aktuell auch von vielen als Longevity-Medikament gefeiert und verwendet wird. Hier müssen die Vitamin-B12-Spiegel regelmäßig kontrolliert werden, denn Metformin ist ein Vitamin-B12-Räuber, genauso wie Magensäureblocker (Protonenpumpeninhibitoren), die ebenfalls viele Herzpatientinnen und -patienten erhalten, wenn sie unter Blutverdünnung mit ASS stehen.

CALCIUM: ist unerlässlich für die Blutgerinnung und den regelgerechten Ablauf des Herzrhythmus und der Herzmuskelkontraktion. Bis vor wenigen Jahren wurde fast jeder Frau empfohlen, zur Osteoporose-Prophylaxe Calciumpräparate einzunehmen, bis in einer großen Analyse festgestellt wurde, dass es keine Knochenbrüche verhindert und – viel schlimmer – das Herzinfarktrisiko erhöht.[137] Im Vergleich zum aus der Nahrung aufgenommenen Calcium kommt es nach der Einnahme von Calciumtabletten zu sehr hohen Wirkspiegeln im Blut, wodurch die Blutgerinnung beeinflusst wird und Ablagerungen begünstigt werden können. Deswegen gilt als guter Richtwert, nicht mehr als fünfhundert Milligramm pro Tag als NEM einzunehmen (wenn man keinen Mangel hat). Denn wir brauchen Kalk in den Knochen, nicht in den Gefäßen! Unsere Knochen werden nur bis zum 25. bis 30. Lebensjahr aufgebaut, danach fängt bereits der Abbau an. Unser Tagesbedarf an Calcium sind 1200 bis 2000 Milligramm am Tag. Grundsätzlich ist der Bedarf leicht über Milchprodukte wie Käse zu decken, wer vegan lebt, sollte mit Calcium angereicherte Milchalternativen verwenden, aber auch Brokkoli und Rucola sind calciumreich.

COENZYM Q10: kommt in fast allen Zellen des Körpers vor und spielt eine wichtige Rolle beim Energiestoffwechsel in den Mitochondrien, trägt also auch zum Erhalt der gesunden Herzfunktion und Muskelkontraktion bei. Außerdem ist Q10 antioxidativ wirksam und schützt unsere Zellen vor Stress. Unser Körper kann es selbst herstellen, allerdings nimmt die Produktion ab der dritten Lebensdekade deutlich ab. Insbesondere bei Menschen, die Statine einnehmen, sinkt der Coenzym-Q10-Spiegel ab, denn Statine hemmen den körpereigenen Produktionsweg. Es gibt Studiendaten, die zeigen, dass Coenzym Q10 Muskelbeschwerden bessert, die durch die Einnahme von Statinen verursacht werden. Allerdings würde ich mir mehr hochqualitative Studien zu dem Thema wünschen, die einen eindeutigen Vorteil zeigen. Ob du Muskelschmerzen bekommst, hängt von vielen anderen Faktoren ab, deiner Genetik, der Statin-Dosis, gleichzeitig eingenommenen anderen Medikamenten und der Alkoholzufuhr.

Mein Fazit: Coenzym Q10 zu supplementieren, ist nicht verkehrt, denn gleichzeitig schützt man damit seine Mitochondrien, aber bitte keine Wunder im Kampf gegen Muskelschmerzen erwarten!

Wenn du dich zwischen den zwei verschiedenen Wirkstoffen Ubiquinon und Ubiquinol entscheiden musst, nimm Ubiquinol, denn das ist die aktive Form von Q10, die etwas wirksamer zu sein scheint. 100 Milligramm sind eine gängige Dosierung, die Einnahmezeit ist egal.[138]

EISEN: ist ein unerlässlicher Baustein für die Bildung des roten Blutfarbstoffes (Hämoglobin) und hilfreich für den Sauerstofftransport, auch das Myoglobin für die Muskelfunktion braucht Eisen. Das Endstadium des Eisenmangels ist die Anämie, die Blutarmut, die schwerwiegende Folgen für den Körper haben kann. Insbesondere bei Herzrasen, Müdigkeit und Schwäche sollte ein Eisenmangel bei Frauen ausgeschlossen werden, sehr starke Menstruationsblutungen begünstigen ihn. Auch Herzpatientinnen und -patienten sind gefährdet: Etwa 80 Prozent aller Menschen mit Herzschwäche leiden an einem Eisenmangel, denn bei ihnen liegt eine Störung der Eisenverfügbarkeit vor, häufig durch verstärkte Entzündungen im Darm. Übeltäter ist das vermehrt gebildete Hepcidin, das verhindert, dass Eisen im Dünndarm resorbiert werden kann. Hier muss es gar nicht erst zur Anämie kommen, bereits der Eisenmangel, den wir anhand eines niedrigen Ferritinwertes im Blut messen können, hat eine schlechte Prognose. Nicht nur bei Menschen mit Herzschwäche, auch bei Herzgesunden heißt es deshalb: nicht bis zur Anämie warten und auch bei niedrigem Ferritin (oder einer Transferrinsättigung unter zwanzig Prozent) mit Eisenprodukten den Mangel ausgleichen.

Tipp: Am besten abends vor dem Schlafen einnehmen, bitte nicht zusammen mit Calcium oder Magnesium! Wechselwirkungen sind auch mit Kaffee möglich. Die im Kaffee enthaltenen Tannine können mit Eisenpräparaten interagieren, deshalb Eisen bitte mit zwei Stunden Abstand zum Kaffee zu dir nehmen.

KALIUM: Die Kaliumkonzentration ist entscheidend für einen regelhaften Ablauf der Herzaktion. Sowohl zu niedrige als auch zu hohe Werte können lebensgefährlich sein, ein gesunder Körper tariert hier aus und hält den Wert stabil. Viele Medikamente in der Herzmedizin beeinflussen den Kaliumspiegel, dazu gehören Blutdruckmedikamente wie ACE-Hemmer, Angiotensin-Rezeptor-Blocker, Aldosteron-Antagonisten und Entwässerungstabletten.

Gute natürliche Kaliumquellen sind Obst und Gemüse, vor allem Kartoffeln, Bananen, Süßkartoffeln und Spinat. Da es so viele gute natürliche Quellen gibt, ist eine Supplementierung eigentlich nur bei Menschen nötig, die aufgrund von Medikamenten Kalium verlieren. Achtung: Nierenkranke müssen mit Kalium vorsichtig sein, ich wurde schon mal als Notärztin zu einer älteren Dame mit einer Herzfrequenz von dreißig Schlägen pro Minute gerufen. Als Ursache stellte sich ein massiv erhöhter Kaliumspiegel im Blut heraus, der durch den Genuss von einem Kilo Kirschen bei gleichzeitiger schwergradiger Nierenschwäche zustande kam.

KOLLAGEN: macht ungefähr ein Drittel der Gesamtmasse unseres körpereigenen Eiweißes aus und ist wesentlicher Bestandteil des Bindegewebes und der Haut. Kollagen ist enorm wichtig für die Produktion von Herzmuskelzellen und die Gesundheit unserer Blutgefäße. Es gibt nur wenige Studien, die die Kollagenpeptid-Einnahme als NEM im Zusammenhang mit der Herzgesundheit untersucht haben. Es gibt Hinweise, dass die Einnahme von Kollagenpeptiden zu einer Blutdrucksenkung von im Schnitt 5 mmHg führt und die arterielle Steifigkeit vermindert. Eine hohe arterielle Steifigkeit führt zu einem erhöhten Risiko für Herz-Kreislauf-Erkrankungen. Auch das LDL-Cholesterin konnte um 5–6 mg/dl gesenkt werden.[139] Allerdings sind das immer nur kleine Studien, oft mit spärlicher Frauenbeteiligung, die die Wirkung in unterschiedlichen Dosierungen und nur über kurze Zeiträume untersucht haben, gleichzeitige Lifestyleveränderungen wurden nicht erfasst. Auch für den Muskelaufbau wird Kollagen gehypt und lockt in vielen Proteinriegeln mit der Versprechung, uns schöne Muckis zu machen, allerdings ist der Gehalt an Leucin, das ja die stärkste muskelaufbauende Wirkung hat, im Kollagen eher niedrig.

Fazit: Mir fehlen insgesamt die harten Beweise und eindeutigere Studien, um Kollagen als Supplement empfehlen zu können. Was mich persönlich davon abhält, Kollagen zu schlucken, ist die Tatsache, dass Kollagensupplemente aus wirklich gruseligen Sachen hergestellt werden, wie zum Beispiel Entenfüßen, Pferdesehnen und Fischschuppen. Ich würde eher dazu raten, viel Vitamin C zuzuführen, das kurbelt die eigene Kollagenproduktion auch ordentlich an.[140]

Mein Tipp: Die gute alte Hühnersuppe spendet dir ebenfalls Kollagen, das beim Kochen vom Huhn in die Brühe übergeht.

KREATIN: ist eine natürliche Verbindung, die dein Körper selbst aus den Aminosäuren L-Arginin, Glycin und L-Methionin produziert. Es spielt eine entscheidende Rolle bei der schnellen Energiebereitstellung für körperliche Aktivitäten mit hoher Intensität, sprich für die Performance deiner schnellen Typ-2-Fasern. Tiere bilden es auch, essen wir ihr Fleisch, nehmen wir darüber Kreatin zu uns. Wenn du fleischfrei lebst, schwimmt in deiner Blutbahn wahrscheinlich weniger davon herum, was aber deine Leistung nicht beeinflusst, denn Studien zeigten, dass vegan lebende Menschen und solche, die Fleisch essen, nach einer Kreatin-Einnahme die gleichen Kraftzuwächse haben. Kreatin, genauer gesagt Kreatin Monohydrat, ist das am besten untersuchte (zumindest bei Männern) Supplement, das wir haben, und wird von der International Society of Sports Nutrition als das wirksamste Supplement beschrieben, wenn es um Leistungszuwachs und Zunahme der fettfreien Körpermasse geht. Früher war es nur in der Bodybuilderwelt in Mode, inzwischen setzt sich jede sportlich aktive Person irgendwann mit der Frage »Soll ich es nehmen oder nicht?« auseinander. Es erhöht im Muskel unseren Speicher an Kreatinphosphat. Frauen haben deutlich kleinere Kreatinspeicher als Männer und profitieren besonders von der Supplementierung. Trotzdem fürchten viele eine Gewichtszunahme, denn es ist bekannt, dass Kreatin Wasser in die Muskelzelle zieht, um die Vorspannung zu erhöhen. Allerdings scheint dieser Effekt bei Frauen deutlich weniger ausgeprägt zu sein, vor allem wenn mit niedrigen Dosen wie zwei bis drei Gramm am Tag gearbeitet wird.[141] Insbesondere nach der Menopause können Frauen profitieren, Kreatin verbessert die Körperzusammensetzung (weniger Fettmasse, mehr Muskelmasse) und die Knochendichte.[142] Aber Achtung, Pülverchen ohne Training nehmen, geht nicht, das funktioniert nur im Zusammenspiel mit muskulären

Reizen. Expertinnen und Experten vermuten, dass Kreatin dauerhaft Verletzungen des Bindegewebes provozieren könnte. Im Sinne der Herzgesundheit könnte sich Kreatin positiv auswirken, denn gesunde Muskelmasse ist gut für deine Herzgesundheit. In-vitro-Versuche im Labor konnten zeigen, dass sich auch im Herz der Kreatinspeicher erweitert, aber ob das positive Effekte auf den ohnehin besonders kreatinreichen Herzmuskel hat, ist nicht abschließend geklärt. Bei männlichen Bodybuildern senkte es die Herzfrequenz und hatte auch in hohen Dosierungen von 15 Gramm am Tag keine herzschädigenden Effekte, scheint also insgesamt »herzsicher« zu sein!

KURKUMA: Die leuchtend orangfarbene Kurkumawurzel wird von »Health-Nerds« gefeiert. Als Shot, in Currys und goldener Milch oder in konzentrierter Form als Kapsel soll es Entzündungen hemmen, Atherosklerose verhindern, Diabetes bessern, Muskelschmerzen nach dem Sport und Arthrosebeschwerden lindern. Aber was hat das Polyphenol Curcumin, so heißt der wertvolle Inhaltsstoff der Wunderknolle, wirklich drauf? In vitro, also im Reagenzglas, ist ihre entzündungshemmende Kraft umwerfend, allerdings haben wir beim Menschen ein Problem: die Bioverfügbarkeit. Das bedeutet, wenn wir Curcumin über die Nahrung zu uns nehmen, wird es nach kurzem »Shakehands« mit deiner Darmschleimhaut in Windeseile von Enzymen zerlegt, bevor es in deinen Zellen wirken kann. Du müsstest esslöffelweise Kurkumapulver futtern, damit ein Gesundheitseffekt eintritt. Davor wird allerdings gewarnt, denn viele Kurkumapulver sind mit Mineralöl und Pestiziden belastet, selbst Bioprodukte.[143] Das Geld für teure Kurkumashots, bei denen nur ein Stück der Knolle drin ist, kannst du dir schon mal sparen. Es braucht geschickte Formulierungen, damit es als NEM wirksam ist. Aktueller Renner ist das Nano-Curcumin, das eine sehr gute Bioverfügbarkeit haben soll. Curcumin hat eine gute antientzündliche Wirkung, ist antioxidativ und wirkt sich bei vielen Lifestyleerkrankungen wie Bluthochdruck und Diabetes in Studien positiv aus. Bei Frauen mit PCOS konnte es den Nüchternglukosespiegel sowie die ungeliebten Blutfette um 5 bis 6 mg/dl senken und das Ansprechen von Insulin auf Glukose verbessern.[144, 145] Bei männlichen Athleten konnte der Muskelkater gemindert werden, wenn es direkt nach dem Krafttraining eingenommen wurde.[146] Klingt alles nach einem Allround-Supplement, allerdings muss ich abschließend sagen, dass die jeweiligen Studien mit sehr hohen Dosierungen (500–1500 mg/dl) und über kurze Zeiträume (Monate) durchgeführt wurden. Auch wenn als einzige unerwünschte Nebenwirkungen immer nur Magen-Darm-Beschwerden angegeben werden, sind bei dauerhafter Einnahme hoher Dosen Fälle schwerer Leberschädigungen beschrieben. Die Europäische Behörde für Lebensmittelsicherheit (EFSA) beziffert die unbedenkliche tägliche Aufnahme auf 3 Gramm pro Kilogramm Körpergewicht, das entspricht etwa 150 bis 200 Milligramm am Tag.[147] Da es auch die Wirkung von Krebsmedikamenten und Blutverdünnern verändern kann, empfehle ich auf jeden Fall, vor der Einnahme ärztliche Rücksprache zu halten, wohingegen Kochen mit Kurkuma oder die Messerspitze Gewürz in deiner goldenen Milch absolut unbedenklich sind.

MAGNESIUM: spielt eine wichtige Rolle für die Herzgesundheit von Frauen und Männern. Magnesium ist lebenswichtig. Da es vom Körper nicht selbst produziert werden kann, muss es von außen zugeführt werden. Es bildet mit Calcium und Kalium ein wichtiges Trio für den Ablauf der geschmeidigen Herzaktion. Magnesium reguliert außerdem die Serotoninausschüttung, dein Glückshormon, wirkt entspannend auf die Gefäße und besitzt damit das Potenzial, den Blutdruck positiv zu beeinflussen. Laut deutscher Verzehrstudie erreichen nur 29 Prozent aller Frauen die empfohlene Tagesdosis von vierhundert Milligramm, Sportlerinnen und Sportler brauchen sogar noch mehr Magnesium! Viele Lebensmittel enthalten Magnesium und erst kürzlich zeigte eine große Studie: Wer über Jahre regelmäßig eine magensiumreiche Kost zu sich nimmt, hat ein niedrigeres Risiko für Atherosklerose und Herzerkrankungen im Vergleich zu Menschen, die sich magnesiumarm ernähren.[148]

Spitzenreiter unter den magnesiumhaltigen Lebensmitteln sind Weizenkleie (550 mg/100 g), Kakao, stark entölt (435 mg/100 g), Kürbiskerne (400 mg/100 g) und Haferflocken (140 mg/100 g).

Achtung: Wenn du supplementierst, solltest du darauf achten, Magnesium nicht zusammen mit Kaffee einzunehmen, denn es bindet sich an die Gerbsäuren im Kaffee und wird schlechter von deinem Körper aufgenommen, also nach dem Kaffee etwa neunzig Minuten warten, bevor du Magnesium schluckst.

Der Markt an Präparaten ist unüberschaubar. Grundsätzlich gilt: Organisches Magnesium wird besser resorbiert als anorganisches. Gute organische Magnesiumsalze enden auf -citrat, -glutamat, -aspartat,- orotat oder -lactat.

Mein Tipp: dreißig Minuten vor dem Schlafengehen einnehmen, das soll insbesondere bei Frauen die Schlafqualität verbessern. Wer zu viel einnimmt, bekommt Durchfall.

MULTIVITAMINPRÄPARATE: sind der Renner unter den Supplementen, ein Milliardengeschäft für die Hersteller. Häufig enthalten Multivitaminpräparate wilde Kombinationen, die der Körper sogar oftmals gar nicht zusammen aufnehmen kann. »Teures Pipi« sage ich gerne dazu, denn häufig landen die Vitamine dann in der Toilette, ohne vorher ihr volles Potenzial im Körper entfalten zu können. Umfassende Studien konnten keinen positiven Einfluss der Präparate auf Krebsentstehung, Sterblichkeit und Herzinfarktrate nachweisen, wogegen die Einnahme bei älteren Menschen zum Teil positive Effekte auf die Leistungsfähigkeit zeigte. [149, 150] Ich finde es persönlich immer viel besser, gezielt zu supplementieren, anstatt alles auf einmal einzunehmen.

NIACIN (VITAMIN B3): ist ein Vitamin, das das LDL-Cholesterin senken kann und immer wieder als natürlicher Fettsenker angepriesen wird. Tatsächlich nimmt es gleichzeitig noch die Triglyceride mit in den Keller und erhöht das HDL-Cholesterin. Das Problem: Um diesen Effekt zu erzielen, müssten wir das Niacin so hoch dosieren (mehr als das 1000-Fache der Tagesempfehlung), dass wir uns ungeahnte Probleme beim Zuckerstoffwechsel miteinkaufen würden. Der negative Effekt ist dadurch mit Blick auf die Herzgesundheit so groß, dass ich dringend davon abrate!

OMEGA-3-FETTSÄUREN: sind nur in wenigen natürlichen Lebensmitteln enthalten, darauf bin ich im Ernährungskapitel eingegangen. Nahrungsergänzungsmittel mit Omega-3-Fettsäuren sind der Kassenschlager, weil ihnen zahlreiche gesundheitsfördernde Effekte zugeschrieben werden. Es gibt einige Studien, die den Einfluss auf die Herzgesundheit untersucht haben mit zum Teil kontroversen Ergebnissen. Insgesamt wird durch die Einnahme von Omega-3-Fettsäuren aber ein positiver Einfluss mit Absenkung der Sterblichkeitsrate und Herzinfarktrate gezeigt.[151] Nachdem im letzten Jahr darauf hingewiesen wurde, dass sowohl Arzneimittel, aber auch NEM mit Omega-3-Fettsäuren das Risiko für Vorhofflimmern erhöhen können, herrscht Verunsicherung. Was viele nicht wissen: Omega-3-Fettsäuren beeinflussen auch die Beschaffenheit unserer Herzzellwände und die Reizströme im Herzen, dadurch können sie die Herzphasen von Anspannung und Entspannung verändern. Das hat zur Folge, dass Herzrhythmusstörungen aus der Herzkammer abnehmen, aber dafür die aus dem Herzvorhof, so wie Vorhofflimmern, zunehmen. Omega 3 ist also doch nicht O-MEGA, sondern O-Gott?![152, 153]

Hier muss man etwas differenzieren. Die in den Studien untersuchten Personen, die hochdosierte (bis 4 g/d!) Omega-3-Präparate erhielten, waren meist männlich (61 Prozent), bereits am Herzen vorerkrankt und hatten allerhand Risikofaktoren (wie Bluthochdruck), die Vorhofflimmern bekanntermaßen begünstigen. Außerdem wurde der Omega-3-Status des Einzelnen vor Einnahme der Tabletten nicht untersucht, sondern »blind« supplementiert.

Es gibt neuere Bluttests (sie gehören nicht zur Routine und werden nicht von den Krankenkassen bezahlt), die den »Ölstand« der Omega-3-Versorgung deines Körpers messen können. Der Test misst den Anteil der Fettsäuren, die sich an den roten Blutkörperchen angelagert haben, und wird in Prozent angegeben. Ein Omega-3-Index zwischen acht und elf Prozent gilt als optimal für die Herzgesundheit. Sowohl höhere als auch niedrigere Indizes erhöhen das Risiko für Vorhofflimmern. Man sollte also weder unterversorgt sein, noch zu viel einnehmen.

Mein Fazit: Du kannst Omega 3 supplementieren, was vor allem dann sinnvoll ist, wenn du keinen fetten Tiefseefisch isst oder vegan lebst. Wer »blind« zu niedrigeren Dosierungen (bis 1 g/d) mit einem 2:1-Verhältnis von DHA und EPA greift, muss in der Regel kein Vorhofflimmern fürchten. Wer den Omega-3-Index misst und die Supplementierung entsprechend anpasst, ist auf der sicheren Seite. Für alle, die sich für Fischölkapseln entscheiden und die der Geschmack stört: Lege die Tablette in den Eisschrank und schlucke sie gefroren! Ganz wichtig: Omega-3-Präparate zu den Mahlzeiten einnehmen, dann werden sie deutlich besser aufgenommen.

RESVERATROL: ist ein Polyphenol und in den Schalen der roten Trauben zu finden (deswegen auch im Rotwein). Resveratrol wird als »Anti-Aging«-Inhaltsstoff von teuren Cremes und aufgrund seiner antioxidativen und antientzündlichen Eigenschaften als Wunderwaffe für die Herzgesundheit gefeiert. Eine mäßig gute Senkung des LDL-Cholesterins und auch eine Blutdrucksenkung wird der »Biowaffe« zugesprochen. Die besten Ergebnisse stammen aber nur aus Laborversuchen. Inzwischen wissen wir, ein Glas Wein reicht nicht. Um positive Effekte auf die Blutfette und die Langlebigkeit zu verzeichnen, müssten wir literweise davon trinken und davon ist aus anderen, bekannten Gründen abzuraten.

Save your heart Wissen

Das Glas Rotwein fürs Herz?

Bis heute höre ich es immer wieder: Rotwein ist doch gut fürs Herz! Unterschiedliche Studien fanden heraus, dass es einige positive Effekte für die Herzgesundheit gibt, sogar ein längeres Leben wurde prognostiziert, wenn regelmäßig Rotwein konsumiert wird. Inzwischen werden die Ergebnisse der Studien angezweifelt und die Erkenntnisse gelten als überholt. Alkohol erhöht den Blutdruck und steigert die Wahrscheinlichkeit für Vorhofflimmern, deshalb ist »no alcohol« definitiv die gesündere Alternative für dein Herz.

Sicherlich verbiete ich niemandem den Genuss eines guten Glases Wein, aber aktive Herzpflege macht man damit nicht.

SELEN: brauchen wir für jede Zellteilung, aber auch für den Schutz des Endothels sowie für die Immunabwehr. Es hat nebenbei eine herausragende Bedeutung für eine normale Schilddrüsenfunktion, denn es hilft bei der Umwandlung der Schilddrüsenhormone von der inaktiven Form fT4 in das aktive fT3.

Ein Mangel kann zur Schilddrüsenunterfunktion führen, die sich wiederum negativ auf die Herzfunktion auswirken kann. Der Körper kann Selen nicht selbst bilden, muss also mit der Nahrung zugeführt werden.

Natürliche Quellen: Nüsse, Kohlsorten, Zwiebelgemüse, Pilze und Linsen.

VITAMIN C: ist ein Tausendsassa und das in deinem Körper am meisten vorkommende Antioxidans. Jeder kennt die herausragende Wirkung von Vitamin C für das Immunsystem, aber wusstest du, dass Vitamin C auch bedeutsam für deine Herzgesundheit ist? Vitamin C wirkt blutdrucksenkend, hat eine fantastische antioxidative Wirkung und fährt einen Schutzschild gegen freie Radikale aus. Auch für die Funktion unserer Blutgefäße hat es einen protektiven Effekt, indem es für elastische Gefäßwände sorgt, denn auch für die Kollagenproduktion ist Vitamin C unerlässlich. Besonders von Bluthochdruck Betroffene profitieren vom hohen C, hier darf der Spiegel gerne etwas höher sein, denn es kann tendenziell den Blutdruck senken.[154]

Der von der Deutschen Gesellschaft für Ernährung (DGE) empfohlene Tagesbedarf für eine Frau liegt bei ungefähr 95 Milligramm, bei Raucherinnen und Rauchern sollte die Dosis aufgrund des erhöhten oxidativen Stresses bei 135 Milligramm am Tag liegen.

Auch Vitamin C ist eine kleine Diva, sie ist extrem hitze- und sauerstoffempfindlich. Das bedeutet für dich: Gemüse lieber nicht zu lange erhitzen, sonst ist das Vitamin C direkt verkocht. Laut der DGE sind wir grundsätzlich alle gut mit Vitamin C versorgt. Wichtig: Wer Eisen einnimmt, sollte gleichzeitig auf eine ausreichende Vitamin-C-Zufuhr achten, denn es verbessert die Resorption von Eisen. Fazit: Bereits in einer Kiwi stecken achtzig Milligramm, hundert Gramm Brokkoli enthalten 110 Milligramm natürliches Vitamin C, da ist es eigentlich nicht nötig zu supplementieren. Falls doch, dann nimm es nicht auf nüchternen Magen ein, lieber zum oder mit dem Essen.

VITAMIN D: ist ein fettlösliches Vitamin und genau genommen ein Hormon. Ein Mangel schwächt das Immunsystem und fördert Entzündungen im Körper, die dann wiederum auch die Ablagerungen in unseren Gefäßen, die Atherosklerose, befeuern. Ein Mangel, der bei vierzig Prozent der Deutschen vorherrscht, ist also zu vermeiden. In unseren Breitengraden sind wir allerdings gefährdet für einen Mangel, die Vorstufe von Vitamin D wird in unserer Haut unter Sonneneinstrahlung gebildet – und dafür strahlt die Sonne bei uns in den Wintermonaten zu wenig. Ab sechzig Jahren nimmt die Vitamin-D-Produktion dann noch mal ab.

Früheren Generationen wurde Lebertran eingeflößt, er enthält bombastisch viel Vitamin D. Eine natürliche Alternative ist fetter Lachs, er enthält etwa 600 IE (Internationale Einheiten, das ist die Maßeinheit von Vitamin D) pro hundert Gramm, hiermit kommt man fast schon auf die von der DGE empfohlene tägliche Menge von 800 IE pro Tag. Eier, Pilze und Gouda sind ebenfalls gute Vitamin-D-Quellen.

Über die Frage, ob die tägliche Einnahme einer wöchentlichen Einnahme vorgezogen werden soll, streiten sich Schlauberger seit Jahren. Anscheinend ist es besser, 1000 IE pro Tag zu sich zu nehmen als einmal in der Woche eine hohe Dosis von zum Beispiel 10 000 IE. Aber auch hier empfehle ich, pragmatisch zu denken: Ich bin ziemlich vergesslich, was das Schlucken von Tabletten betrifft, und nehme sie daher lieber einmal in der Woche hochdosiert, anstatt jeden Tag daran denken zu müssen. Hohe Dosen von Vitamin D wandern häufig direkt ins Fettgewebe, weshalb gerade übergewichtige Menschen einen niedrigen Vitamin-D-Spiegel haben können. Langfristig sollte man täglich nicht mehr als 5000 IE pro Tag einnehmen, denn es fördert die Calciumaufnahme im Darm und kann Störungen des Calciumgleichgewichts begünstigen. Ich werde auch häufig gefragt, ob Vitamin K gleichzeitig mit Vitamin D eingenommen werden muss, da die beiden zusammen verstoffwechselt werden. Muss es nicht. Grundsätzlich hat fast niemand einen Vitamin-K-Mangel, aber wenn du ein Produkt hast, das auch Vitamin K enthält, ist es natürlich auch in Ordnung.

VITAMIN K: ist ein fettlösliches Vitamin. In der Klinik bin ich häufiger mit dem Gegenspieler von Vitamin K konfrontiert als mit Vitamin K selbst, denn viele Menschen schlucken Marcumar. Marcumar hemmt in der Leber die Produktion der Vitamin-K-abhängigen Gerinnungsfaktoren, die für die Blutgerinnung essenziell sind. Hat eine Patientin oder ein Patient zu niedrige Gerinnungswerte, sprich ist das Blut zu dünn, müssen wir vor operativen Eingriffen Vitamin K geben, damit sie oder er operiert werden kann und nicht verblutet, weil das Blut nicht gerinnt. Daraus habe ich immer geschlussfolgert, dass Vitamin K das Risiko für Thrombosen und Gerinnungsstörungen erhöht, das stimmt so aber nicht. Vitamin K, oder besser gesagt Vitamin K1, kommt natürlicherweise in grünem Gemüse vor, wie Salat, Spinat, aber auch in Kohlsorten und Hülsenfrüchten. Vitamin-K1-Mangel ist in unseren Breitengraden selten, es gibt aber noch das Vitamin K2, auch Menachinon genannt. Es kann die Wirkung von Vitamin K1 unterstützen und beeinflusst den Calciumstoffwechsel, indem es Calcium in deine Knochen und nicht in die Gefäßwände befördert. Fermentierte Lebensmittel wie Joghurt, Kimchi oder Sauerkraut sind gute und natürliche Vitamin-K2-Quellen.

ZINK: ist ebenfalls ein wichtiges Spurenelement, aber nicht eine Spur überflüssig für unsere Immunabwehr, denn es wirkt stark antioxidativ, eindeutiger Pluspunkt für deine Gefäßgesundheit. In der Coronapandemie hatten Zink-Lutschtabletten Hochkonjunktur, denn bei Erkältungen kann es die Dauer der Symptome um bis zu drei Tage verkürzen. Außerdem wurde eine Verbesserung von Heiserkeit und Husten und eine Verringerung von Nasenschleim nachgewiesen. Eigentlich sollten wir keinen Mangel haben, denn es ist genug vorhanden in Fleisch und Milchprodukten, Eiern, aber auch in Cashewnüssen. Der natürliche Zink-Renner mit 20 Milligramm pro 100 Gramm sind übrigens Austern, aber da sind dann sogar teure Supplemente aus der Apotheke kostengünstiger, als bei Erkältung Austern zu verspeisen.

Achtung: Wer supplementiert, sollte die Tabletten nicht auf nüchternen Magen einnehmen, sie können dann wirklich starke Übelkeit provozieren. Am besten Zinkacetat oder Zinkgluconat einnehmen, ohne Bindemittel wie Weinsäure oder Zitronensäure.

Koffein: Kickstarter fürs Gehirn, aber auch für deine Muskeln

Noch vor dreißig Jahren riet die Mehrheit aller Fachärztinnen und Fachärzte Personen mit Vorerkrankungen am Herzen vom Kaffeekonsum ab. Inzwischen hat sich das Image des Kaffees deutlich gebessert. Sogar in den aktuellen Leitlinien zur Prävention von Herz-Kreislauf-Erkrankungen der European Society of Cardiology wird ein Kaffeekonsum von drei bis vier Tassen pro Tag als »wahrscheinlich nicht schädlich, vielleicht sogar gesundheitsförderlich« beschrieben.[155] Das gilt für alle Kaffeeformen, auch für Instantkaffee und koffeinfreien Kaffee. Und weil Kaffee für viele zur täglichen Ernährung gehört, gibt es hier einen Deep Dive rund um die Bohne mit Health Benefit.

Kaffee stimuliert und macht uns durch eine Blockade von sogenannten Adenosinrezeptoren wach. Auf Social Media lese ich immer wieder, dass der Kaffee am Morgen eine Ausschüttung von gesundheitsgefährdenden Stresshormonen verursache, mein Zuprosten mit der Kaffeetasse in die Kamera wurde bereits von Kaffeeverächtern mit »du schädigst deine Nebenniere und deine Gesundheit« kommentiert. Ja, Koffein regt die Nebenniere an, aber zum Arbeiten ist sie da, und es gibt keinerlei handfeste wissenschaftliche Evidenz, die einen negativen Effekt auf die Gesundheit nachweist. By the way: Wer Angst vor Stress hat, der darf auch keinen Nachwuchs bekommen, denn ein Morgen mit kleinen Kindern führt (jedenfalls bei mir) definitiv zur Ausschüttung von Stresshormonen.

Koffein ist weltweit die legale leistungssteigernde Alltagsdroge vieler Menschen, insbesondere Sportlerinnen und Sportler lieben sie.

Koffein (in der richtigen Dosierung) vor dem Sport verbessert die Kohlenhydratverwertung, den Fettstoffwechsel und aktiviert den Puls. Er steigert außerdem die Leistungsfähigkeit und Ausdauer, während wir gleichzeitig die körperliche Betätigung als weniger anstrengend empfinden. Das bedeutet, du kannst länger und kraftvoller laufen oder Rad fahren (oder was auch immer dein Sport ist) und fühlst dich weniger schnell müde und erschöpft. Das ist der Grund, warum viele Langstreckenläuferinnen und -läufer während eines Wettkampfs Gels zu sich nehmen, die auch Koffein enthalten.

Save your heart History

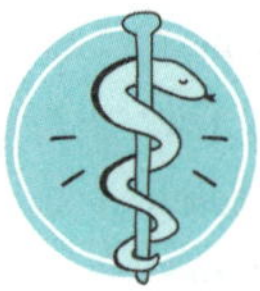

Koffein wurde 1984 von der World Anti Doping Agency (WADA) auf die Liste der verbotenen Substanzen gesetzt. 20 Jahre später wurde jedoch klar: Mit der Dosis, die als Doping gilt, ist ohnehin niemand mehr in der Lage, geradeaus zu laufen oder von der Toilette runterzukommen. Seitdem können alle Sportlerinnen und Sportler wieder ungestört Koffein konsumieren.

Koffein steigert darüber hinaus den Calciumgehalt in den Muskeln, dadurch wird deine Muskelkontraktion noch kraftvoller. Genau das also, was du brauchst, wenn du deine Gewichte beim Training durch den Raum schwingst oder einen langen Lauf machst.

Bei Frauen wirkt Koffein übrigens noch etwas mehr blutdrucksteigernd als bei Männern, dafür fällt der Herzfrequenzanstieg bei Frauen durch Koffein milder aus. Auch hier gibt es einen Zusammenhang mit dem Hormonstatus, denn hohe Östrogenspiegel lassen uns die Nebeneffekte von Koffein stärker spüren, es kann also sein, dass du in der Zyklusphase um den Eisprung herum, wenn dein Östrogen in die Höhe schießt, Kaffee weniger gut verträgst. Schüttest du Milch in deinen Kaffee, verlängert sich übrigens durch das Fett in der Milch zusätzlich die Wirkung des Koffeins in deinem Körper.

Wer Kaffee in Maßen trinkt (angeraten sind nicht mehr als vierhundert Milligramm, das entspricht etwa vier Tassen), dem werden weniger Herz-Kreislauf- und Krebserkrankungen sowie eine niedrigere Allgemeinsterblichkeit prognostiziert. Dafür ist nicht das Koffein allein verantwortlich, sondern auch die im Kaffee enthaltenen bioaktiven Substanzen. Vor allem die Polyphenole, wie zum Beispiel Chlorogensäure. Sie hat besonders gute antioxidative Eigenschaften und kann die Selbstverdauung (Autophagie) in menschlichen Zellkulturen verstärken. Das heißt, sie hilft bei der Entrümpelung und dem Recycling von Zellmist, aus dem wieder neue und gesunde Zellen hergestellt werden – das ist ein Topschachzug für die Langlebigkeit.[156, 157]

Ein weiterer positiver Aspekt von Kaffee für die Herzgesundheit ist der positive (senkende) Einfluss auf den Cholesterinspiegel. Für ihn ist übrigens Filterkaffee besser, Espresso und auch der Kaffee aus dem sogenannten French-Press-Verfahren erhöhen den Cholesterinspiegel leicht, allerdings bei uns Frauen weniger als bei Männern.[158]

Kaffee ist eins der am besten erforschten Lebensmittel und wir können auf Daten von mehr als zwanzig Millionen Konsumierenden zurückgreifen, die zeigen, dass das Gesamtsterblichkeitsrisiko bei regelmäßigem Kaffeegenuss um 13 Prozent niedriger ist. Kluge Köpfe haben sogar berechnet, dass Menschen, die in Maßen Kaffee trinken, im Schnitt ein zusätzliches Lebensjahr gewinnen (allerdings haben wir davon recht viel Zeit mit der Zubereitung von Kaffee verbracht). Das klingt zwar gut, aber das ist noch kein Grund, den Rezeptblock zu zücken und dir Kaffee zu verordnen.

Save your heart Wissen

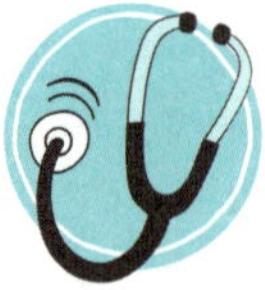

Alles über Koffein

- Hast du dich schon mal gefragt, warum Raucherinnen und Raucher so viel Kaffee trinken können? Das liegt daran, dass das in der Zigarette enthaltene Nikotin dafür sorgt, dass Koffein bis zu sechsmal schneller abgebaut wird. Wenn du aufhörst zu rauchen, sparst du also doppelt Geld.
- Achtung: Säurearmer Kaffee wird oft als magenfreundlicher Kaffee verkauft, allerdings verhindert er keinesfalls ein Sodbrennen oder die Bildung von Magensäure, sondern enthält einfach weniger Chlorogensäure. Diese ist, wie schon erwähnt, ein sehr gesundes Polyphenol. Das ist also ungefähr so, als würde man Orangensaft vor dem Verkauf sein Vitamin C entziehen.
- Milch und Sahne im Kaffee, eine Schwangerschaft, eingenommene Antibiotika, orale Kontrazeptiva (Pille) sowie bestimmte Herzmedikamente verzögern den Abbau von Koffein im Blut.
- Die im Kaffee enthaltene Chlorogensäure bindet an Milcheiweiß und kann somit deutlich schlechter aufgenommen werden. Trinkst du deinen Kaffee mit Sojamilch oder anderen pflanzlichen Milchsorten, wird dieser Prozess nicht eingeleitet, das ist vorteilhaft.

+ + +

400 Milligramm Koffein pro Tag gelten als unbedenklich und sind enthalten in:

4 Tassen Kaffee	je 200 ml
5 Espressi	je 60 ml
9 Tassen schwarzem Tee	je 200 ml
4 Tassen Matcha	je 200 ml
13 Tassen Grüner Tee	je 200 ml
5 Energydrinks	je 250 ml
11 Cola	je 330 ml

Eine Restsorge bleibt immer bei Herzpatientinnen und -patienten, weil Koffein den Sympathikus, unseren Aktivitätsnerv, stimuliert und somit kurzfristig den Blutdruck und den Puls ansteigen lassen kann. Allerdings zeigt sich dieser Effekt bei Kaffee-»Dauerusern« nicht, hier kommt es zu einem Gewöhnungseffekt. Umfassende Analysen zum Thema Bluthochdruck geben diesbezüglich Entwarnung, regelmäßiger Kaffeekonsum schützt sogar eher vor Bluthochdruck.[159]

Aber wenn mir eine Patientin oder ein Patient erzählt, dass nach dem Genuss von Kaffee Herzrasen auftritt, dann rate ich natürlich davon ab, weiter Kaffee zu trinken, oder empfehle koffeinfreie Varianten. Denn es gibt deutliche individuelle Unterschiede bezüglich der Koffeintoleranz, es ist genetisch vorgegeben, ob du Koffein eher schnell oder langsam verstoffwechselst. Die Halbwertszeit für Koffein in der Blutbahn beträgt sechs Stunden, wenn du also eher ein Koffeinsensibelchen bist, so wie ich, dann verzichte ab 15 Uhr deiner Schlafhygiene zuliebe auf Kaffee.

Was beim Kaffeekonsum zusätzlich bedacht werden sollte, ist, wie wir ihn trinken. Wer dreimal am Tag einen XL-Frappuccino mit Karamellsirup und Schlagsahne trinkt, mogelt sich unbemerkt bombastisch viel Fett, Zucker und Extrakalorien hinein. Kaffee bitte lieber ohne Zucker genießen und Finger weg von Sirup und Co.

Und was ist mit Tee? Aus gesundheitlichen Gründen wäre das Trinken insbesondere von grünem Tee sicherlich von Vorteil. Das in Grüntee (und somit auch in Matcha) enthaltene Antioxidans Epigallocatechin-3-Gallat ist ein wahres körpereigenes Anti-Krebs-Mittel. Außerdem heizt grüner Tee die Fettverbrennung an und beugt gerade frauentypischen Krankheiten wie Osteoporose und Arthrose vor!

Gefährliche Mischung: Energydrinks und kardiovaskuläre Effekte

Der richtige Kick vor dem Sport oder richtig wach sein in der Prüfungsphase – da reicht vielen kein Kaffee mehr, da werden Flügel gebraucht, Energydrinks versprechen das zumindest. Aber welchen Einfluss hat der Energyboost aus der lustig-bunten Dose auf deine Herzgesundheit? Der Gebrauch von Energydrinks nimmt stetig zu, insbesondere bei jungen Menschen. Energydrinks enthalten nicht nur Koffein in hohen Dosen, sondern auch noch weitere stimulierende Substanzen wie Taurin, Guarana, Glucuronolacton und Ginseng. Taurin und Guarana können Herzrhythmusstörungen fördern. Guarana enthält nicht nur Koffein, sondern auch Theophyllin, was ebenfalls das Herz aus dem Takt bringen kann. Insbesondere die Kombination aus Koffein und Taurin kann zur tückischen Erhöhung deines Blutdrucks führen, dazu verstärkt sie die Blutgerinnung und hemmt die Superkräfte deines Endothels.

Im Zusammenhang mit Energydrinks habe ich einen dramatischen Fall einer jungen Frau erlebt, die sechs Wochen nach der Entbindung ihres Kindes zu Hause kollabierte und leblos zu Boden sank. Ihr Mann, der zum Glück vor Ort war, begann umgehend mit Wiederbelebungsmaßnahmen und alarmierte den Rettungsdienst, der sieben Minuten später eintraf und bei Kammerflimmern das Herz der jungen Frau mit dem Defibrillator neu startete. Sie kam bei uns kreislaufstabil an. Es stellte sich heraus, dass sie aufgrund einer Brustentzündung zwei verschiedene Antibiotika einnehmen musste und ihren chronischen Schlafmangel tagsüber mit mehreren Energydrinks zu bekämpfen versuchte. Diese Kombination hatte das Kammerflimmern ausgelöst. So etwas ist sehr selten, aber wir Frauen sind hier, aufgrund unserer Hormone, etwas gefährdeter als Männer.

Trinke deshalb bitte niemals Energydrinks, wenn du gleichzeitig Medikamente einnimmst. Insbesondere Kindern und Jugendlichen sollte der Konsum ohnehin grundsätzlich verboten werden, weil die Hirnentwicklung negativ beeinflusst werden kann.[160] Außerdem erhöht sich durch die Drinks das Suchtpotenzial, auch für andere Stoffe, bereits in jungen Lebensjahren. Leider überschreiten einer Untersuchung in Deutschland zufolge knapp sieben Prozent aller 10- bis 18-Jährigen das tägliche Koffeinlimit regelmäßig. (Kinder unter zwölf Jahren und Jugendliche sollten nicht mehr als drei Milligramm Koffein pro Kilogramm Körpergewicht zu sich nehmen.) Auch bei Kindern steigt der Blutdruck nach dem Konsum von Energydrinks an, außerdem zeigte die sogenannte EDUCATE-Studie eine Neigung zu Herzrhythmusstörungen bei Kindern, die zu Energydrinks griffen. Mein Fazit: Lieber eine gute Tasse Kaffee trinken anstatt Energydrinks.

Softe Drinks sind harter Tobak für die Gesundheit deiner Gefäße

Viele haben sie, die täglichen Gelüste nach klebrig-süßen Getränken, die leider den Durst nicht löschen. Erschreckend ist, dass bereits Kinder und Jugendliche im Schnitt täglich dreihundert bis siebenhundert Milliliter zuckergesüßte Getränke zu sich nehmen. Der Killer für Kinderzähne und auch für die Gesundheit allgemein. Zu viel Zucker bedeutet, dass der Körper den Überschuss in Fettzellen umwandelt. So wird das Entstehen einer Fettleber gefördert, deine Insulinquellen werden strapaziert und Diabetes ist vorprogrammiert. Aber Zucker schädigt auch dein Herz direkt, er begünstigt Entzündungen, lässt den Blutdruck steigen und verschlechtert die Blutfette – all das lässt deine Gefäße früher verkalken!

Der Jieper nach Zucker entwickelt sich übrigens oft bereits im Säuglingsalter, denn Muttermilch enthält Milchzucker, die Lactose. Und

Zucker wirkt wie eine Droge in unserem zentralen Nervensystem, er aktiviert dort die Freisetzung von Dopamin, unserem Glückshormon. Kommt dazu noch Fett, geht es richtig ab in unseren Nervenzellen. Sobald Nahrung unseren Dünndarm erreicht hat, registrieren schlaue Sensoren, dass Fett und Zucker enthalten sind, und aktivieren bestimmte Hirnregionen. Studien, in denen man das Gehirn von Testpersonen nach Zuckerkonsum im MRT untersucht hat, zeigen, dass im Belohnungszentrum eine fette Party gefeiert wurde. Leider führt das dazu, dass wir »Cravings« nach mehr von dem ungesunden Zeug bekommen.

Save your heart Wissen

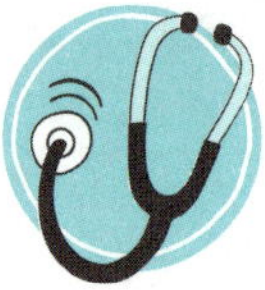

Süße Fakten

In der Steinzeit nahmen die Menschen zwei bis drei Kilogramm Zucker pro Jahr zu sich. Heute konsumieren wir in Deutschland im Schnitt jährlich 35 Kilogramm Zucker pro Kopf! Das entspricht täglich rund 95 Gramm. Die WHO empfiehlt nicht mehr als 25 Gramm Zucker pro Tag, die Deutsche Gesellschaft für Ernährung (DGE) ist hier weniger streng (und realistischer) und sagt, nicht mehr als zehn Prozent der täglich aufgenommenen Energiemenge sollte Zucker sein, das sind bei zweitausend Kilokalorien etwa fünfzig Gramm Zucker. In einer handelsüblichen Dose Limonade stecken bereits knapp 30 Gramm Zucker.

\+ + +

Wenn du dich hier wiedererkennst, gibt es dennoch Hoffnung für dich, in der Regel dauert es etwa sechzig Tage, bis der Körper sich wieder umprogrammiert hat, und in dieser Zeit heißt es: durchhalten. Ich war vor Jahren auch ein »Zuckerjunkie«. Neben Job, kleinen Kindern, chronischem Schlafmangel und den üblichen Verpflichtungen blieb keine Zeit, morgens vor der Arbeit etwas zu essen vorzubereiten, also bin ich ohne Frühstück in die Klinik gegangen. Spätestens um 10 Uhr hatte ich Heißhunger und bediente mich reichlich am herumstehenden Süßkram (alle, die in einer Klinik arbeiten, wissen, was ich meine) und snackte mich durch den Tag. Oft kam ich nachmittags nach Hause und hatte nichts anderes zu mir genommen als Süßigkeiten und Kaffee. Irgendwann habe ich die Reißleine gezogen und angefangen, morgens ein proteinreiches Frühstück zu essen, das hat mich gesättigt und meinen Blutzucker stabil gehalten. Meinen Süßhunger, den ich anfangs weiterhin hatte, habe ich zunächst noch mit Trockenobst und Nüssen gestillt. Inzwischen esse ich ab und an etwas Schokolade zum Kaffee oder genieße ein gutes Stück Kuchen, aber nicht als dauerhaften Ersatz für Mahlzeiten. Auch du kannst dich umprogrammieren, dein Körper wird es dir danken und dich mit Extra-Energy belohnen.

Save your heart Wissen

Gesundheitsbewusste Frauen versuchen ihren Zuckerkonsum drastisch zu reduzieren und fallen dann auf vermeintlich »gesunde« Zuckeralternativen rein. Die Industrie ist clever und vermarktet sie als »natürliche Süße«, allen voran den Agavendicksaft. Doch der wird stark verarbeitet und enthält viel Fructose, die der Körper nicht zur Energiebereitstellung nutzen kann, er muss sie in der Leber in Glukose umwandeln, und bei diesem Schritt entsteht Fett.

Ich wäre eine absolute Befürworterin des WHO-Vorschlags, eine generelle Zuckersteuer auf gesüßte Limonaden und Ähnliches einzuführen! Findige Forschende aus München haben modelliert, welche Konsequenzen eine Besteuerung zuckergesüßter Getränke in Deutschland hätte. Es könnten in den nächsten zwanzig Jahren über 130 000 Diabetes-Erkrankungen, 40 000 Fälle von Koronarer Herzkrankheit, fast 2000 Schlaganfälle und über 300 000 Adipositas-Fälle verhindert werden. In Zahlen für das Gesundheitssystem bedeutet das: Es würde in den nächsten zwanzig Jahren knapp zehn Milliarden Euro einsparen. Worauf warten wir dann noch?[161]

Statt all der angebotenen Softgetränke, die wahres Gift für den Körper sind, rate ich, verdünnte Fruchtsaftschorlen zu trinken. Die sind wenigstens natürlich und enthalten auch ordentlich Fruchtzucker, der gut als Ersatzbefriedigung dienen kann. Aber natürlich gilt auch hier: nur in Maßen und nicht den ganzen Tag.

Machen Zuckeralternativen das süße Leben leichter?

Und wir bleiben beim Thema Zucker. Viele Menschen, die ihren Zuckerkonsum reduzieren und weniger Kalorien zu sich nehmen wollen, greifen auf Getränke zurück, die mit Süßstoffen versetzt sind. Ich erinnere mich noch gut an die Werbung einer berühmten Süßstoffmarke aus meiner Kindheit mit dem Slogan »macht das süße Leben leichter«. In letzter Zeit mehren sich allerdings die Hinweise, dass Süß- und Zuckerersatzstoffe das Leben vielleicht doch nicht leichter machen, sondern die Gesundheit gefährden könnten. Die Schlagzeile, dass Aspartam, ein beliebter Süßstoff in Softdrinks namhafter Hersteller, krebserregend ist, versetzte viele Light-Getränke-Liebhaberinnen und -liebhaber in Angst und Schrecken. Es stellte sich zum Glück heraus: Die Dosis macht das Gift. Man müsste dauerhaft mehrere Liter pro Tag trinken, um die krebserregende Dosis zu erreichen.[162]

Nachdem dann der kalorienarme Zuckerersatzstoff Erythrit in Verruf geraten war, wurde nun auch sein Kollege Xylit (Birkenzucker) an den Pranger gestellt. Xylit wird von mehreren Leitlinien gerade für die Herzinfarkthochrisiko-Klientel wie Diabetiker, Übergewichtige und Herzpatientinnen als gute und natürliche Zuckeralternative beworben. Seine karieshemmende Wirkung macht es zum idealen Zusatz in Zahnpflegekaugummis.

Doch eine Beobachtungsstudie sorgte für Aufregung: Bei über dreitausend Probandinnen und Probanden stieg mit erhöhtem Xylitspiegel im Blut das Risiko für schwere Herzerkrankungen und Schlaganfälle um fünfzig Prozent.[163] Anscheinend verstärkte Xylit die Neigung zur Gerinnselbildung mit Verklebung von Blutplättchen, was dann zu einem erhöhten Auftreten von Herzinfarkten führte. Ab sofort also kein Zahnpflegekaugummi mehr? Die Schlagzeilen waren groß in den Zeitungen und leider sehr irreführend. Bei genauer Betrachtung der Studie fällt auf, dass hier lediglich die Xylit-Konzentrationen im Blut untersucht wurden, und dazu musst du wissen, dass der Körper auch selbst Xylit (und Erythrit) bilden kann. Den Testpersonen (viele hatten Bluthochdruck und Diabetes) der Studie wurde Blut entnommen und sie wurden anschließend über einen Zeitraum von drei Jahren beobachtet. Es stellte sich heraus, dass die Menschen, in deren Blut die höchsten Xylit-Konzentrationen herumschwirrten, in den Jahren darauf häufiger einen Herzinfarkt oder Schlaganfall erlitten als die ohne erhöhte Konzentrationen im Blut. Es waren aber keine Testpersonen, denen von außen das Xylit über Getränke oder Kaugummis zugeführt wurde, sondern es wurde einfach die basale Konzentration im Körper gemessen. Wer vermehrt oxidativen Stress hat, bildet mehr Xylit. Und das weist indirekt auf einen schlechteren Zustand der Herzgesundheit hin. Auch wenn im Laborversuch Xylit das Verklumpen von Blutplättchen fördert, braucht es weitere aussagekräftige Studien, bevor eine Warnung vor Zahnpflegekaugummi gerechtfertigt ist. Trotzdem würde ich vorsichtig sein beim Konsum von künstlichen und natürlichen Süßstoffen, nicht zuletzt, weil unser Darm sie gar nicht mag. Ihnen wurde ein ungünstiger Einfluss auf das wichtige Mikrobiom deiner Darmflora nachgewiesen, zumindest bei dauerhaft erhöhtem Konsum.

Auch die WHO hat ihre Empfehlungen zu Süßstoffen geändert

und ruft zur Vorsicht auf. Es sei ein bewusster Umgang (wie bei handelsüblichem Zucker) ratsam. Falls du jetzt besorgt in die Küche gerannt bist, um die Inhaltsstoffe deines im Supermarkt teuer erstandenen Proteinpulvers zu checken, wird dir aufgefallen sein, dass die meisten Proteinpulver auch Süßstoffe enthalten. Inzwischen gibt es aber auch Produkte im Onlinehandel, die weder Süßungsmittel noch künstliche Aromen enthalten, die sind sicher eine bessere Alternative, wenn man sich für Proteinpulver entscheiden sollte.

Insgesamt ist aber die Bedrohung unserer Gesundheit durch einen Kalorienüberschuss von zu viel Zucker im Vergleich zu Süßstoffen und Zuckerersatzstoffen viel größer und durch unzählige Studien bewiesen.

Salz brennt nicht nur in der Wunde: Strategien und Tipps zum Salzsparen

In der kulinarischen Welt gibt es eine Zutat, die das Potenzial hat, unsere Geschmacksknospen zu verzaubern, und die gleichzeitig unsere Herzgesundheit herausfordert: das Kochsalz. Die Liebesbekundung »Du bist das Salz in meiner Suppe« macht deutlich, wir sehr wir Salz schätzen. Salzarme Kost ist für viele einfach nur geschmacklos. Dabei ist das Einsparen von Kochsalz die Grundlage für deine Herzgesundheit, wobei zu viel davon nicht nur dem Herzen schadet, sondern auch dem gesamten Körper, denn es verstärkt Entzündungen.

Kochsalz besteht aus zwei verschiedenen Mineralien, Natrium und Chlorid, die beide in gewissen Mengen lebenswichtig sind. Ganz ohne ist also auch keine gute Idee. Das Natrium bindet Wasser in unserem Körper und erhöht somit das Blutvolumen. Mehr Volumen bedeutet aber gleichzeitig mehr Druck im System und das kann unter Umständen auch auf zu viel Druck, also Bluthochdruck, hinauslaufen. Andererseits: Wenn du sehr viel Sport treibst, verlierst du Natrium, hier musst du gut darauf schauen, dass du genug Natrium zu dir nimmst, insbesondere bei langen, schweißtreibenden Einheiten im Sommer.

Durchschnittlich nehmen aber wir in Deutschland zu viel Kochsalz zu uns. Laut aktuellen Daten sind es etwa zehn bis zwölf Gramm am Tag, was deutlich über der von der Deutschen Gesellschaft für Ernährung (DGE) empfohlenen Menge von sechs Gramm (entspricht 1 TL) liegt. Die Folgen sind dramatisch. Es wird geschätzt, dass jährlich etwa fünf Millionen Menschen weltweit an den vom dauerhaften Salzexzess verursachten Folgeerkrankungen versterben. Nicht nur die Klimaziele werden nicht erreicht, auch die Salzziele werden sträflich vernachlässigt. Die WHO appellierte schon vor Jahren, die Natriumzufuhr weltweit zu senken, und zwar bis 2025 um dreißig Prozent – ohne Erfolg. Vor allem die Industrie müsste sich anpassen und weniger Salz in verarbeitete Speisen und Backwaren mischen. In Frankreich wird seit 2023 flächendeckend das Baguette mit weniger Kochsalz gebacken, ein Schritt in die richtige Richtung. Denn gerade Backwaren wie Brot und Brötchen enthalten versteckte Kochsalzmengen.

Save your heart Wissen

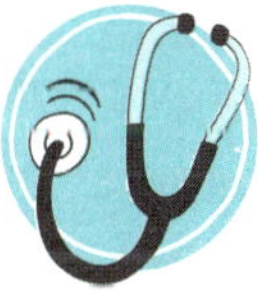

Achtung: Versteckte Natriumfallen!

Gerade in Brausetabletten, die zur Bekämpfung von Kopfschmerzen eingenommen werden, ist extrem viel Natrium enthalten. Bluthochdruckpatientinnen und -patienten sollten anstatt zur Brausetablette lieber zur normalen Tablette zum Schlucken greifen. Auch sprudelnde Nahrungsergänzungsmittel enthalten ungeahnte Mengen Natrium: In billigen Magnesium- und Vitaminbrausetabletten wurden extrem hohe Natriummengen gefunden (eine Brausetablette enthält oft bereits ein Drittel der empfohlenen täglichen Natriumzufuhr). Leider wird auf vielen der Produkte der Natriumgehalt nicht einmal deklariert.[164]

+ + +

Studien zeigen, dass die Hälfte aller Bluthochdruckpatienten extrem gut, sprich mit einer deutlichen Blutdrucksenkung, auf das Einsparen von Kochsalz reagiert. Aber auch gesunde Menschen, die nicht unter Bluthochdruck leiden, bemerken eine Abnahme des Blutdrucks, wenn sie weniger Salz konsumieren. Nicht nur das Einsparen von Kochsalz ist effektiv, auch der Salzersatz mit sogenannten Kaliumsalzen reduziert den Blutdruck. Und nicht nur das: Er reduziert auch relevant die Schlaganfallrate.[165] Du hast noch nie davon gehört? Kaliumsalz ist ein Salz, bei dem Natriumchlorid, der Hauptbestandteil des Kochsalzes, zum Teil durch Kaliumchlorid ersetzt wird. Der Vorteil: Es schmeckt auch salzig, hat aber keinen gesundheitsschädlichen Effekt wie zu viel Natriumchlorid. Gut sortierte Supermärkte führen das Salz, ansonsten wird man im Internet fündig. Bei mir zu Hause steht auch ein Salz, bei dem ein Drittel des Natriumchlorids durch Kaliumchlorid ersetzt ist, es eignet sich super zum Nachwürzen und für dein Frühstücksei. Feine Zungen meckern über den leicht metallischen Nachgeschmack, ich bin sehr empfindlich und schmecke es kaum raus.

Erst kürzlich wurde eine große Auswertung aller Studien zum Thema Kaliumsalze veröffentlicht, in der sich eindeutig herauskristallisierte, dass Konsumierende ihre Schlaganfallrate und Sterblichkeit verringern und keinen Schaden durch die Salzsubstitution erleiden. Viele schrecken beim Wort »Kalium« zurück, weil es zu lebensbedrohlichen Komplikationen kommen kann, wenn eine Nierenschädigung vorliegt und zu viel von dem Stoff aufgenommen wird. Wenn deine Nieren gesund sind und du keine kaliumsparenden Medikamente einnimmst, musst du dir aber keine Gedanken machen. Und selbst bei der älteren Klientel, deren Nierenfunktion bekanntermaßen immer etwas schlechter ist und die Niere möglicherweise gleichzeitig noch mit dem Abbau von Medikamenten beschäftigt ist, ist die Verwendung von Kaliumsalz laut groß angelegten Studien sicher. Da die meisten Daten von älteren vorerkrankten Menschen aus asiatischen Ländern stammen, traut man sich im Moment noch nicht so richtig, die Erkenntnisse auf die europäische Bevölkerung zu transferieren, meiner Meinung nach ist das aber nur eine Frage der Zeit.

In den Leitlinien für die Behandlung von Bluthochdruck ist die Verwendung von Kaliumsalz allerdings inzwischen eine eindeutige Empfehlung, die noch viel zu selten umgesetzt wird.[166] In Deutschland wird von offizieller Seite, sprich der DGE, eher empfohlen, den Kochsalzkonsum zu reduzieren und statt mit Kochsalz lieber mit frischen Kräutern zu würzen. Ich finde, Kaliumsalz bräuchte eine große Marketingkampagne und sollte auch in Kantinen sowie Restaurants vorgehalten werden, die meisten Menschen würden von der Verwendung profitieren!

Wer wie ich gerne Sushi isst, sollte sich dessen bewusst sein, dass bereits ein Esslöffel handelsübliche Sojasoße (15 ml) etwa dreißig bis vierzig Prozent (2–2,5 g) des Tagesbedarfs an Kochsalz deckt! Kein Wunder also, wenn nachts dein Blutdruck in die Höhe schießt, nachdem euer Sushi am Abend großzügig in der braunen Soße gebadet hat. Ich empfehle alternativ natriumreduzierte Sojasoße, die ist inzwischen zum Glück weitverbreitet und einfach in Supermärkten zu bekommen!

Wenn du deinen Blutdruck reduzieren möchtest – unabhängig davon, ob du Bluthochdruckmedikamente einnimmst oder nicht –, solltest du den Salzstreuer verstecken und nur fünf Gramm am Tag zu dir nehmen. Hier ist es ähnlich wie mit den zehntausend Schritten pro Tag: Man schafft es nicht immer, aber auch schon ein kleinerer Spaziergang (also eine sporadische Salzreduktion) hat positive Effekte!

Wenn du deinen Kochsalzkonsum tracken möchtest, achte darauf, was auf den Lebensmitteln deklariert ist, oftmals ist der Natriumgehalt und nicht der Salzgehalt angegeben. Ein Gramm Natrium entspricht 2,5 Gramm Kochsalz, hier ist also etwas Kopfeinsatz gefragt (oder dein Handy-Taschenrechner).

Save your heart Wrap up

- Die empfohlene Tagesmenge Kochsalz liegt für Gesunde bei sechs Gramm am Tag, das entspricht einem Teelöffel.
- Gerade Backwaren wie Brot und Baguette (aber auch Pizza und andere Fertiggerichte) enthalten oft viel Kochsalz – wer selbst backt, hat die Kochsalzzufuhr in seiner Hand.
- Sushi-Lover aufgepasst: Ein Esslöffel Sojasoße enthält bereits vierzig Prozent des Tagesbedarfs an Kochsalz.
- Kräutersalz und Gemüsebrühe statt Kochsalz verwenden.
- Kaliumsalz zum Nachwürzen sollte in jedem Haushalt von Bluthochdruckpatientinnen und -patienten stehen. Die Leitlinien für Bluthochdruck empfehlen Erwachsenen mit hohem Blutdruck einen Salzersatz mit Kaliumsalz, um den Blutdruck und kardiovaskuläre Ereignisse, sprich Schlaganfall und Herzinfarkte, zu verhindern.
- Weniger als drei Gramm Kochsalz pro Tag (schafft man aber kaum) sind ungesund, bitte nicht übertreiben beim Sparen.
- Ein Tipp zum Würzen: Selleriepulver, kann man auch gut selbst machen. Sellerie trocknen lassen und fein reiben. Gibt eine angenehme Würze, ganz ohne Salz!

+ + +

Welche »Diät« ist die beste fürs Herz?

Nun haben wir viel über Makronährstoffe, Supplemente, Zuckerfallen und Getränke, die gut oder weniger gut fürs Herz sind, gesprochen. Da bleibt die Frage: Was ist jetzt die beste Kost fürs Herz?

Ich mag grundsätzlich den Begriff »Diät« nicht, ich spreche immer lieber von Ernährungsweisen, und eine, die in puncto Herzgesundheit immer wieder die Nase vorne hat, ist die DASH-Ernährungsweise (Dietary Approach to Stop Hypertension). Der Name klingt komisch, ist aber im Prinzip nichts anderes als eine modifizierte mediterrane Küche mit Limits für den Salz- und Alkoholkonsum. Das Konzept der DASH-Ernährungsweise wurde erneut für ein Ernährungsranking von renommierten Fachleuten genau unter die Lupe genommen und mit voller Punktzahl auf den ersten Platz gesetzt.[167]

Weiterhin sehr empfehlenswert für die Herzgesundheit ist die pescetarische Ernährung. Pescetarierinnen und Pescetarier verzichten auf Fleisch, nicht aber auf Fisch. Aber auch die vegetarische Ernährung, egal ob Ovo oder Ovo-lacto, bei der Eier beziehungsweise Eier und Milchprodukte auf dem Speiseplan stehen, ist gut fürs Herz. Im Ranking schnitten die sogenannte Paleo- und die Keto- oder Atkins-Diät eher nicht so gut ab. Anhänger der Paleo-Diät machen ernährungstechnisch gesehen eine Zeitreise zurück in die Steinzeit und gleichen ihren Ernährungsstil dem der prähistorischen Menschen an: Fleisch, Fisch, Obst, Gemüse und Nüsse sind erlaubt. Auf Milch und Vollkornprodukte wird verzichtet, auch Hülsenfrüchte sind tabu. Der Verzicht auf gute pflanzliche Proteinquellen sowie der übermäßige Konsum von Fleisch sind aus kardiologischer Sicht ungesund und die Ernährungsweise ist in der Praxis für die meisten Menschen extrem schwierig durchzuhalten. Veganerinnen und Veganer sollten darauf achten, dass sie Vitamin B12 über Supplemente zuführen, da ein Mangel zu schwerwiegenden Folgen auch für das Herz führen kann.

INTERVALLFASTEN UND HERZGESUNDHEIT

Die Nahrungsaufnahme zeitlich zu begrenzen und dem Körper mehr Zeit zwischen den Mahlzeiten zu geben, hat sich in vielen Studien als positiv für die Herzgesundheit erwiesen. Hierdurch konnte der Zuckerstoffwechsel effektiver arbeiten, DNA-Reparaturvorgänge wurden aktiviert und oxidativer Stress und Entzündungen heruntergefahren. Eine Forschungsgruppe hat sogar inzwischen nachgewiesen, dass

Intervallfasten einen positiven Effekt auf die Regeneration des Herzmuskelgewebes nach einem akuten Herzinfarkt hat und die Pumpfunktion des Herzens verbessert.[168] Wichtig bei Intervallfasten: Es sollte während der Essensperiode nicht wahllos alles in sich hineingefuttert werden, es kommt am Ende des Tages immer noch auf die Kalorienbilanz an. Und ich rate Frauen, die sportlich sehr aktiv sind, vom Intervallfasten ab! Nach 16 Stunden Nüchternsein Intervalltraining machen funktioniert nicht. Oftmals reagiert der weibliche Körper nicht gerade begeistert auf die fehlende Nahrungszufuhr und reguliert den Stresslevel in die Höhe. In der Folge kommt es zu einer übermäßigen Ausschüttung von Cortisol, was genau den gegenteiligen Effekt des Intervallfastens hat und Bauchfetteinlagerung bedeutet. Lieber drei ausgewogene gesunde Mahlzeiten pro Tag mit Essensabständen von vier bis fünf Stunden dazwischen zu sich nehmen.

DIE TOP TEN DER HERZGESUNDEN ERNÄHRUNG

1. Anpassung der Nahrungsaufnahme an den Energieverbrauch. Ziel ist es, Übergewicht und Fettleibigkeit zu verhindern.
2. Verzehr von mindestens vierhundert Gramm Gemüse und einer Handvoll Obst pro Tag. Dunkle Farben vorziehen, sie enthalten am meisten von den guten sekundären Pflanzenstoffen wie Flavonoide und Polyphenole. Am besten roh verzehren.
3. Vollkornprodukte statt Speisen aus raffiniertem Mehl, denen die guten Inhaltsstoffe des Keimlings in der Schale fehlen. Die Vorteile einer ballaststoffreichen Ernährung auf die Herzgesundheit sind durch viele hochwertige Studien belegt.
4. Proteine aus Leguminosen, sprich aus Hülsenfrüchten wie Bohnen, Erbsen und Linsen sowie regelmäßiger Verzehr von Fisch und tägliches Knabbern von Nüssen. Ebenso haben fermentierte Lebensmittel wie Kimchi, Sauerkraut und Joghurt einen günstigen Einfluss auf die Herzgesundheit. Lieber weißes Fleisch statt

rotes essen, rotes Fleisch nur unverarbeitet und nicht öfter als einmal in der Woche.

5. Pflanzenöle bevorzugen, der Klassiker ist das Olivenöl. Tropische Öle wie Palmfett sowie gehärtete Fette (Margarine) vermeiden. Butter ist besser als Margarine.
6. Hoch verarbeitete Lebensmittel meiden, Fertigprodukte haben meist eine zu hohe Energie- und eine zu niedrige Nährstoffdichte. Sie führen nachgewiesenermaßen zum vermehrten Auftreten von Übergewicht und Diabetes und erhöhen die Gesamtmortalität.
7. Getränke und Lebensmittel mit Zuckerzusatz meiden. Süßstoff ist auch nur bedingt eine gute Alternative, aber immer noch besser als zuckerhaltige Softdrinks.
8. Alkoholkonsum reduzieren, am besten ganz vermeiden. Wer gerne ein Glas Wein pro Woche trinkt, muss nicht darauf verzichten, allerdings darf er sich nicht einreden, dass er damit etwas Gutes für seine Herzgesundheit tut! Hier gilt: je weniger, desto besser.
9. Salzkonsum: Auf verstecktes Salz in Lebensmitteln wie Brot, Sojasoße und Fertigprodukten achten, die Zufuhr sollte nicht mehr als sechs Gramm am Tag sein.
10. All diese Tipps bitte auch beherzigen, wenn du regelmäßig und öfter pro Woche auswärts isst. Am besten ist natürlich immer noch, zu Hause mit frischen und gesunden Zutaten selber zu kochen. Und der Umwelt zuliebe: saisonal und regional.

In unserer gestressten Multitasking-Gesellschaft ist es wichtig zu wissen, was unsere Ressourcen stärkt und was sie schwächt. Dazu müssen wir aber auch erst einmal die Ruhe haben, um darüber nachzudenken. Und diese Ruhe fehlt oft, vor allem uns Frauen, die wir dazu neigen, uns den Tag vollzustopfen und illusorische Ziele erreichen zu wollen. Langfristig kann das zu Frust, Erschöpfung mit Burn-out und im schlimmsten Fall zu Herzerkrankungen führen.

Äußere Faktoren wie die bunte und heile Social-Media-Welt, gepaart mit krank machenden angestaubten gesellschaftlichen Erwartungen sowie Strukturfehlern in unserem System, die es uns Frauen einfach in vielen Dingen schwer machen, spielen hier ebenfalls eine große Rolle. Und nicht zuletzt ist es unser Anspruch an uns selbst, der uns kaputt machen kann. Wir denken, dass wir alles sein müssen: perfekte und ungestresste Mütter, die den Kindern nur selbst gekochte Bio-Babybreis servieren; attraktive Frauen, die stets gut gelaunt und top geschminkt im perfekt gepflegten Zuhause alles managen. Auf der Arbeit sind wir natürlich auch erfolgreich und das Abendessen wird stets frisch und ebenfalls in Bio-Qualität zubereitet, nachdem wir unser tägliches Work-out absolviert und alle »Bewegungsringe« geschlossen haben.

Viele Frauen fühlen sich im Alltag einfach heillos überlastet. Auch mir ging es so, mir hat die Kleinkindzeit enorm zugesetzt, dazu die Arbeit mit Rufdiensten, eingeschleppte Kleinkindseuchen, unregelmäßiges Essen, rastloser Dauereinsatz und auch noch der Dauerzombie-Modus bei Schlafmangel – all das hat mich fertiggemacht. Kein Wunder, dass Schlafentzug als Foltermethode genutzt wird. Typische »psycho-vegetative« Symptome wie Kopfschmerzen, Schwindel und Tinnitus wurden unliebsame Dauerbegleiter. Ich habe irgendwann die Reißleine gezogen, weil mir dieser dauergestresste Zustand so sehr auf die Nerven ging, dass ich mich selbst nicht mehr ertragen habe.

Ich brauchte eine Veränderung. Das Schlafzepter hatten zwar meine Kinder in der Hand, aber Bewegung, Ernährung und meine innere Einstellung zu mir und den mir selbst gestellten Ansprüchen konnte ich beeinflussen. Ich konzentrierte mich darauf herauszufinden, wie es um meine eigenen Kraftressourcen steht, sie wieder wahrzunehmen und sie aufzufüllen, am besten, bevor ich in ein Burn-out oder ein chronisches Erschöpfungssyndrom hineinschlitterte. Hier standen drei Dinge im Vordergrund: gesundes Essen, Freude an der Bewegung sowie stärkende Pausen machen und Kraft sammeln durch Schlaf (wann immer es möglich war).

In diesem Kapitel soll es um Smart Recovery gehen. Das bedeutet, wir stärken unsere körperlichen, geistigen und emotionalen Ressourcen. Wir treffen bewusste Entscheidungen, die auch unser Wohlbefinden fördern, und sagen ja zu einem herzgesunden Lifestyle. Ich denke, die positiven Effekte von körperlicher Aktivität, die ja entscheidend unser Herz-Kreislauf-System beeinflussen, habe ich im letzten Kapitel ausreichend beleuchtet. Die Ernährung ist ebenfalls wichtig. Was aber außerdem auf keinen Fall vernachlässigt werden sollte, ist unsere geistige und emotionale Gesundheit. Stressmanagment ist hier ein wesentlicher Bestandteil, genauso wie zwischenmenschliche Bindungen und die Unterstützung durch ein soziales Netz. Viele Frauen neigen dazu zu denken, dass sie alles allein schaffen müssen – müssen wir nicht. Oft hilft uns der Austausch mit anderen sehr. Und es ist kein Zeichen von Schwäche, wenn man nach Hilfe und Support fragt, es ist ein Zeichen von Größe.

Ein ganz wichtiger erster Schritt hin zum Bewahren der eigenen Kräfte ist: klare Grenzen setzen. Nein sagen gerade zu Vorgesetzten fällt vielen Frauen schwer. Ich war immer die Erste, die sofort »hier« rief, wenn es um die Besetzung eines frei gewordenen Dienstes ging.

Je älter ich werde, desto besser kann ich nein sagen. Probier' es mal aus.

Auch die Pausenkultur lässt bei Frauen oft zu wünschen übrig. Ich habe jahrelang keine Pausen auf der Arbeit gemacht, da ich als Teilzeitkraft immer nur bis 15 Uhr da war, also wollte ich in der Zeit so viel wie möglich schaffen. Ich bin mir sicher, dass die meisten Frauen, die in Teilzeit arbeiten, produktiver sind als so manche Vollzeitkräfte. Wie sagte mein Chef damals: »Die Teilzeit-Muttis sind die Besten, arbeiten nur sechzig Prozent der Zeit, leisten aber hundert Prozent.« Eigentlich bitter, denn dann sind wir definitiv unterbezahlt, aber keiner dankt es dir oder wird dir jemals einen Orden dafür verleihen, dass du dich jahrelang abgerackert und aufgeopfert hast. Die Einzigen, die sich erinnern werden, dass du viel gearbeitet hast, sind deine Kinder, dein Partner oder deine Partnerin und deine Freunde. Wenn wir nachmittags oder abends nach Hause kommen, wartet in der Regel keiner mit vorgewärmten Hausschuhen und vorgekochtem Essen auf uns, das Mama-Business geht weiter. Auch hier muss »performt« werden, und es prasseln nach Übertreten der Türschwelle meist hundert verschiedene Wünsche auf einen ein. Mich persönlich wundert es nicht, dass viele Frauen ihren Arbeitsplatz in der Klinik verlassen, sobald sie Kinder haben. Es ist auch heute noch so – ja, auch wenn vieles besser geworden ist –, dass es für berufstätige Mütter super schwierig ist, alles unter einen Hut zu bekommen, und so verlieren wir in den Kliniken wunderbare Kolleginnen und gut ausgebildete Arbeitskräfte!

Das wird sich leider wahrscheinlich auch so schnell nicht gravierend ändern, umso wichtiger ist es, dass du auf dich schaust und dir deine Ressourcen gut einteilst. Mein Tipp: Finde heraus, was dich glücklich macht und dir Kraft schenkt. Es ist ungemein wertvoll, die wenige Zeit, die du für dich hast, mit etwas zu verbringen, das dir Freude macht und dich stärkt. Für die eine ist es das Kuchenbacken, für mich ist es Sport, für andere ist es Stricken. Und noch eine Sache ist immens wichtig: gesunder Schlaf.

Gesunder Schlaf, gesundes Herz

Ich weiß, Schlaf ist ein heikles Thema. Immer wenn ich die gängigen Schlafempfehlungen für die Herzgesundheit von sieben bis neun Stunden pro Nacht anpreise, ernte ich Aufschreie von allen Mamas mit kleinen Kindern. I feel you, es gibt einfach Zeiten, die machen es uns unmöglich durchzuschlafen, und hierzu zählt die Kleinkindzeit. Ich bin selbst Mutter von zwei kleinen Schlafmonstern, die eben nicht nach sechs Monaten durchgeschlafen haben, andere haben Kinder oder Angehörige, die chronisch krank sind, und müssen deshalb jede Nacht aufstehen. Sie haben meinen höchsten Respekt. Zum Glück kann man Schlafdefizite mit anderen gesunden Verhaltensweisen teilweise kompensieren. Das gilt übrigens auch für die, die im Schichtsystem arbeiten. Erst kürzlich las ich Studienergebnisse mit Daten von 90 000 Teilnehmenden, davon mehr als die Hälfte Frauen. Sie zeigten, dass Sport die negativen Effekte des Schlafmangels wettmachen kann. Frauen, die weniger als sechs Stunden pro Nacht schliefen und wenig körperlich aktiv waren, hatten ein 52 Prozent höheres Risiko für Herz-Kreislauf-Erkrankungen als die mit der gleichen Schlafdauer und hoher körperlicher Aktivität.[169]

Trotzdem möchte ich kurz zusammenfassen, warum Schlaf so wichtig für dein Herz ist. Denn Schlaf ist zusammen mit Sport eins der besten nicht frei verkäuflichen Medikamente der Welt. Was passiert mit deinem Herz-Kreislauf-System, wenn du dich hinlegst? In der Nacht geht der Herzschlag in der Regel um zehn bis 15 Schläge runter, denn der Sauerstoffbedarf deines Körpers und deines Herzens wird auf Sparflamme geschaltet. Dein Parasympathikus, also dein Ruhenerv des autonomen Nervensystems, übernimmt die Kontrolle und gibt das Zeichen für den Recovery-Modus.

Nachts läuft das Wellnessprogramm für deine Zellen auf Hochtouren. Während deiner Tiefschlafphasen, die insbesondere in den ersten Stunden ablaufen, werden Wachstumsabläufe und weitere das

Immunsystem stimulierende Prozesse angestupst. Auch der Zucker- und Fettstoffwechsel durchläuft nachts ein Optimierungsprogramm. Zudem wird dein Hormonchaos gemanagt, damit Hormone wie das Stresshormon Cortisol oder das Schlafhormon Melatonin zur richtigen Tages- beziehungsweise Nachtzeit wieder einsatzbereit sind. In deiner obersten Kommandozentrale, dem Gehirn, wiederum laufen ebenfalls verschiedene Abläufe auf Hochtouren, so wird unter anderem das Gedächtnis gefestigt, der Arbeitsspeicher wird also einmal hoch- und wieder heruntergefahren. Gute Schläferinnen und Schläfer dürfen sich über statistisch 2,4 extra Lebensjahre und eine dreißig Prozent niedrigere Sterblichkeit freuen, der Effekt ist bei Frauen übrigens kleiner als bei Männern.

Durch zu wenig Schlaf kommt es zu einer Dominanz deines Stressnervs, dem Sympathikus, und das geht mit einer Latte an negativen Auswirkungen auf Risikofaktoren wie Bluthochdruck und Diabetes einher. Wenn ich einige Nächte schlecht geschlafen habe, merke ich, dass ich deutlich mehr Gelüste auf Süßes und tendenziell ungesunde Sachen habe, vielleicht kennst du das auch. Das ist eine klare Folge vom Schlafmangel und liegt am Anstieg von Ghrelin, einem Hormon, das uns zum Essen verleitet, gleichzeitig sinkt Leptin, unser hormoneller Sattmacher, ab. Auch das aktivierte Belohnungssystem im Gehirn führt zu mehr »Cravings« nach Junkfood.

Leider ist schlechter Schlaf ein zunehmendes Problem in unserer Gesellschaft. Wir schlafen immer weniger. Während im Jahr 1900 die durchschnittliche Schlafdauer noch bei neun Stunden pro Nacht lag, ist sie jetzt bei gerade einmal 6,5 Stunden angekommen. Frauen sind mit steigendem Alter besonders davon betroffen, denn unser Gut-Schlaf-Hormon Progesteron wird spätestens ab Mitte vierzig Mangelware. Dazu hängt unsere Schlafqualität auch von vielen weiteren äußeren Faktoren, nicht zuletzt von unserer Umgebung, ab. Da ich viel reise und oft in Hotels übernachte, kann ich ein Lied davon singen. Dunkeln die Vorhänge nicht richtig ab oder liegt das Zimmer direkt an einer viel befahrenen Straße, kann ich meinen Schlaf vergessen. Kleiner Tipp: Trau dich, das Hotelzimmer zu wechseln. Ich bin inzwischen Meisterin darin. Sobald ich das Zimmer betrete, mache ich einen Check: Kann ich es abdunkeln, liegt es zur Straße, ist es einigermaßen ruhig?

Der Schlafbedarf von Erwachsenen ist sehr individuell, manche brauchen mehr, manche weniger. Zu wenig Schlaf ist nicht gesund, dauerhaft viel mehr als neun Stunden pro Nacht zu schlafen ist aber auch nicht optimal. Das hat negative Auswirkungen auf dein Herz-Kreislauf-System oder weist zumindest darauf hin, dass Krankheiten bestehen, die mehr Schlaf einfordern. Wenn ich nach Schlafgewohnheiten frage, arbeite ich einen bestimmen Katalog ab: Haben Sie mehr als zweimal pro Woche Ein- oder Durchschlafstörungen? Fühlen Sie sich an fünf Tagen pro Woche morgens nach dem Aufwachen ausgeruht? Nehmen Sie Schlafmittel ein? Schlafmittel gehören übrigens zu den am meisten verordneten Medikamenten, es scheint also ein großes Bedürfnis nach besserem Schlaf zu geben. Sie zu benutzen ist aber wie ein Pflaster über eine in der Tiefe entzündete Wunde zu kleben. Es deckt sie ab, aber viel wichtiger wäre es, die Wunde kausal zu behandeln und herauszufinden, was uns schlecht schlafen lässt.

Eine Erkrankung, die auf jeden Fall ausgeschlossen werden sollte, wenn du dich morgens total gerädert fühlen solltest und dein Partner oder deine Partnerin zudem eine Geräuschkulisse (Schnarchen) beklagt, ist das Schlafapnoe-Syndrom, bei dem es zum Verschlucken der Zunge mit erstickungsähnlichen Anfällen kommt. Diese Krankheit erhöht außerdem das Risiko für Herzerkrankungen, kann aber durch die Verordnung (und den Gebrauch!) einer Schlafmaske behoben werden. Eine Nacht in einem spezialisierten Schlaflabor gibt hier Aufschluss.

Ansonsten empfehle ich dir: Führe einfach mal ein Schlaftagebuch. Das klingt komisch, kann aber wirklich hilfreich sein. Denn es gibt oft versteckte Stressoren, die man gar nicht wahrnimmt, wenn man nicht bewusst darüber nachdenkt. Ist es der Stress vom Tag, der den

Schlaf fernhält? Dann könnte dir vor dem Einschlafen eine Einheit Yoga oder Meditation guttun. Beschäftigt dich etwas, was dir eben noch eine Freundin per WhatsApp geschickt hat? Dann stell dein Handy konsequent ab 21 Uhr aus, ein Luxus, den ich mir inzwischen gerne leiste, sofern ich keinen Rufdienst habe. Ist es die hochintensive Trainingseinheit vom Abend, von der du noch nicht »runtergekommen« bist? Dusche lauwarm bis kalt, das Absinken der Körpertemperatur suggeriert deinem Körper: Es ist Zeit, das System etwas herunterzufahren. Und wenn du mittags ein langes Nickerchen gemacht hast, kannst du nicht erwarten, dass du abends um 22 Uhr wieder in den Tiefschlaf fällst. Stelle also deine Gewohnheit etwas um.

Der dauerhafte Gebrauch von Schlafmitteln ist jedenfalls nicht zu empfehlen, gerade Frauen verstoffwechseln die Tabletten oft langsamer als Männer und es ist nicht selten, dass sie am nächsten Tag einen Hangover haben.

Save your heart Tipp

- Das Handy ab 21 Uhr ausschalten, dafür lieber ein schönes Buch zur Hand nehmen.
- Ein kühles, ruhiges und dunkles Schlafzimmer suggeriert unserem Körper, Zeit runterzufahren, calm down, slow down ...
- Kaffee ab 15 Uhr weglassen, es sei denn, du gehörst zu den genetisch schnellen Koffeinverwertern.
- Insbesondere der Schlaf vor Mitternacht ist erholsam, früh ins Bett gehen lohnt sich!
- Die letzte Mahlzeit sollte schon zwei bis drei Stunden her sein, Schlafprofis raten, mit einem leicht hungrigen Gefühl ins Bett zu gehen.
- Wenn möglich, lieber morgens Sport machen anstatt abends, die Bewegung in der Früh ist besser für den Biorhythmus. Sport am Abend stört ihn besonders bei vielen Frauen. Ihnen fällt es danach schwer einzuschlafen, deshalb lieber das letzte heftige Work-out vor 18 Uhr absolvieren.

- Ein Glas eiskalten Montmorency-Sauerkirschsaft (ohne Zuckerzusätze) trinken und eine Tablette Magnesium dazu einnehmen – entspannt herrlich durch das im Sauerkirschsaft enthaltene Tryptophan und Melatonin. Es hat keine Nebenwirkungen, das Einzige, was passieren kann, ist, dass es dir nicht hilft. Den Saft gibt es z. B.als kompaktes Konzentrat im Internet.

Die Sache mit dem Stress

Dass Stress, vor allem negativer Stress, nicht gut fürs Herz ist, ist irgendwie klar und die Folgen begegnen mir jeden Tag bei meiner Arbeit. Aber trotzdem bin auch ich manchmal überrascht, was Stress alles bewirken kann. Erst kürzlich kam Ilse, eine sehr junge Patientin Anfang 40, mit einem Herzinfarkt zu uns in die Klinik. Ich stürze mich immer sofort auf solche Fälle, denn es ist äußerst ungewöhnlich, als Frau mit Anfang vierzig einen Herzinfarkt zu bekommen. Ich klopfte jeden einzelnen Risikofaktor ab, alles negativ. Sie war schlank, ernährte sich vegetarisch, hatte kein Übergewicht, schluckte eine Latte an teuren Supplementen und war sportlich. Irgendwann sagte sie: »Ich weiß den Grund, ich hatte die letzten zwei Jahre den Stress meines Lebens.« Die Coronapandemie hatte ihren Restaurantbetrieb in den finanziellen Ruin geführt, der nebenbei auch die Ehe zerstörte und sie zur alleinerziehenden Mutter von drei kleinen Kindern machte, wovon eines auch noch schwer an Krebs erkrankte und zum Pflegefall wurde. Das Stresslevel war also absolut nachvollziehbar und hatte auch ihrem Herzen ordentlich zugesetzt.

Sicher, Stress ist etwas Normales, wir erleben täglich Stresssituationen, mit denen wir völlig unbewusst umgehen. Aber chronischer Stress, der unserem Körper Daueralarm suggeriert, ist gefährlich. Die ständige Ausschüttung von Stresshormonen in die Blutbahn erschöpfen dein Herz und deinen Körper. Der permanent aktivierte Sympathikus bereitet deine Muskeln und dein Herz auf eine mögliche Flucht vor und signalisiert deiner Nebennierenrinde, wo die Stresshormone produziert werden: »Es geht los, Mädels, Einsatz!« Der Sympathikus regelt deinen Cortisolspiegel hoch, damit Energiereserven aus deinen Muskeln und deiner Leber bereitgestellt werden, dein Blutzuckerspiegel steigt an, dein Blutdruck ebenfalls. In der Evolutionsbiologie wird von der Leben-und-Tod-Reaktion gesprochen, dein Körper ist bereit für den Kampf oder die Flucht.

Gleichzeitig ist dein Erholungsnerv ausgeknockt, und das ist gar nicht gut. Wie eng die beiden Systeme Sympathikus und Parasympathikus zusammenspielen, kann man übrigens anhand der sogenannten Herzfrequenzvariabilität (HRV) messen, die wir im vorherigen Kapitel bereits kennengelernt haben. Bei extrem gestressten Menschen sieht man meist eine sehr niedrige HRV, weil auch nachts die Auswirkungen des erhöhten Stresshormonspiegels eindeutig zu sehen sind. Das Dauerhoch von Cortisol aktiviert auch noch weitere ungünstige Prozesse in deinem Körper, es treibt die Zuckerproduktion in der Leber an und schwächt die Wirkung von Insulin ab. Noch dramatischer: Es greift deine Muskeln an und baut sie ab, man nennt das »kataboler« Zustand. Auch die Fettreserven schmelzen, aber kein Grund zu jubeln, denn sie kommen schnell wieder und dann genau da, wo sie keiner will: am Bauch. Aber nicht nur chronischer Stress, auch akuter Stress kann herzgefährdend sein, trauernde Personen haben zum Beispiel ein um 21-fach erhöhtes Risiko, einen Herzinfarkt zu erleiden.[170]

Für alle Frauen, die im Stress versinken, ist es wichtig, sich bestimmte Coping-Strategien anzueignen, die es uns ermöglichen, möglichst resistent und resilient zu sein. Resilienz bezieht sich auf die psychische Widerstands- und Anpassungsfähigkeit. Sie ist extrem wichtig, denn sie kann dazu beitragen, unsere Herzgesundheit zu fördern und unser Risiko für Herzkrankheiten zu vermindern sowie Rückschläge zu überwinden und positive Lösungen für Probleme zu finden.

An erster Stelle steht die Einstellung. Dein Mindset entscheidet, wie du mit einem Problem oder Stress umgehst, und auch eine gute Selbstfürsorge. Ziel ist es, auf dich und deinen Körper gut aufzupassen, besonders in stressigen Zeiten. Dazu gehört: Sport, Bewegung zum Abbau der Stresshormone, die innere Stärkung durch die richtigen Lebensmittel und nicht zuletzt das soziale Netzwerk, die Unterstützung von anderen anzunehmen. Insbesondere Entspannungsmaßnahmen wie Yoga, Meditation und Schlaf tragen zur Stabilisierung deiner Psyche bei und machen dich resistent.

Im Zweifel ist es gut, hier auf Profis zurückzugreifen, eine Psychotherapie oder auch ein Coaching können zu einer Verbesserung der Situation und zum gezielten Erlernen von Bewältigungsstrategien im Sinne einer Verhaltenstherapie beitragen.

Gebraucht werden und Bindungen schützen vor Herzerkrankungen

Einen großen Einfluss auf unsere Gesundheit und auch auf die Psyche hat unser soziales Umfeld. Trotz immer einfacherer Methoden, vernetzt zu bleiben, fühlen sich immer mehr Menschen einsam und allein. Meist betrifft dies eher Frauen als Männer und tatsächlich erhöht Einsamkeit das Risiko für einen Herzinfarkt um knapp dreißig Prozent. Denn wer sich allein fühlt, führt nicht selten einen ungesünderen Lebensstil mit weniger Aktivität und weniger ausgewogener Ernährung. Im Gegensatz zu Bluthochdruck gibt es keine Pille gegen Einsamkeit. Die Digitalisierung und das Homeoffice tragen nicht gerade zur Kontaktaufnahme bei, dafür werden unzählige Stunden auf Social-Media-Apps verdaddelt. Hier ist es wichtig, Grenzen zu setzen und auf einen guten Ausgleich mit Bewegung und Priorisierung der eigenen Bedürfnisse zu achten. Freundschaften im realen Leben zu erhalten ist außerdem ein wichtiger Schlüssel, denn Bindungen sind wichtig. Der Effekt von Einsamkeit auf die Sterblichkeit ist mit starkem Rauchen (also etwa 15 Zigaretten am Tag) vergleichbar.

Dagegen leben Menschen, die sich sozial gut eingebunden fühlen, nachgewiesen länger und sind gesünder. Leider sind es gerade oft Frauen, die von der Alterseinsamkeit bedroht sind, denn meist sterben ihre Männer vor ihnen. Vielen fehlt dann der Antrieb, im Alter jemanden kennenzulernen. Es ist ein äußerst herzgesunder Schachzug, dass sich viele einen Hund zulegen, wenn die Kinder aus dem Haus sind oder der Partner verstorben ist. Denn es ist nachgewiesen, dass Hundebesitzerinnen länger leben, sie bewegen sich bei Wind und Wetter viel an der frischen Luft, haben eine Aufgabe und jemanden, der sie braucht und mit dem sie kuscheln können.

Das sexy Zusammenspiel fürs Herz: Liebe, Sex und Zärtlichkeit

Dein wundervolles Herz ist nicht nur dein wichtigstes Organ, sondern auch Symbol für Liebe und Zuneigung. Umarmungen, Küsse und auch Sex machen nicht nur Schmetterlinge im Bauch, sie haben auch herausragende Vorteile für deine Herzgesundheit. Verantwortlich dafür ist unter anderem das Oxytocin, das liebevoll auch »Kuschelhormon« genannt wird und bei Berührungen, Umarmungen und engem Körperkontakt in deine Blutbahn gefeuert wird. Es senkt deinen Puls und deinen Blutdruck und wirkt entzündungshemmend, alles eindeutige Pluspunkte für ein gesundes, langlebiges Herz. Sex fördert außerdem die Produktion von Glückshormonen wie Dopamin und kann deinen gesamten Körper inklusive Herz mit Wohlbehagen erfüllen, und du weißt ja, deine Gemütslage hat großen Einfluss auf deine allgemeine Gesundheit.

Häufig werde ich gefragt, ob man nach einem Herzinfarkt wieder Sex haben kann. Grundsätzlich gibt es nach Herzinfarkt kein Sexverbot, solange du keine Matratzenakrobatik machst und die Belastungsstufe der eines durchschnittlichen mitteleuropäischen Liebesaktes entspricht. Denn ein interessierter Forscher hat ausgerechnet, dass dies ungefähr der Belastung von einem Aufstieg in den zweiten Stock entspricht. Wer seine Alltagstätigkeiten wieder verrichten kann und beim Treppensteigen nicht aus dem letzten Loch pfeift, darf auch ein Sexualleben haben. Übrigens wird bereits beim Händchenhalten und bei Umarmungen Oxytocin ausgeschüttet, also lass Liebe und Zuneigung sprudeln und genieße jeden Moment der Verbindung, das brauchen wir in der heutigen Zeit alle!

Der 10-Punkte-Plan für ein gesundes Herz

Du hast dich fleißig bis hierher durchgearbeitet und fragst dich jetzt, wo du um Gottes willen anfangen und wie du alles umsetzen sollst? Vielleicht hast du auch ein schlechtes Gewissen, weil dein jetziger Lifestyle so gar nicht dem entspricht, was ich empfohlen habe? Weg mit dem schlechten Gewissen, nicht darüber nachdenken, was war. Andere denken nach, aber du denkst ab heute bitte vor: Was kann und vor allem was möchte ich in Zukunft ändern? An welcher Stellschraube könnte ich drehen? Was lässt sich realistisch umsetzen? Unternimmst du jetzt doch noch mal einen Versuch und hörst mit dem Rauchen auf? Du möchtest endlich sportlich durchstarten? Zur Orientierung und fürs schnelle Nachlesen gibt es jetzt meinen 10-Punkte-Plan für dich, der eine Art Leitfaden sein soll für ein herzgesünderes Leben. Wenn du alles von dieser Liste nach und nach umsetzt, hast du gute Chancen, ohne Probleme im Strom des Lebens zu schwimmen, ohne dass dich Stromschnellen (Krankheiten) unter Wasser ziehen oder Rettungsboote (Akutmedizin) auslaufen müssen.

1. DIE BESTANDSAUFNAHME

Wie steht es um deine Herzgesundheit? Du hast dich eigentlich noch nie damit beschäftig? Kein Problem, dann fängst du einfach jetzt damit an. Zunächst sollte jeder Erwachsene seine Risikowerte kennen, die ich ausführlich in Teil 1 dargestellt habe. Ein ärztlicher Check-up gibt Aufschluss über Gesundheitsrisiken, die eventuell völlig im Verborgenen liegen. Wenn sie ans Licht kommen, kannst du deinen Lebensstil noch rechtzeitig anpassen. Ganz wichtig bei dir als Frau ist es, auch deine frauenspezifischen Risiken zu kennen: Gab es spezielle Schwangerschaftserkrankungen wie hohen Blutdruck, Diabetes oder mehrere Fehlgeburten? Dann profitierst du besonders von frühzeitiger Herzvorsorge!

2. KENNST DU DEINEN BLUTDRUCK?

Wenn nein, dann ist es höchste Zeit! Blutdruckmessen tut nicht weh und dauert wenige Minuten. Beachte dabei die Tipps aus dem Blutdruck-Kapitel in Teil 1. Bitte nicht in Panik verfallen, wenn der Wert beim Besuch in einer Praxis zu hoch ist, viel aussagekräftiger ist eine Langzeitblutdruckmessung über 24 Stunden. Bereits ab dem 30. Lebensjahr kommt es bei den meisten Frauen unbemerkt zu einem kontinuierlichen Anstieg des Blutdrucks, behalte also deine Werte im Blick. Ab fünfzig, nach der Menopause, werden die Gefäße zunehmend weniger elastisch, dein Risiko für Bluthochdruck steigt. Das Ziel sollte auch weiterhin sein, einen Blutdruck nicht höher als 120/70 mmHg zu haben, alles darüber geht langfristig mit einer schlechteren Prognose für Herzerkrankungen einher. Befolge die Lifestyle-Tipps zur Blutdrucksenkung, besonders ans Herz legen möchte ich dir die isometrischen Übungen, wie Wallsit oder Plank. Außerdem wunderbar zur Senkung des Blutdrucks: Rote-Bete-Saft, 250 Milliliter pro Tag, und Kochsalz auf fünf Gramm pro Tag reduzieren.

➔ Dein Ziel: einen Blutdruck von < 120/70 mmHg haben, das gilt bei unter 80-Jährigen als ideal.

3. CHOLESTERINWERTE CHECKEN

Jeder Erwachsene sollte sie kennen: Das LDL-Cholesterin, Non-HDL-Cholesterin, Lp(a), gerne auch das ApoB, das bei Routineuntersuchungen aber selten mitbestimmt wird (das kostet extra). Merke: Ein hohes HDL- (»gutes«) Cholesterin schützt dich nicht! Und gib dich nicht mit Aussagen wie »die Werte sind erhöht, aber das ist schon okay so, Sie sind ja noch jung« zufrieden. Je länger dein Körper hohen Werten ausgesetzt ist, desto mehr steigt das Risiko für vorzeitige Herzerkrankungen, insbesondere dann, wenn gleichzeitig ein erhöhter Lp(a) Wert besteht. Du bist in deinen Vierzigern, sonst gesund, dein LDL-Cholesterin ist bei 180 mg/dl und du fragst dich, ob eine Lifestyleänderung mit Ernährungsumstellung und Sport ausreicht? Probiere es aus. Wenn die Werte nach zwei bis drei Monaten nicht gesunken sind, ergibt es eventuell Sinn, sie mit einem Medikament abzusenken. Wem die Entscheidung für ein Medikament schwerfällt, profitiert von weiterführenden Untersuchungen wie einem Ultraschall der Halsschlagader oder einem CT der Herzkranzgefäße. Sind dort bereits Plaques zu sehen, wird es höchste Zeit, die hohen Werte anzugehen!

➔ Dein Ziel: einen LDL-Cholesterin-Wert haben, der deinem individuellen Langzeitrisiko für Herz-Kreislauf-Erkrankungen angemessen ist. Grundsätzlich gilt: je niedriger, desto besser!

4. BLUTZUCKER-CHECK

Mit einem normalen HbA1c von unter 5,7 Prozent und einem Nüchternblutzuckerspiegel unter 100 mg/dl ist ein Diabetes ausgeschlossen. Werte im Graubereich, sprich zwischen 5,8 Prozent und 6,5 Prozent, sowie erhöhte Nüchternwerte zwischen 100 und 125 mg/dl müssen weiter abgeklärt werden. In der Regel wird hierzu ein Oraler Glukosetoleranztest mit einer Zuckerlösung gemacht. Die Bestimmung des HOMA-Index, bei dem der Nüchtern-Blutzuckerwert und der Nüchtern-Insulinwert gemessen werden müssen, kann aufschlussreich sein. Möglicherweise wird im Zuge dessen eine Insulinresistenz entdeckt, die dem Diabetes über Jahre vorausgeht. Insbesondere gefährdete Frauen (zum Beispiel mit Schwangerschaftsdiabetes in der Vorgeschichte) sollten einmal im Jahr zum Zuckercheck gehen.

➔ Dein Ziel: HbA1c $<$ 5,7 Prozent, Nüchternglukose $<$ 100 mg/dl.

5. SEI »WAAGEMUTIG«!

Keine Frau wiegt sich gerne, aber das Körpergewicht im Auge zu behalten ist nicht schlecht. Der BMI hat genauso seine Schwächen wie die Messung des Taillenumfangs zur Abschätzung des risikoreichen viszeralen Bauchfetts. Am besten sollte deine Körperzusammensetzung (die Verteilung von Muskel- und Fettmasse) mittels einer bioelektrischen Impedanzmessung bestimmt werden. Ein Fettanteil von zwanzig bis dreißig Prozent gilt als normal (Achtung, zu wenig Fett ist auch nicht gut), denn Fettgewebe ist zwar ein guter Energiespeicher, leider aber auch ein hormonaktives Gewebe, das Entzündungen anheizen und damit auch die Atherosklerose in deinen Gefäßen befeuern kann. Dein Muskelanteil ist altersabhängig, mehr als 35 Prozent sollte man auf jeden Fall haben.

➔ Dein Ziel: keine Muskelmasse verlieren, viszerales Fett vermeiden.

6. RAUCHST DU?

Nikotin tötet auf Dauer die Hälfte der Raucherinnen und Raucher. Du kannst es sicher nicht mehr hören und ich kann dir als Kardiologin noch so oft bedrohliche Szenarien aufzeigen, letztendlich ist es die innere Motivation von deiner Seite, die vorhanden sein muss, um mit dem Rauchen aufzuhören. Konkrete Ziele wie »Ich möchte mit 85 Jahren noch neben meinen Enkeln herlaufen können, ohne dass mir nach drei Schritten die Puste ausgeht« sind besser als allgemeine Wünsche wie »Ich möchte keinen Herzinfarkt bekommen«. Und hier darf sich zu deiner inneren Motivation ruhig etwas extrinsische Motivation gesellen: Stelle ein Sparschwein auf und wirf die Menge an Geld ein, die du bis jetzt wöchentlich für Zigaretten ausgegeben hast. Nach einem Jahr kannst du dir davon ein tolles Wellnesswochenende gönnen.

➔ Dein Ziel: keine Zigaretten mehr, auch kein Vaping, das birgt ebenfalls Herzrisiken.

7. IN BEWEGUNG KOMMEN

Bewegung ist das Allerwichtigste! Zentral dabei: Ändere dein Mindset und deine innere Einstellung von »ich sollte mehr Sport machen« zu »ich möchte gerne mehr Sport machen«. Ein kleines Wort, das aber eine Menge Willensstärke ausdrückt. Die Motivation spielt beim Sport eine riesige Rolle, sie sollte aber nicht extrinsisch sein. »Ich gehe nur ins Gym, weil da ein gutaussehender Typ rumläuft« ist kein nachhaltiger Antrieb und langfristig sehr wahrscheinlich auch nicht von Erfolg gekrönt, denn sobald Mc Dreamy nicht mehr zum Training kommt, gehörst du zu den beliebtesten Kundinnen von Fitnessstudios: schön den Beitrag zahlen und nie kommen. Du brauchst eine intrinsische Motivation mit einem klar formulierten Ziel. Das kann ganz einfach sein, etwa: »Ich möchte es endlich schaffen, den Zielort bei Google Maps in der berechneten Zeit zu erreichen, ohne zweimal eine Verschnaufpause machen zu müssen.« Bei Sportenthusiasten kann es die Steigerung der persönlichen VO_2max sein. Schmiede einen Plan, der sich für dich realisieren lässt. Als arbeitende, alleinerziehende Mutter von zwei kleinen Kindern ist es utopisch, immer montagabends den Sportkurs im Gym zu erwischen, wenn du kein zuverlässiges Back-up für die Kinderbetreuung hast. Sport machen darf nicht in Stress ausarten, dann ist das Ganze kontraproduktiv! Überlege dir, welche Fähigkeiten und Ressourcen du hast. Dir hat Teamsport immer viel Freude bereitet und du magst Menschen um dich herum? Dann wird einsam durch den Park joggen vielleicht nicht das Richtige sein für dich und der erste Regentag im November wird deine sportlichen Ambitionen zerplatzen lassen. Die Bewegung soll Freude bereiten, und es ist wichtig, dass du die Veränderung am eigenen Körper spürst, denn »without emotion no motion«. Was uns guttut, fordern wir wieder ein!

Schritte sammeln ist ein guter Anfang, siebentausend bis zehntausend Schritte sollten die tägliche Basis sein. Schrittzähler in Smartwatches helfen dir, den Überblick zu bewahren. Gerne auch immer »Exercise-Snacks« in den Alltag einbauen, die Treppe mal kurz hochsprinten, beim Fernsehen Trizeps-Dips machen (einfach mal googeln). Dein Körper liebt das.

Für deine Herzgesundheit ideal wären ein- bis zweimal pro Woche ein muskelkräftigendes Training à dreißig Minuten sowie zwei Einheiten Kardiotraining, wovon eine ruhig knackig sein kann.

➔ Dein Ziel: Inaktivität und Sitzen vermeiden; in Bewegung kommen, 150 Minuten pro Woche sind das Minimum.

➔ Basics: siebentausend bis zehntausend Schritte pro Tag, Treppe statt Aufzug, mit dem Rad zur Arbeit.

➔ Konkret: Muskelmasse hinzugewinnen durch Krafttraining mit Gewichten und die Ausdauer (VO_2max) steigern durch systematisches Ausdauertraining!

8. DU BIST, WAS DU ISST!

In allen Belangen punktet die Mittelmeerdiät mit eingeschränktem Kochsalz- und Alkoholkonsum. Das entspricht so gar nicht deiner derzeitigen Ernährungsweise? Dann ist es höchste Zeit für ein Upgrade. Es gibt viele tolle und vor allem sehr einfache und schmackhafte Rezepte, entdecke zum Beispiel leckere Pflanzenproteine, wie Linsen oder Kichererbsen (ein Rezept steht im Buch hinten).

Sei immer achtsam im Umgang mit dir, so nimmst du gute, aber auch schlechte Verhaltensweisen besser wahr. Wenn es das große Spaghettieis mit extra Sahne sein soll, dann genieße es ohne schlechtes Gewissen. Wenn es dir aber Bauchschmerzen macht oder du dich danach nur schlapp und müde fühlst, wird das deine Entscheidung beim nächsten Mal wahrscheinlich beeinflussen. Wenn du dir anstatt der Tiefkühlpizza ein leckeres und ausgewogenes Essen zubereitet hast und du dich danach glücklich und satt fühlst, wirst du es wahrscheinlich morgen wieder machen.

Mein Tipp: Überzeuge dich selbst davon, dass gesunde Ernährung gut für dich ist. Manifestieren hilft tatsächlich, denn den Placeboeffekt gibt es nicht nur bei Medikamenten.

Grundregel: 80/20, 80 Prozent deiner Ernährung sollten gesund sein, zu 20 Prozent darfst du essen, worauf du Lust hast, auch wenn es nicht gerade in die herzgesunde Kategorie passt.

➔ Dein Ziel: deinem Körper täglich die richtige Dosis Power geben! Eine pflanzenbasierte, proteinreiche Kost mit komplexen Kohlenhydraten und guten, ungesättigten Fettsäuren ist die optimale Basis dafür.

9. STRESSLEVEL CHECKEN

Stehst du ständig unter Strom und versinkst jeden Tag im Alltagschaos? Das ist nicht gut, wer sich pausenlos überfordert, überlastet Geist und Herz. Welche Dinge setzen dich besonders unter Druck oder erzeugen Stress? Lässt sich daran etwas verändern? Es gibt viele gute Programme und auch Onlinekurse, die im Prinzip eine starke kognitive Verhaltenstherapie sind und helfen, Stressoren ausfindig zu machen. Und noch viel wichtiger: einen gesunden Umgang damit zu finden. Grundsätzlich hilft es vielen Frauen, wenn sie lernen, nein zu sagen. Du bist nicht für alles und jeden verantwortlich, fokussiere dich auf »deine Community«, deine Familie, deine Partnerschaft, deinen Freundeskreis und dich. Vergleiche dich nicht mit anderen, das macht auf Dauer krank. Denk dran: Instagram verzerrt. Ich werde nicht selten gefragt, wie ich alles unter einen Hut bekomme, Arbeit, Kinder, Familie, Self-Care, Sport, weil es anscheinend online so easy rüberkommt. Auch ich bin nur ein Mensch und habe Momente, wo mir alles über den Kopf wächst und meine Energiereserven kurz vor zero sind, aber ich sortiere mich dann immer rasch neu und schaue, welche Dinge sind jetzt gerade am wichtigsten, keine Ressourcen verschwenden, man muss nicht auf jeder Hochzeit tanzen. In stressigen Zeiten habe ich gesunde Eckpfeiler und Routinen, die mich tragen und mir unendlich viel Kraft geben: Ernährung, Sport (der darf auch gerne sanft sein) und Schlaf. Angeblich brauchen Frauen im Schnitt sogar 27 Prozent mehr Schlaf als Männer, weil unser Hirn tagsüber noch viel aktiver ist! Das Schlafbedürfnis ist natürlich sehr individuell, aber sieben bis neun Stunden Schlaf pro Nacht sind ideal fürs Herz.

Wenn du unter Dauerstress leidest, führe ein Stress-Level-Tagebuch, in dem du eine wöchentliche Selbstbewertung deines Stresslevels auf einer Skala von 1–10 machst. Bist du dauerhaft bei 9–10 ist es Zeit, einzugreifen und Stressauslöser zu identifizieren. Sie können völlig unterschiedlich sein, häufig ist es das berufliche Umfeld, nicht selten aber auch Beziehungsstress. Das Mindset ist hier entscheidend, konzentriere dich auf die vielen guten Dinge im Leben und akzeptiere, dass es Dinge gibt, die man nicht ändern kann. Gönne dir kleine Pausen mit Yoga und Meditation für mehr Achtsamkeit.

➔ Dein Ziel: Finde dein persönliches Wundermittel gegen Stress. Manchen hilft Joggen, den anderen Yoga oder ein gutes Buch lesen. Nutze diese Mini-Auszeiten, um auf andere Gedanken zu kommen!

10. SOZIALE KONTAKTE PFLEGEN UND DIE LEBENSFREUDE BEHALTEN

Neuste Umfragen ergeben, dass die Deutschen ihre Freizeit am liebsten im Internet oder vor dem Fernseher verbringen. Gleichzeitig hören wir, dass sich immer mehr junge Menschen einsam fühlen. Kein Wunder, oder? Dabei sind echte Begegnungen so wichtig und wertvoll für den Erhalt deiner Gesundheit. Das Gefühl, gebraucht zu werden, Teil einer Gesellschaft zu sein und für jemanden da zu sein, ist wichtig für das psychische Wohlbefinden. Gehe mit einem Lächeln durchs Leben und schenke dir Umarmungen und enge Kontakte, sie sind so wichtig. Nicht nur dein Herz, auch die Welt da draußen braucht mehr reale Liebe und nicht nur Likes im Internet!

➔ Dein Ziel: regelmäßige Verabredungen mit Freundinnen und Freunden vereinbaren, um Energie zu tanken und unbeschwerte Zeiten zusammen zu genießen!

TEIL 3

Save your Heart – Wie dein Herz erkrankt, wie es behandelt wird und welche Rolle deine Psyche spielt

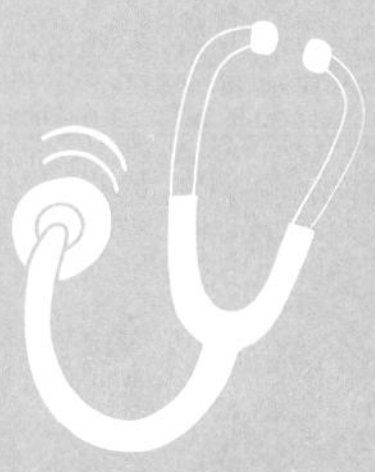

+ + +

Wenn wir nicht mehr in der Lage sind,
eine Situation zu ändern,
müssen wir uns selbst ändern.
VIKTOR FRANKL,
ÖSTERREICHISCHER PSYCHIATER

+ + +

In diesem dritten und letzten Teil erkunden wir zusammen die häufigsten Erkrankungen des Herzens. Und zwar beginnen wir an der Oberfläche des Herzmuskels und wagen uns immer weiter ins Innere des Herzens vor. Außen, oder wie wir Kardiologinnen und Kardiologen sagen: »epikardial«, verlaufen die Herzkranzgefäße. Die häufigste Erkrankung der Herzkranzgefäße ist die Koronare Herzerkrankung (KHK), die gefürchtetste der akute Herzinfarkt. Wir verschaffen uns anschließend einen Überblick über die Leiden, die den Herzmuskel betreffen können, wie die Herzmuskelentzündung oder die Herzschwäche. Auch im Inneren des Herzens kann es zu Funktionseinbußen und Abnutzungserscheinungen kommen, das sehen wir anhand von Herzklappenerkrankungen. Wir tasten uns weiter voran, in die Innenschichten des Herzens, wo Störungen des Reizleitungssystems und Fehlzündungen zum quälenden Dauerbrenner führen können: dem Vorhofflimmern und Herzstolpern.

Darüber hinaus erfährst du alles über die wichtigsten Herzmedikamente, damit du das nächste Mal nicht völlig ahnungslos in der Praxis sitzt, wenn dir Blutdrucksenker oder Ähnliches verschrieben wird. Denn: Wer mehr weiß, kann bessere Fragen stellen und hat letztendlich mehr aktiven Einfluss auf die eigene Gesundheit.

Herzalarm: Erkrankungen, die du kennen solltest

Inzwischen bist du dir sicher bewusst, dass das wunderbare weibliche Herz nicht nur anatomische Unterschiede zum Männerherz hat, sondern auch anders erkrankt. Das liegt zu einem Großteil daran, dass es einem ganz anderen Hormonchaos ausgesetzt ist, allein schon durch die zyklischen Schwankungen jeden Monat. So wissen wir zum Beispiel, dass das Frauenherz tendenziell in der zweiten Zyklusphase, nach deinem Eisprung, also in der Lutealphase, etwas schneller schlägt als in der Follikelphase.

Frauen haben außerdem eine andere Empfindlichkeit der Kaliumkanäle, die ganz wichtig für den reibungslosen Ablauf eines Herzschlags sind, auch sie werden vom Östrogen beeinflusst. Unsere Herzmuskelzellen haben eine etwas längere Erholungsphase (»Repolarisation«) als die männlichen Herzmuskelzellen, das liegt an unserem niedrigeren Testosteronspiegel. Dadurch sind Frauen empfänglicher für eine bestimmte Art der Rhythmusstörung, die bei entsprechender Veranlagung durch Medikamente oder Elektrolytverschiebungen ausgelöst werden kann (die sogenannte Torsade-de-Pointes-Tachykardie).

Auch Stress wirkt sich auf Frauenherzen anders aus. Eindrucksvoll zeigt uns die akute Stress-Kardiomyopathie (das sogenannte Broken-Heart-Syndrom), was passieren kann, wenn es zu einem Sturm von Stresshormonen durch ein emotionales Ereignis kommt. Gerade nach der Menopause sind wir dafür anfälliger, weil die Superheldin Östrogen ihren unsichtbaren Schutzschild gegen hohe Stresshormondosen nicht mehr ausfahren kann und diese Hormone dann den Herzmuskel attackieren.

Eine enge Sache:
Die Koronare Herzerkrankung bei Frauen

Die dominierende Erkrankung der Kardiologie, die jedes Jahr Tausende von Todesfällen verursacht, ist die Koronare Herzerkrankung (KHK), die du bereits im ersten Teil des Buches kennengelernt hast. Sie kann mit ihren beuligen Plaques, die ins Gefäßinnere ragen, den Blutfluss limitieren, deine Blutbestandteile müssen also bildlich den Kopf einziehen, wenn sie durch das Nadelöhr im Gefäß schlüpfen wollen.

Da dieser schleichende, jahrelange Verstopfungsprozess durch Ablagerungen jedoch oftmals keine Schmerzen verursacht, merken wir vom Übel in unseren Gefäßen erst dann, wenn die Engstelle dazu führt, dass in einer Herzregion zu wenig Sauerstoff ankommt. Das ist häufig dann der Fall, wenn auch mehr davon gebraucht wird, also zum Beispiel bei schnellem Gehen oder Treppensteigen. Der Sauerstoffversorgungsalarm wird ausgerufen, dein Herz rebelliert in Form von Angina pectoris, also Schmerz und Druck auf der Brust. Frauen merken aber oft auch einfach nur eine Verschlechterung der Belastbarkeit, Luftnot oder Oberbauchschmerzen. Wenn du im Alltag neu aufgetretene Beschwerden in diese Richtung bemerkst – am Anfang zeigen sie sich in erster Linie bei Belastung –, dann sollest du das dringend abklären lassen. Ein EKG oder Belastungs-EKG können in diesem Fall aufschlussreich sein, sind häufig aber unauffällig, was das Übel am Herzen jedoch nicht ausschließt. Je nach Risiko empfiehlt sich auch eine CT der Herzgefäße oder vielleicht sogar eine Herzkatheteruntersuchung.

Die Diagnose KHK bekommst du übrigens bereits dann, wenn bei dir nur Ablagerungen vorliegen, ganz ohne Blockade. Es ist also Schadensbegrenzung angesagt. Wenn du dich an gewisse Lifestyleregeln hältst und auch Medikamente wie ASS und Statine einnimmst (mehr dazu im nächsten Kapitel), kannst du mit der KHK gut leben.

Ich werde sehr häufig gefragt, ob man dann regelmäßig eine Herz-CT oder eine erneute Herzkatheteruntersuchung durchführen lassen muss, um zu schauen, ob die Ablagerungen »schlimmer geworden« sind. Hier sind die Empfehlungen ganz eindeutig: Das ist nicht nötig. Jedenfalls nicht, solange du beschwerdefrei bist und es dir gut geht. Es sollten aber jährlich regelmäßige Checks in einer kardiologischen Praxis erfolgen.[171] Zu deiner Beruhigung kann ich sagen, dass viele Menschen eine KHK »mit ins Grab« nehmen aber nicht daran sterben.

Herzschmerz – Herzinfarkt bei Frauen

Beim Herzinfarkt liegt (im Gegensatz zur stabilen KHK) ein akuter Verschluss oder eine hochgradige Engstelle eines Herzkranzgefäßes vor. Beides kann zu einem »Mismatch« aus Sauerstoffbedarf und Sauerstoffzufuhr führen, das Herz gerät in Not. Ursache sind hier in den meisten Fällen die bösen dünnhäutigen Plaques. Sie reißen ein, Blutplättchen lagern sich an und es kommt zur kompletten Blockade im Herzkranzgefäß – der Herzinfarkt ist nicht mehr zu verhindern. Der an Sauerstoffmangel leidende Herzmuskel reagiert hier entweder nur mit heftigen Schmerzen hinter dem Brustbein (und weiteren Symptomen, siehe Abbildung) oder akut mit Kapitulation: Herzstillstand oder Kammerflimmern sind die Folge. Letzteres geschieht häufig gerade dann, wenn die Blockade direkt am Anfang des Gefäßes sitzt, weil dann ein sehr großer Teil des Herzmuskels nicht mehr mit Blut versorgt wird. Wir nennen diesen Ort der Blockade »widdow maker«, weil er schon viele Menschen zu Witwen und Witwern gemacht hat.

In den meisten Fällen beschreiben auch Frauen mit Herzinfarkt den typischen Schmerz hinter dem Brustbein oder der linken Brust. Allerdings wissen wir, dass Frauen viel häufiger als Männer Symptome haben, die darüber hinausgehen und einen nicht primär an einen Herzinfarkt denken lassen. Dazu gehören zum Beispiel Luftnot,

MÖGLICHE SYMPTOME EINES HERZINFARKTS BEI FRAUEN

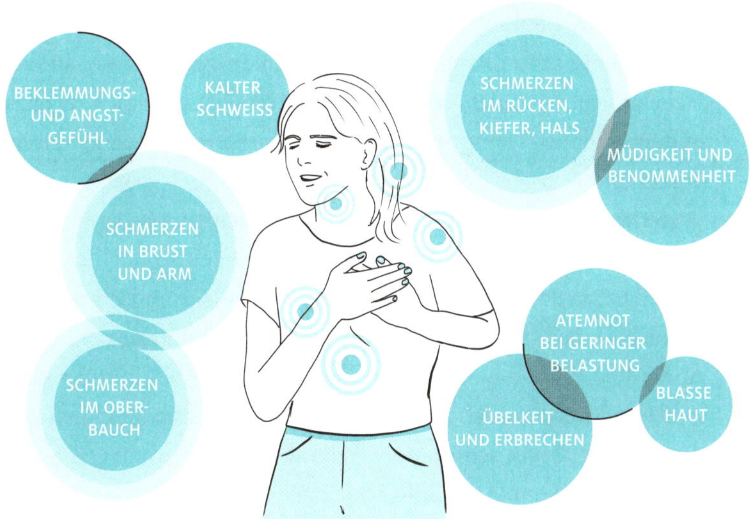

starke Übelkeit, Schweißausbrüche, Kieferschmerzen und Kopfschmerzen. Mehr als drei verschiedene angegebene Symptome können jedoch die Diagnose erschweren. Ärztinnen und Ärzte werden darauf trainiert, sich in wenigen Sekunden ein Gesamtbild zu machen und die vorgebrachten Beschwerden zu interpretieren. Frauen reden in der Regel etwas mehr und neigen zu ausschweifenderen Erzählungen, laut Statistik werden sie bereits nach 18 Sekunden zum ersten Mal unterbrochen.[172] Auch das kann einer der Gründe für Fehleinschätzungen sein. Wir als Ärztinnen und Ärzte lassen uns von den verschiedenen Angaben verwirren und haben im stressigen Klinikalltag auch nur wenig Zeit für unsere Schlussfolgerungen.

Erschreckenderweise sehen wir immer mehr Frauen im mittleren Lebensalter zwischen 45 und 60 Jahren mit Herzinfarkten. Die Gründe dafür sind vielschichtig: Es gibt mehr junge Frauen mit starkem

Übergewicht, eine Zunahme von Diabetes und ungesundem Lifestyle. Aber auch zu viel Stress und Belastung im Alltag hinterlassen auf Dauer ihre Spuren, auch am Herzen. Ich weiß, viele von euch haben ohnehin schon Panik vor Herzerkrankungen, euch sei an dieser Stelle gesagt, dass nicht jede Frau, die Stress hat oder sich nicht vorbildlich ernährt, wenig Sport treibt und so weiter, einen Herzinfarkt bekommt.

Alarmierend ist allerdings, dass die Sterblichkeit von Frauen in den ersten 30 Tagen nach einem Herzinfarkt doppelt so hoch ist wie bei gleich alten Männern.[173] Meist dauert es schlicht und ergreifend zu lange, bis eine Frau ihre Symptome ernst nimmt und sich Hilfe sucht. Außerdem muss die Person, die sie um Hilfe bittet, ihre Symptome und Beschwerden auch noch richtig deuten und sie anschließend in die richtige Klinik schicken, beziehungsweise die richtigen Schritte einleiten. Ich könnte unzählige solcher Fälle aufzählen. Dabei ist ein Herzinfarkt inzwischen wirklich extrem einfach auszuschließen oder festzustellen. Drei Kriterien sind wichtig: Erstens müssen Beschwerden vorhanden sein, die zu einem Herzinfarkt passen. Zweitens kann das EKG Auffälligkeiten zeigen und drittens (vor allem, wenn das EKG unauffällig ist) verrät uns ein erhöhter Wert des kardialen Troponin, dass ein Herzinfarkt vorliegt.[174] Das Troponin ist ein spezieller Biomarker für das Herz, der in der Blutbahn in erhöhten Konzentrationen nachzuweisen ist, wenn Herzmuskelgewebe durch mangelnde Durchblutung – wie bei einem Herzinfarkt – zerstört wird. Aber auch andere Erkrankungen, wie die Herzmuskelentzündung, eine akute heftige Blutdruckentgleisung oder Herzrhythmusstörungen, können den Herzmuskel ärgern und zu erhöhten Werten führen. Deswegen ist Vorsicht bei der Interpretation des Troponinwertes geboten, eine Erhöhung allein heißt nicht automatisch, dass du einen Herzinfarkt hast, der Gesamtkontext ist wichtig. Übrigens gibt es spezielle Troponin-Schnelltests, die in vielen Praxen einfach durchgeführt werden können.

Die Nachsorge nach einem Herzinfarkt ist genauso wichtig wie die Vorsorge. Zunächst empfehle ich dir, unbedingt eine Rehamaßnahme in Anspruch zu nehmen (das machen leider viel zu wenige Frauen). Danach ist es deine Aufgabe, die Risiken in Schach zu halten, da du nun besonders gefährdet bist. Ein herzgesunder Lifestyle und Medikamente werden deine lebenslangen Begleiter sein – dann ist deine Prognose auch sehr gut! Jährliche Besuche bei deiner Kardiologin oder deinem Kardiologen gehören zusätzlich zum neuen »Care-Paket« für dein Herz. Dabei werden in der Regel ein Belastungs-EKG, ein Ruhe-EKG und ein Herzultraschall gemacht. Auch ein Laborcheck ist inklusive, denn deine Zielwerte für LDL-Cholesterin sind jetzt noch niedriger als vorher! Was bei der Entlassung aus dem Krankenhaus leider selten gegeben wird, sind konkrete Empfehlungen für den Lebensstil. Dabei sind es gerade Herzinfarktpatientinnen und -patienten, die von einer gesunden Ernährung und einer aktiven Lebensweise profitieren. Ein Herzinfarkt ist kein Grund, den Rest des Lebens die Beine hochzulegen oder aus Angst vor einem erneuten Infarkt nie wieder Sport zu treiben. Herzen, die schon etwas mitgemacht haben, profitieren besonders von Sport und Bewegung. Lass dich hier am besten von einem erfahrenen (Sport-)Kardiologen oder einer Ärztin deines Vertrauens individuell beraten.

DIE SPONTANE KORONARDISSEKTION

Bei Frauen gibt es gelegentlich eine weitere Ursache für einen Herzinfarkt. Dieses Mal ist nicht die Plaque der Übeltäter, sondern ein akuter Einriss der inneren Gefäßwand. Der führt dazu, dass sich ein Bluterguss zwischen den Schichten des Gefäßes bildet und das gesamte Gefäß von innen abdrückt und zur Gefäßblockade führt. Dieses Krankheitsbild macht aber nur ungefähr 0,1–0,4 Prozent aller Herzinfarkte aus und ist somit eher selten.[175] Bei Männern kommt die Erkrankung auch vor, du erinnerst dich an den Bodybuilder in Teil 2,

SPONTANDISSEKTION

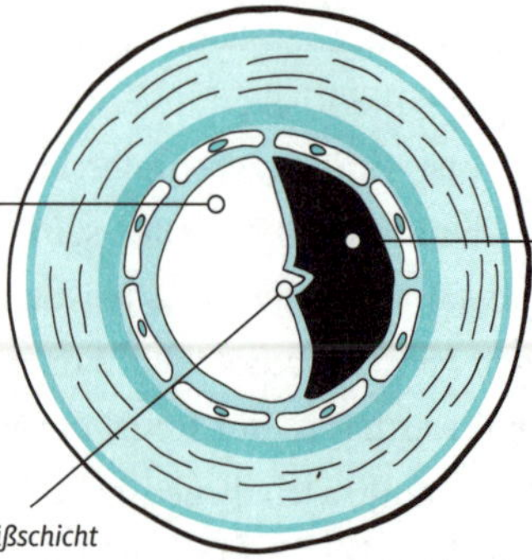

aber etwa 90 Prozent aller Spontaneinrisse treten bei Frauen zwischen 42 und 53 Jahren auf, für die Kardiologie also wirklich junge Patientinnen.[176] Die Betroffenen sind oft geschockt, die Beschwerden kommen aus heiterem Himmel oder nach heftiger Anstrengung – sei es psychisch oder physisch. Die Anstrengung kann Husten, starkes Erbrechen oder extrem schweres Heben sein. Risikofaktoren für diese Art von Herzinfarkt sind unter anderem angeborene Bindegewebserkrankungen wie die fibromuskuläre Dysplasie. In dem Fall hat die Entstehung wirklich nichts mit schlechtem Lifestyle, Atherosklerose und Ablagerungen zu tun, sondern eher mit Schwachstellen in der Gefäßmuskulatur. Gemeinerweise kann die spontane Koronardissektion auch schwangere Frauen treffen, etwa 35 Prozent aller Herzinfarkte in der Schwangerschaft werden diesem Krankheitsbild zugeschrieben.[177]

Als interventionelle Kardiologin fürchte ich solche Fälle in meinen nächtlichen Rufdiensten, denn die Therapie ist leider nicht so einfach wie sonst beim Herzinfarkt durch eine eingerissene Plaque (Stent rein und fertig), in diesen Situationen ist vielmehr dezente Zurückhaltung geboten. Jegliche Manipulation an den Herzkranzgefäßen sollte wohlüberlegt sein. Ich kann mich an einen Fall erinnern, wo das gesamte linke Herzkranzgefäß einriss, als ich versuchte, einen dünnen Draht in das Gefäß vorzubringen, um noch genauer nachzuschauen, was wirklich los ist. Damals blieb nur die notfallmäßige Bypass-Operation. Das ist allerdings die Ausnahme, meist heilt eine spontane Koronardissektion von allein aus und der Bluterguss im Gefäß wird mit der Zeit vom Körper resorbiert. Trotzdem bleiben bei etwa einem Viertel der Patientinnen und Patienten chronische Beschwerden mit Druck auf der Brust bestehen. In der Akutphase kommen Blutverdünner wie ASS zum Einsatz. Bei dauerhaften Brustschmerzen helfen oft ACE-Hemmer und Betablocker.

Natürlich bleibt bei vielen auch die Angst vor einem erneuten Ereignis bestehen. Gut ausgebildete Psychokardiologinnen und -kardiologen können dann bei Bedarf weiterhelfen. Sport mit niedriger Intensität wie Walking, Radfahren und Yoga sind außerdem gut geeignet, um sich in Bewegung zu halten.

Frau Doktor, ich habe einen Krampf: Haarkleine Gefäße, große Beschwerden

Nicht selten liegen Frauen mit typischen Herzbeschwerden wie Luftnot und krampfartigen Schmerzen zur Herzkatheteruntersuchung vor mir auf dem Tisch des Herzkatheterlabors. Sie haben häufig einen hohen Blutdruck, Übergewicht und zusätzlich eine lange medizinische Odyssee hinter sich. Druck auf der Brust verbunden mit Luftnot schränkt die Frauen massiv ein. Häufig sind schon eine Menge Voruntersuchungen gelaufen, die als auffällig beurteilt wurden und einen Grund geliefert haben, eine Herzkatheteruntersuchung zu veranlassen. Erstaunlicherweise sind in den großen Herzkranzgefäßen dann aber keinerlei Ablagerungen zu sehen, weshalb sich viele Frauen als

Simulantinnen fühlen. Wer hier aber noch genauer sucht und spezielle Blutflussmessungen durchführt, findet oftmals doch etwas, denn bei diesen Frauen sind es nicht die großen Herzkranzgefäße, die aufmucken, sondern die minikleinen, haarfeinen, man nennt das die »Mikrovaskulatur« und die Beschwerden entsprechend »Mikrovaskuläre Angina«. Dazu muss man wissen, dass ein Großteil der Durchblutung des Herzens nicht von den drei großen Herzschlagadern bewältigt wird, sondern durch die haarfeinen Gefäße, die den Herzmuskel wie ein feines Netz durchziehen. Zusätzliche Tests während einer Herzkatheteruntersuchung können die Störung aufdecken und die Diagnose bestätigen. Eine Leitlinientherapie gibt es hier nicht, aber in vielen Fällen helfen die Klassiker in der Herzmedizin: Statine, Betablocker oder Calciumantagonisten und Nitrate. Und du kannst auch selbst viel tun, es muss ganz individuell geschaut werden, an welchem Rädchen man justieren kann. Meine Alleskönner Bewegung und Sport helfen immer, denn sie verbessern grundsätzlich die Durchblutung und trainieren deine Gefäße, egal ob groß oder klein! Und eine Änderung des Lebensstils kann auch hier Wunder bewirken.

Keine Angst vorm Herzkatheter

Felicitas war gerade erst 52 geworden und wollte, nachdem die Kinder aus dem Haus waren, wieder so richtig mit Sport loslegen, um fit zu werden nach jahrelanger sportlicher Enthaltsamkeit. Allerdings wurde ihr sportlicher Ehrgeiz ausgebremst, denn sobald sie losjoggte, verspürte sie einen seltsamen Schmerz, der sich ringförmig um ihre Brust zog. Ihr besorgter Ehemann bestand darauf, die Beschwerden umgehend beim Hausarzt abklären zu lassen, und fuhr sie in die Praxis. Zunächst wollte der Hausarzt Felicitas' Beschwerden nicht so ganz ernst nehmen, aber als er rausbekam, dass ihr Vater mit 58 an einem Herzinfarkt verstorben war und ihrem Zwillingsbruder im letzten Jahr ein Bypass einge-

setzt wurde, wurde er hellhörig. Er nahm ihr Blut ab und machte ein Belastungs-EKG. Bereits nach drei Minuten auf dem Fahrrad musste sie abbrechen, die Beschwerden, die sie auch beim Joggen gehabt hatte, kamen mit voller Wucht zurück. Der sorgenvolle Blick ihres Hausarztes verriet: Auch das EKG war nicht in Ordnung. »Das könnte was an den Herzkranzgefäßen sein«, sagte er, »es muss eine Herzkatheteruntersuchung gemacht werden.« Felicitas bekam Angst, sie hatte schon viel Schlimmes über diese Untersuchung gehört.

In Deutschland werden die meisten Herzkatheteruntersuchungen pro Kopf gemacht – weltweit! Und nicht alle sind wirklich gerechtfertigt. Denn es gibt heute auch andere Möglichkeiten, auf die richtige Diagnose zu kommen. Mit modernen CT-Geräten kann man häufig schon die Diagnose einer KHK stellen oder verwerfen. Manchmal ist der Herzkatheter aber wirklich das Beste, da im Rahmen dieser Untersuchung auch gleich das Übel – also eine Verengung in einem Herzkranzgefäß – beseitigt werden kann. Wenn du typische Beschwerden bei Belastung hast und deine Ärztin oder dein Arzt aufgrund eines Belastungs EKGs oder im Belastungs Herzultraschall den starken Verdacht auf eine Durchblutungsstörung hat, ist der Herzkatheter sicher die richtige Wahl.

Und du brauchst wirklich keine Angst vor dieser Untersuchung zu haben. Das Risiko, das damit einhergeht, sollte in jedem Fall niedriger sein als die Gefahr einer unentdeckten Erkrankung. Kritische Komplikationen treten bei weniger als einer von 5000 Untersuchungen auf. Wenn du trotzdem Angst hast, gehe dorthin, wo diese Untersuchung häufig gemacht wird, vielleicht sogar in eine Klinik mit einer Herzchirurgie, falls doch mal was schiefläuft.

Im Herzkatheterlabor machen wir deine Herzkranzgefäße mithilfe eines jodhaltigen Kontrastmittels und gleichzeitiger Röntgenstrahlung sichtbar. Mit modernen Geräten ist die Strahlenbelastung unkritisch. Und wenn du ängstlich bist, kannst du dir ein Mittel zur Entspannung geben lassen, dann bekommst du kaum was mit. Meine Patientinnen und Patienten fragen am Ende der Untersuchung häufig, wann es endlich losgeht, und sind überrascht, dass ich schon fertig bin. Es dauert in den meisten Fällen nicht länger als zehn Minuten, bis die Gefäße dargestellt sind.

Und so funktioniert es: Wir punktieren unter örtlicher Betäubung das Handgelenk am rechten Arm (der linke ginge auch, aber da wir an deiner rechten Seite stehen, während du auf dem Tisch liegst, ist der rechte leichter zugänglich). Dort ist die Handgelenksschlagader (Arteria radialis), von der aus wir den Katheter (einen kleinen Plastikschlauch) zum Herzen vorschieben. Das Vorschieben merkt man kaum, da die Innenwände der Gefäße keine Nervenendigungen haben (sonst würden wir auch jeden Pulsschlag spüren). In der Regel erreicht man schnell das Herz und kann durch den Katheter das Kontrastmittel geben, um die Herzkranzgefäße darzustellen. Das Ganze wird gefilmt, um sich nachher alles genau ansehen zu können. Im Anschluss wird die behandelnde Ärztin oder der Arzt dir sagen, was herausgekommen ist. Drei mögliche Aussagen kannst du erwarten: Alles gut, die Gefäße sind in Ordnung oder nur leicht eingeengt. Oder: Oh, da sind Engstellen vorhanden, die man aber gleich aufdehnen und mit einem Stent (Gefäßstütze aus Metall) beseitigen kann. Oder sehr selten: Leider ein schwerwiegender Befund, da müssen wir die Herzchirurgen hinzuziehen und im »Herzteam« beraten, was für Sie das Beste ist.

Nur die Engstellen, die den Blutfluss behindern, sollten behandelt werden. Verengungen unter etwa 60 Prozent des Gefäßdurchmessers stören nicht und brauchen deshalb keinen Stent, sie werden durch Medikamente und Lifestyleänderungen behandelt. Um die Ablagerungen genauer beurteilen zu können, werden manchmal noch Ultraschalluntersuchungen im Gefäß oder eine Messung des Blutflusses über einen speziellen Draht im Gefäß vorgenommen, bevor ein Stent gesetzt wird. Der Stent ist ein millimetergroßes Drahtröhrchen (sieht ähnlich aus wie die Feder deines Kugelschreibers), das auf einem Ballon sitzt, den wir aufblasen können. Das geschieht mit ordentlich Druck, ungefähr viermal so viel, wie du in deinen Autoreifen hast! Das ist der Grund, warum du ihn auch nicht mehr loswirst, der Stent sitzt wirklich fest im Gefäß drin und innerhalb von einigen Wochen wird er von einer neuen Schicht Zellen ausgekleidet.

Hast du einen schweren Befund, wird alles getan, um die beste Behandlungsmöglichkeit zu finden. Das kann auch manchmal eine Bypassoperation bedeuten. Aber auch davor musst du keine Angst haben. Das klingt zuerst erschreckend, eine Operation am offenen Herzen. Aber heute ist das eine Routineoperation. Und die Entscheidung dazu wird nicht leichtfertig getroffen. Es wird berücksichtigt, ob du weitere Erkrankungen hast und wie fit du insgesamt bist, da die Operation schon anstrengend ist und man ein paar Wochen zur Erholung braucht. Dafür ist der Erfolg auf lange Zeit gesehen aber sehr gut. Und auch Helmut Schmidt oder Jimmy Carter haben diesen Eingriff ohne Probleme überstanden. Du befindest dich also in guter Gesellschaft.

Was ist eine Bypassoperation? Dabei verpflanzt die Chirurgin oder der Chirurg die Schlagader der Brustinnenwand (die man entbehren kann) auf ein Herzkranzgefäß und überbrückt so gewissermaßen die Engstelle. Alternativ kann man aber auch Venen aus den Beinen entnehmen, die aber nicht so lange halten.

Bei Felicitas wurde in der Herzkatheteruntersuchung ein hochgradig verengtes Vorderwandgefäß gefunden und noch in derselben Sitzung ein Stent implantiert. Es lief alles problemlos, der Eingriff dauerte gerade mal 15 Minuten und sie merkte kaum etwas davon. Sie wurde darüber aufgeklärt, dass sie nun regelmäßig Medikamente einnehmen muss, zur Blutverdünnung und gegen ihren hohen Cholesterinwert.

In der Regel läuft also die Herzkatheteruntersuchung wie bei Felicitas und du kannst noch am selben Tag nach Hause gehen. Wenn ein Stent gesetzt wird, muss man häufig noch eine Nacht zur Überwachung im Krankenhaus bleiben. Patientinnen und Patienten ohne hohes Risiko können aber auch noch am selben Tag entlassen werden.

Zum Thema Komplikationen: Ja, die Herzkatheteruntersuchung (und auch das Setzen eines Stents) ist ein Eingriff am schlagenden Herzen, trotzdem ist es eine Routineuntersuchung, bei der die Komplikationsrate extrem gering ist.

Hinterfrage bitte auch immer die Indikation, inzwischen können wir viele Fragestellungen mit der wesentlich komplikationsärmeren CT-Angiografie abarbeiten!

Save your heart Wrap up

- In der Regel dauert eine unkomplizierte Herzkatheteruntersuchung (ohne dass gleichzeitig eine Behandlung durchgeführt wird) nur wenige Minuten. Wenn ein Stent gesetzt werden muss, entsprechend länger. Selten dauern Eingriffe länger als eine Stunde, meist ist dann etwas Unvorhergesehenes passiert oder die zu behandelnde Stelle einfach komplex.
- Eine Herzkatheteruntersuchung wird mit jodhaltigem Kontrastmittel durchgeführt, danach heißt es: viel Wasser trinken, damit es wieder gut ausgeschieden wird. Wenn du eine Jodallergie hast, bekommst du vorher Medikamente gespritzt, die die Reaktion verhindern.
- Standard ist die Untersuchung über die rechte Unterarmarterie, nur in Ausnahmefällen erfolgt sie über die Leiste.
- Sind alle Gefäße schwergradig verengt, kann es sein, dass dein Fall im »Herzteam« vorgestellt wird. Dort wird gemeinsam entschieden, was die beste und risikoärmste Behandlung für dich ist. Und das kann manchmal auch die Bypassoperation sein.

Der stille Killer: plötzlicher Herztod bei Frauen

Angenommen, jemand fällt leblos neben dir zu Boden: Weißt du, was du zu tun hast? Welche Maßnahmen leitest du zuerst ein? Diese Fragen überfordern die meisten schon, wenn es dann auch noch eine Frau ist, die hilflos daliegt, scheinen viele gelähmt zu sein oder zu denken, dass sie simuliert.[178] Frauen werden leider seltener reanimiert als Männer, wenn sich der Kollaps in der Öffentlichkeit ereignet.[179] Damit haben sie schlechtere Überlebenschancen, denn mit jeder Sekunde, die verstreicht, ohne dass eine ausreichende Herzdruckmassage durchgeführt wird, sinkt die Überlebenswahrscheinlichkeit. Über die Gründe kann man nur spekulieren. Sind es eventuell die Hemmungen, im Bereich der weiblichen Brust zu drücken? Wie dem auch sei: Das Schicksal zeigt leider immer wieder, dass wir ein Grundwissen über Erste Hilfe haben sollten, ohne sie schaffen es viele Herzen in Not nicht in die Klinik.

Immerhin ein Drittel aller plötzlichen Herztode tritt bei Frauen auf. In den meisten Fällen steckt auch hier eine unerkannte KHK dahinter, allerdings ist es hier wie bei vielen anderen Themen in der Kardiologie: Wir Frauen sind diesbezüglich nicht besonders gut untersucht in Studien. Oft werde ich gefragt, wie man einen plötzlichen Herztod verhindern kann und ob es Warnhinweise gibt. In der Tat beschreiben etwa 50 Prozent aller Patientinnen und Patienten, die einen plötzlichen Herzstillstand überlebt haben, dass sie in den Tagen zuvor bereits Symptome hatten. Meist ist es ein Druck auf der Brust, mit Ausstrahlung in den linken Arm, andere verspürten heftige Übelkeit oder Luftnot und kamen kaum ein Stockwerk hoch.

Aber auch junge, fitte Menschen können ohne Vorwarnung leblos zu Boden sinken. Gerade im Fußball lesen wir immer wieder von Spielern, die während einer Partie plötzlich zusammensacken. Tatsächlich ist das aber bei Frauen sehr viel seltener. Die genauen Gründe kennen wir nicht. Es könnte sein, dass Frauen mehr auf ihren Körper hören und nicht an die Leistungsgrenzen gehen, wenn sie sich nicht gut fühlen, aber auch der Schutz unserer weiblichen Hormone könnte dahinterstecken. Und: Beim sportassoziierten plötzlichen Herztod bei Menschen über 35 liegt meist eine unerkannte Koronare Herzerkrankung zugrunde und die ist bei Männern bis zum 50. Lebensjahr häufiger.

Mir ist wichtig, dass du weißt, was du im Notfall tun musst, deshalb rate ich immer wieder zu einem Auffrischungskurs in Sachen Erste Hilfe. Du kannst bei der Wiederbelebung nichts falsch machen, außer gar nichts zu machen! Pro Minute, die verstreicht, ohne dass eine Herzdruckmassage durchgeführt wird, schwinden die Überlebenschancen der Betroffenen um zehn Prozent.

Atemlos durch den Tag: Herzschwäche bei Frauen

Wenn dein Herz nicht mehr in der Lage ist, kraftvoll und ausreichend zu pumpen, damit dein gesamter Körper mit Sauerstoff versorgt wird, sprechen wir von einer Herzschwäche oder »Herzinsuffizienz«. Das erste Symptom hierfür ist Luftnot. Die Krux an der Geschichte: Oft verläuft auch diese Erkrankung schleichend und die Frauen schieben die zunehmende Einschränkung der körperlichen Belastbarkeit auf das Offensichtliche, nämlich das Alter. Kommen noch Wassereinlagerungen in den Beinen oder Luftnot beim flach Liegen dazu, beginnt die Ursachenforschung, aber meist eben erst dann. Bei der Herzschwäche unterscheiden wir zwei Formen. Bei der einen ist die Pumpkraft deiner linken Herzkammer reduziert, das ist häufiger bei Männern der Fall und oft die Spätfolge eines Herzinfarktes, bei dem Muskelgewebe irreparabel geschädigt wurde. Bei der anderen Form, die bei Frauen sehr viel häufiger vorkommt, klappt das Hinauspumpen noch gut, aber die Füllung mit Blut nicht mehr, weil der Herzmuskel über die Jahre steifer geworden ist. Und wo nichts reinkommt, kann auch nichts rausgehen.

Leider ist die Prognose bei Herzschwäche insgesamt nicht rosig. Jahrelanger nicht gut eingestellter Bluthochdruck und Diabetes treiben die Erkrankung voran, auch Übergewicht und Vorhofflimmern begünstigen sie. Der Herzmuskel ist dann nicht mehr elastisch und flexibel wie ein Gummiband, sondern zunehmend steif und rigide wie ein Radiergummi.

In Deutschland erhalten immer mehr Menschen, vor allem Frauen, die Diagnose »Herzschwäche mit erhaltener Pumpfunktion«, also die zweite Form der Erkrankung, und gerade dafür gibt es keine spezielle medikamentöse Therapie. Meist bleibt einem nur übrig, die Symptome zu behandeln, und natürlich: Ernährung und Lifestyle anzupassen. Für die Herzschwäche mit schlechter Pumpleistung stehen uns hingegen viele Medikamente, die die Prognose nachgewiesenermaßen verbessern, zur Verfügung. Da Luftnot ja ein sehr unspezifisches Beschwerdebild ist und da viele Erkrankungen dahinterstecken können, messen wir zur Einordnung der Beschwerden einen speziellen Herzmarker im Blut, das sogenannte Nt-pro-BNP.* Ist er erhöht (die Messung kann jeder Hausarzt vornehmen) und passt auch noch das Bild der Herzultraschalluntersuchung dazu, können wir häufig die Diagnose ohne weitere Maßnahmen wie eine spezielle Katheteruntersuchung stellen. Leider verzögert sich dieser Prozess oftmals, bei einer oder einem von sechs Patientinnen und Patienten über 65 Jahre mit Luftnot steckt eine unerkannte Herzinsuffizienz dahinter, eine Vielzahl leidet bereits fünf Jahre vor der Diagnosestellung an Luftnot.[180]

---

* In manchen Laboren wird statt NT-pro-BNP das BNP bestimmt, das ist genauso gut.

Wenn Frauenherzen brechen: Das Broken-Heart-Syndrom

Letztes Jahr rief mich meine Mutter an und sagte aufgeregt: »Catharina, meine Freundin ist im Krankenhaus, sie hat eine ›Taka-Tuka-Kardiopathie‹, hast du davon schon mal gehört?« Dazu muss man wissen: Bei der Freundin meiner Mutter wurde eingebrochen, als sie abends unterwegs war, alles wurde verwüstet, bedeutungsvolle Erbstücke, die ihr sehr am Herzen lagen, wurden gestohlen. Sie hat sich so aufgeregt, dass sie kaum noch Luft bekam und Brustschmerzen hatte, genau wie bei einem Herzinfarkt.

Ich wusste natürlich sofort, dass meine Mutter von der Tako-Tsubo-Kardiomyopathie sprach, die auch als Stress-Kardiomyopathie oder eben Broken-Heart-Syndrom bekannt ist. Die auffällige Verformung der linken Herzkammer, die durch emotionale Stressreize entsteht, gleicht der Form einer japanischen Tintenfischfalle, daher kommt der ungewöhnliche Name (siehe Abbildung). Die Auslöser können verschieden sein, heftige Emotionen führen dann zu einer überschießenden Aktivität von Hirnregionen wie der Amygdala. Diese gibt deiner Nebenniere, deiner Zentrale für Stresshormone, sofort den Befehl loszufeuern, wodurch eine Lähmung von gewissen Bereichen des Herzmuskels entsteht. Frauen nach der Menopause sind hier besonders betroffen und machen 90 Prozent der Erkrankten aus.

Warum es genau diese Frauen trifft, wissen wir noch nicht, aber vermutlich hat das Östrogen vor der Menopause einen schützenden Effekt und verhindert eine Überstimulation deines Herzens durch die Stresshormone. Die Betroffenen kommen mit für Herzinfarkt typischen Beschwerden in die Klinik und auch die Befunde im Labor und im EKG leiten den Verdacht auf einen klassischen Herzinfarkt. Oftmals dämmert es erst, wenn man die Patientinnen nach einem auslösenden emotionalen Ereignis fragt und im Herzultraschall die typische Verformung der linken Herzkammer findet. Das »Happy-

BROKEN-HEART-SYNDROM

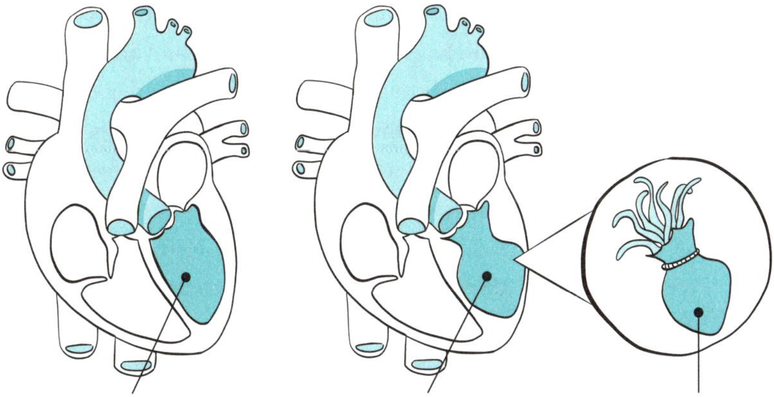

Heart-Syndrom« gibt es übrigens auch, positive Ereignisse wie eine Hochzeit oder eine Geburt können ebenfalls Auslöser für ein Broken-Heart-Syndrom sein.

Auch wenn es in der Akutphase bei bis zu fünf Prozent der Patientinnen und Patienten wirklich unschöne Komplikationen wie akute Herzrhythmusstörungen und Herzschwäche geben kann, ist die Prognose insgesamt gut und die Erkrankung heilt meist innerhalb von sechs Wochen aus.

Myokarditis – die stille Entzündung

Spätestens seit der Coronapandemie ist sie – insbesondere von den sportlich Aktiven – gefürchtet: die Herzmuskelentzündung, die im Fachjargon Myokarditis genannt wird. Sie entsteht in den meisten Fällen aufgrund eines viralen Erregers, der nicht nur deine Nase laufen lässt, sondern auch sein Unwesen in den Herzmuskelzellen oder dem sie umgebenden Herzgewebe treibt. Im Rahmen einer Covid-19-Infektion, aber auch bei Influenza und Infektionen durch Adeno- oder Enteroviren sind Herzbeteiligungen möglich. Andere Auslöser einer Myokarditis sind Autoimmunerkrankungen oder die Folgen einer Bestrahlung. Die Beschwerden treten meist einige Wochen nach einem Infekt auf und reichen von Luftnot über Abgeschlagenheit, Extraystolen und Schwindel bis hin zum plötzlichen Herztod. Ein entzündeter Herzmuskel ist aber leider im Herzultraschall nicht zu erkennen, eine Verschlechterung der Pumpleistung des Herzens, Auffälligkeiten im EKG oder ein erhöhter Troponinwert im Blut können hinweisend sein. Das Herz-MRT ist die genaueste Untersuchungsmethode zum Nachweis einer Herzmuskelentzündung.

Auch bei der Myokarditis scheint Frauen das entzündungshemmende Östrogen zu schützen, wir sind deutlich seltener betroffen als Männer. Allerdings muss man dazu sagen, dass es Daten aus der Coronapandemie gibt, die einen Gender-Health-Gap aufdecken. Das bedeutet, dass die Beschwerden von Männern oft ernster genommen werden und sie häufiger eine genaue Diagnostik wie ein Herz-MRT erhalten, bei der man die Myokarditis dann entdeckt. So wandern auch mehr Männer mit Myokarditis in die Statistik.

Die Diagnose bedeutet für die Betroffenen: Schonung, Schonung, Schonung, und zwar für drei bis sechs Monate, je nach Befund! Leider ist es bis heute nicht gelungen, ein Medikament gegen die meisten Formen der Myokarditis zu entwickeln, sodass es hier einfach Zeit braucht, damit sie komplett und narbenlos ausheilen kann. Normale Alltagstätigkeiten und Spaziergänge sind erlaubt, aber die Myokarditis ist wirklich eine der wenigen Erkrankungen, bei denen schweißtreibender Sport wie Joggen tabu ist! Bewegungen, die den Puls nicht in die Höhe schießen lassen, sind erlaubt – hier liegt in der Ruhe die Kraft und die Heilung. In den meisten Fällen heilt sie folgenlos aus.

Save your heart Tipp

Ab wann darf ich mit einer Erkältung wieder Sport machen?

Hier greift die Nackenregel. Wenn die Symptome auf den Kopfbereich beschränkt waren, wie bei Hals- und Kopfschmerzen sowie Schnupfen, ist es okay, nach Abklingen der Symptome wieder zu trainieren. Bei fieberhaften Infekten mit Gliederschmerzen sollte man fünf bis sieben symptomfreie Tage abwarten, bis man wieder so richtig durchstartet. Hat es dich richtig umgehauen und es war sogar die Lunge beteiligt, solltest du dich noch einmal durchchecken lassen, bevor du wieder trainierst (EKG, Labor, Herzultraschall).

Wenn du bei leichten Tätigkeiten wie Treppensteigen noch starke Anstrengung verspürst, gehe es langsam an! Wer eine Smartwatch trägt, kennt in der Regel seinen Ruhe- und Trainingspuls. Ist dieser zehn Schläge höher als sonst, bist du noch nicht richtig auskuriert.

Warnzeichen, bei denen du nicht trainieren solltest, sind: Druck auf der Brust, unregelmäßiger Herzschlag, Schwindel und erhöhter Ruhepuls.

Wie solltest du wieder einsteigen? Mit der Hälfte der Intensität, mit der du vorher trainiert hast, starten und dann je nach Wohlbefinden steigern!

Das Tor ist kaputt: Die Aortenklappenstenose

Im Hochdrucksystem deines Herzens sind insbesondere die Herzklappen anfällig für Abnutzungserscheinungen und Verschleiß, allen voran die Aortenklappe. Sie hat (meistens) drei Segel, die an den Rändern verkalken können, wodurch die Öffnungsfläche eingeengt wird. Diese Einschränkung der Öffnungsfläche musst du dir wie ein altes, morsches Holztor vorstellen, das sich nicht mehr komplett öffnet, sondern schon nach wenigen Millimetern stoppt. Das Blut muss sich durch das Tor hindurchquälen, was zwei Probleme mit sich bringt:

Erstens, dein Körper bekommt pro Herzschlag weniger Sauerstoffträger durch das Tor gespült, zweitens, dein Herzmuskel muss einen Kraftakt vollziehen, um das Blut hindurchzupressen! Ein »Burn-out« ist also vorprogrammiert. Manche Herzen sind auch nur mit einer zweisegeligen Aortenklappe ausgestattet. Die sogenannte bikuspide Aortenklappe ist der häufigste angeborene Herzfehler, davon sind Männer häufiger betroffen und es kann zu einem vorzeitigen Verschleiß der Klappe kommen, manchmal bereits in sehr jungen Jahren.

Aber normalerweise ist die Aortenklappenstenose eher eine Sache der älteren Klientel über 75 Jahre.

Mein Großvater ist mit 83 Jahren ohnmächtig vom Rad gefallen und war bis dahin topfit (allerdings auch nie bei seinem Arzt). Die Diagnose im Krankenhaus lautete dennoch: hochgradige Aortenklappenstenose! Bei ihm war es der typische Verlauf. Lange macht die Verengung keine Beschwerden, doch irgendwann kippt das System. Bei Beschwerden und hochgradiger Verengung ist es wichtig, schnell zu behandeln, denn sonst hat die Erkrankung keinen guten Verlauf, das Herz hat sich bereits jahrelang angestrengt. Mit Medikamenten kommt man in dem Fall nicht weiter, man muss die Herzklappe ersetzen. Inzwischen gibt es minimalinvasive Verfahren, bei denen wir über die Leistenschlagader eine neue Herzklappe einsetzen können. Diese Prozedur nennt man TAVI (Transkatheter-Aortenklappenimplantation). Das ist ein Verfahren, das in Deutschland für die Behandlung bei Patientinnen und Patienten über 75 Jahre oder mit schweren Vorerkrankungen (für die eine offen-chirurgische OP mit Vollnarkose zu riskant wäre) empfohlen wird.

Bei der TAVI wird die neue Herzklappe über einen Katheter, auf dem sie klein zusammengefaltet sitzt, via Leistenschlagader hoch zum Herzen geschoben und über die alte, verkalkte Klappe drübergesetzt. Verläuft der Eingriff komplikationslos, können die Betroffenen bereits am Folgetag mit ihrer neuen Klappe über den Krankenhausflur spazieren. Du fragst dich jetzt bestimmt, aus was für einem Material diese

Klappen sind? Das sind biologische Klappen, die meisten werden aus Schweine- oder Rinderperikard (Herzbeutelhaut) in feinster Handarbeit hergestellt. Vegane Optionen gibt es derzeit nicht.

Save your heart Wissen

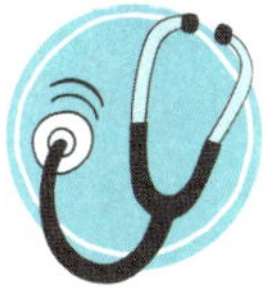

- Die einfachste Screeningmethode für eine Aortenklappenstenose ist das Abhören mit einem Stethoskop. Die verengte Herzklappe macht ein typisches Herzgeräusch.
- Menschen mit sehr hohem Lp(a)-Spiegel haben ein erhöhtes Risiko für eine Aortenklappenstenose.

Wenn du am Anfang des Buches gut aufgepasst hast, erinnerst du dich wahrscheinlich noch, dass es noch eine zweite Herzklappe auf der linken Seite im Hochdrucksystem gibt, die Mitralklappe.

Die ist doch nicht mehr ganz dicht: die Mitralklappeninsuffizienz

Neben der Aortenklappenstenose zählt die Mitralklappeninsuffizienz zu den häufigsten Herzklappenerkrankungen. Schließt die Mitralklappe nicht mehr richtig, fließt bei jedem Herzschlag Blut zurück in den Herzvorhof. Das »Leck« kann auf zwei verschiedene Arten entstehen. Einerseits kann bei einer Herzschwäche mit schlechter Herzfunktion das Herz förmlich »ausleiern«, weil sich alle Herzhöhlen vergrößern und die Klappe auseinandergezogen wird. Die Folge: Die Segel können nicht mehr richtig schließen. Andererseits können die Beschaffenheit und Struktur der Mitralklappe an sich der Grund sein. Zum Beispiel kann ein Herzklappensegel vergrößert sein oder abreißen, auch das kann zu einer undichten Stelle und oft auch zu Herzrhythmusstörungen führen.

Je nach Ursache und Alter der Patientinnen und Patienten gibt es verschiedene Behandlungsmöglichkeiten der Mitralklappeninsuffizienz. Besonders elegant ist die herzchirurgische Mitralklappenrekonstruktion, bei der die Klappe wieder in Form genäht wird, das geht aber nur bei Teilschäden der Klappe. Bei funktionellen Totalschäden muss eine neue Klappe her. Als Behandlungsalternative bei älteren Menschen mit einer Schlussunfähigkeit aufgrund einer Vergrößerung der Herzinnenräume, gibt es auch ein minimalinvasives Vorgehen über die Leistenvene, bei der die Schlussunfähigkeit durch »Zusammentackern« der zwei Mitralklappensegel verkleinert wird, das nennt man TEER (Transkatheter Edge-to-Edge Repair).

Wie alle Herzklappenerkrankungen kann man auch die Mitralklappeninsuffizienz im Herzultraschall feststellen. Je nach Ausmaß der Erkrankung wird dir entweder zu einer sofortigen Operation oder zu regelmäßigen Kontrollen geraten. Bei hochgradiger Schlussunfähigkeit der Mitralklappe ist nicht selten Vorhofflimmern das erste Symptom.

My heart skips a beat

Viele Frauen leiden darunter, insbesondere in der Perimenopause fängt es bei vielen an: Das Herz stolpert, es ruckelt, es rast. Nun fragst du dich, ob das Gestolpere einfach nur lästig und ein kleiner Schönheitsfehler des alternden Herzens sind, das wie ein alter Motor ruckelt, oder ob es wirklich gefährlich ist? Wie so viele andere Fragen lässt sich auch diese nicht pauschal mit Ja oder Nein beantworten. Aus Erfahrung kann ich sagen, in den meisten Fällen sind die Stolperer zum Glück harmlos, nicht jeder Windstoß endet in einem Tsunami. Um herauszufinden, was wirklich los ist mit dem Herzen, muss man den Patientinnen und Patienten in aller Ruhe zuhören, wenn sie ihre Beschwerden schildern. Warnzeichen sind immer Schwindel, Bewusstseinsverlust und Todesangst. Da steckt meist eine ernsthafte Erkrankung dahinter. Trotzdem ist allein darauf kein Verlass, ich brauche den Täter schwarz auf weiß, das heißt auf einem EKG-Dokument, wo der Extraschlag oder das Herzrasen dokumentiert ist. Die Grundregel lautet: Alles, was aus den Herzvorhöfen kommt, ist ungefährlich, was aus der Herzkammer kommt, ist potenziell bedrohlicher. Frauen in der Perimenopause, bei denen in der kardiologischen Abklärung nichts Auffälliges gefunden wird und die über weitere Wechseljahrbeschwerden klagen, verweise ich dann gerne an meine wunderbaren gynäkologischen Kolleginnen und Kollegen. Eventuell kann eine ausgefeilte HET helfen, denn Östrogen und auch Progesteron beeinflussen den Herzrhythmus. Das merken wir schon vor der Menopause, das monatliche Auf und Ab der Hormone hat ebenfalls einen Einfluss auf das Herz. Tendenziell sind Frauen in den ersten beiden Zykluswochen empfänglicher für Herzrhythmusstörungen aus den Vorhöfen. Es lohnt sich also, Buch darüber zu führen, wann die Rhythmusstörungen am häufigsten auftreten und ob es neben dem Zyklus andere Auslöser geben könnte, wie zum Beispiel Alkohol, Stress, schlechter Schlaf oder zu viel Koffein.

Save your heart Wissen

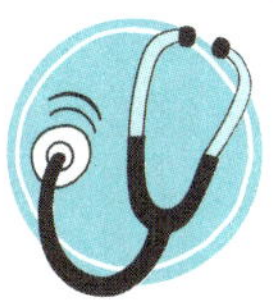

Anfallsartiges, schnelles Herzrasen aus der Ruhe heraus muss immer abgeklärt werden. Ganz wichtig ist an dieser Stelle ein EKG-Dokument, versuche also, das Herzrasen aufzuzeichnen, Smartwatches eignen sich dafür besonders, die Investition lohnt sich und erspart oft eine längere Odyssee. Alternativen sind Langzeit-EKGs, die für 24 Stunden oder 7 Tage lang getragen werden, das ist aber leider oft so, wie mit Zahnschmerzen zum Zahnarzt gehen: Sobald man das Ding trägt, schlägt das Herzchen im Takt wie ein Schweizer Uhrwerk.

Achtung: Bei Herzrasen plus Schwindel, Ohnmacht und Druck auf der Brust bitte umgehend den Notarzt 112 alarmieren. Ansonsten schau gerne unten in meine Save-Your-Heart-Tipps zur Akuthilfe!

+ + +

HERZSTOLPERN UND HERZRASEN – NUR LÄSTIG ODER AUCH GEFÄHRLICH?

Meine Kollegin Corinna, mit der ich mir jahrelang ein Büro teilte, klagte immer wieder über Herzstolpern. Ich nahm sie am Anfang nicht ernst und sagte, sie solle einfach mal tief durchatmen und sich entspannen. Corinna stand neben dem Job zusätzlich durch einen Hausbau und zwei kleine Kinder unter Dauerstrom. Irgendwann saß sie mir aber am Schreibtisch gegenüber und wurde ganz blass, der Schweiß stand ihr auf der Stirn. Ich tastete ihren Puls und zählte nur noch 30 Schläge pro Minute. Spätestens da wusste ich, dass Corinna nicht simulierte. Im EKG zeigt sich dann nach jedem normalen Herzschlag ein Extraschlag aus der Herzkammer, im Fachjargon nennen wir das »Bigeminus«. Meine Kollegin ist jünger als ich, dass sie was Ernsthaftes am Herzen hat, lag also erst mal recht fern. Corinna bekam einen Betablocker verordnet, der am Anfang die Extraschläge gut unterdrückte, aber leider auch ihren Blutdruck senkte. Nach wenigen Wochen kehrten die Extraschläge zurück. Sie versuchte nebenbei alle anderen Tricks: kein Koffein, Kalium einnehmen, Magnesium bis zum Durchfall, Meditation, alles ohne Erfolg. Ihr Herz wurde auf den Kopf gestellt, das volle Programm von EKG bis MRT. Ein Herz-MRT, mit dem jede Feinheit des Herzmuskels beurteilt werden kann, wurde durchgeführt. Dabei hält man Ausschau nach Spuren einer abgelaufenen Entzündung (Myokarditis) oder nach »Kolibris« wie einer sogenannten arrhythmogenen rechtsventrikulären Dysplasie (ARVD), einer angeborenen Fehlbildung des Herzens. In dem Fall konnte alles ausgeschlossen werden. Auch ein weiteres Medikament half nicht und der Leidensdruck stieg ins Unermessliche. Die letzte verbleibende Option war eine Verödung (»Ablation«), um dem elektrischen Störenfrieden den Garaus zu machen. Bei den Extrasystolen handelt es sich um Fehlzündungen, Elektro-Rowdys, die einfach losfeuern, obwohl sie eigentlich gar nicht an der Reihe sind. Mit Hitze wird das Gewebe, aus dem die Störenfriede kommen, verödet. Bei Corinna wurde der Eingriff komplikationslos durchgeführt und sie hatte nie wieder Beschwerden.

Save your heart **Wrap up**

Ventrikuläre Extrasystolen (VES)

- Extraschläge aus der Herzkammer sollten abgeklärt werden: ein EKG, Langzeit-EKG, Herzultraschall und gegebenenfalls sogar ein Herz-MRT zum Ausschluss von Anomalien am Herzen. Kommen die Extraschläge aus dem Vorhof, sind sie ungefährlich.
- Manche Patientinnen und Patienten haben 8000 VES und mehr in 24 Stunden und merken nichts, andere haben 1000 und einen starken Leidensdruck.
- Magnesium- und Kaliumsupplemente sind einen Versuch wert und schaden in den meisten Fällen nicht.
- Medikamente helfen oft nicht dauerhaft, können aber versuchsweise eingesetzt werden.
- Eine Ablation (wie im Fall von Corinna) packt die Ursache an der Wurzel, iat aber natürlich mit potenziellen Komplikationen verbunden (wie jeder Eingriff am Herzen).

+ + +

Neben dem Herzstolpern erschwert das anfallsartige Herzrasen das Leben vieler Menschen. Dabei fängt das Herz ohne Vorwarnung an zu rasen, sodass du denkst, es springt gleich aus der Brust. Auch hier muss man wieder gefährliches von ungefährlichem Herzrasen unterscheiden. Wenn du Symptome wie Schwindel oder eine drohende Ohnmacht verspürst, könnte es sich hier wirklich um eine bedrohliche Sache handeln und du solltest den Notruf wählen. Wenn das Rasen nur für wenige Sekunden anhält und dann wieder verschwindet (das höre ich deutlich häufiger), muss man auf Spurensuche gehen. Das heißt, ein gründlicher Herz-Check (EKG; Langzeit-EKG, Herzultraschall, gegebenenfalls Herz-MRT) ist angesagt. Einige Herzrhythmusstörungen erkennt man aber auch sofort im EKG und kann auf weitere Abklärung verzichten, dazu gehört die sogenannte AVNRT (*atrioventricular nodal reentry tachycardia*, deutsch: AV-Knoten-Reentry-Tachykardie). Durch einen zusätzlichen elektrischen Kreislauf zwischen Vorhof und Kammer entfällt die Regulation durch unseren »Ausbremser«, den AV-Knoten, und es kommt zu sehr hohen Herzfrequenzen von bis zu 170 Schlägen pro Minute. Typisch ist der ganz plötzliche Beginn und das schlagartige Ende der Herzrhythmusstörung, als würde man das Licht an- und ausschalten. Währenddessen werden die Betroffenen von heftigem Herzklopfen mit Pochen bis in den Hals geplagt. In 98 Prozent der Fälle führt auch an dieser Stelle die Ablation zu lebenslanger Ruhe diesbezüglich, die zusätzliche elektrische Leitung zwischen Vorhof und Kammer wird dabei dauerhaft eliminiert.

Save your heart Tipp

Akuthilfe bei Herzrasen

- Das Valsalva-Manöver. Tue so, als würdest du einen Druckausgleich machen: die Nase zuhalten, dann fest gegen den geschlossenen Mund in den Bauch pressen.
- Eiskaltes Wasser mit Kohlensäure trinken!
- Carotismassage. Massiere für einige Sekunden mit zwei Fingern deine Halsschlagader.

Total taktlos: Vorhofflimmern

Sicherlich ist der Begriff Vorhofflimmern jedem bekannt. Aber Achtung, bitte nicht verwechseln mit Kammerflimmern, das ist im Gegensatz zum Vorhofflimmern lebensbedrohlich! Vorhofflimmern ist die prominenteste der Herzrhythmusstörungen und tritt mit zunehmendem Alter immer öfter auf. Unter den über 70-Jährigen leiden zehn Prozent an Vorhofflimmern und die Dunkelziffer ist hoch. Wie der Name schon sagt, sorgen elektrische Störenfriede aus den Lungenvenen für Chaos im Vorhof, er flimmert und das äußert sich in einem unregelmäßigen Herzschlag.

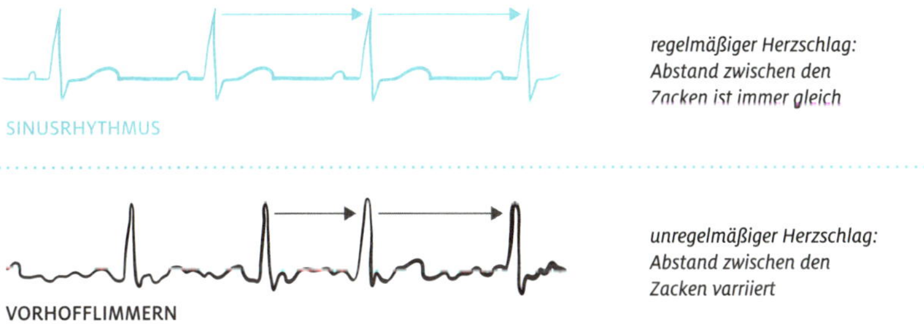

Der Leidensdruck ist dabei völlig unterschiedlich, manche Patientinnen und Patienten sind äußerst erstaunt, wenn ich ihnen ihr EKG mit Vorhofflimmern präsentiere, weil sie gar keine Beschwerden hatten. Andere merken sofort, wenn das Herz aus dem Takt gerät, häufig auch nachts, weil das Vorhofflimmern durch den erhöhten Druck im Vorhof ein Hormon produziert, das der Niere »Wasser marsch« signalisiert.

Zu den vermeidbaren Risiken, die diese Erkrankung begünstigen, zählen Übergewicht und Bluthochdruck. Aber Vorhofflimmern kann auch von Alkoholexzessen provoziert werden, deswegen wird es auch

»Holiday-Heart-Syndrom« genannt. Schwere Rotweine, aber auch andere Spirituosen, die man sich gerne mal im Urlaub im Übermaß gönnt, können den stabilen Herzrhythmus aus der Bahn werfen. Meist beginnt das Vorhofflimmern in den ersten ein bis zwei Tagen nach dem übermäßigen Konsum. Das hört niemand gern, aber hier hilft nur die Mäßigung oder am besten sogar der Verzicht, denn die Dosis, die es braucht, um ein Vorhofflimmern auszulösen, ist sehr individuell, es muss nicht immer ein exzessives Saufgelage sein.

Auffällig oft leiden außerdem eifrige Ausdauerathleten unter Vorhofflimmern. Das sage ich extra im Maskulinum, denn die männliche Spezies ist häufiger betroffen. Grundsätzlich schützt Sport das Herz, aber wie immer macht die Dosis das Gift. Regelmäßiger Sport schützt vor Vorhofflimmern, extreme Ausdauerbelastung von ein bis zwei Stunden pro Tag (!) über Jahre hinweg führen zu kleinen narbigen Veränderungen im Vorhof, die Auslöser des Vorhofflimmerns sein können. Wir Frauen scheinen davon zum Glück weniger betroffen zu sein als Männer, also kannst du unbesorgt weiter für deinen Triathlon trainieren.[181]

Wenn du bei dir einen unregelmäßigen Herzschlag feststellen solltest, musst du nicht sofort in Panik verfallen, akut lebensbedrohlich ist das nicht. Aber unangenehm, und je nach Zustand des Herzens toleriert es Herzrhythmusstörungen mal gut und mal weniger gut. Sobald das Flimmern stundenlang anhält, steigt die Gefahr für einen Schlaganfall. Durch das Flimmern des Vorhofs können Blutgerinnsel entstehen, die sich lösen und kleine Hirngefäße verstopfen können. Um das zu verhindern, wird dir je nach individuellem Risiko zu einer Blutverdünnung mit Medikamenten geraten. Davon hört das Herz jedoch nicht auf zu flimmern. Je nach Dauer des Flimmerns und der Beschwerden werden zunächst Medikamente eingesetzt, die das Herz wieder eintakten sollen. Gelingt dies nicht, wird das Herz einmal mit Strom »resettet«, wir nennen das »Kardioversion«. Dauerhaft muss das elektrische Chaos aber dort gestoppt werden, wo es entsteht, nämlich in den Lungenvenen, die in den linken Vorhof münden. Im Kardioslang wird der Eingriff »Vorhofflimmerablation« oder »Pulmonalvenenisolation« genannt. Dabei hat man die Wahl zwischen einer Verödung mit Hitze oder Kälte (»Fire or Ice«), beide Verfahren sind gut wirksam und schädigen absichtlich das Gewebe in den Pulmonalvenen, das die fehlerhaften Signale erzeugt. Die Studienlage ist hier recht eindeutig. Je früher im Erkrankungsstadium die Ablation durchgeführt wird, desto höher ist die Chance auf eine langfristige Heilung.[182, 183] Dauerhaft ist das Vorhofflimmern nicht gesund fürs Herz!

Achtung: Bitte immer die Schilddrüsenwerte checken, auch unter einer Schilddrüsenüberfunktion oder Übersteuerung mit eingenommenen Schilddrüsenhormonen kann Vorhofflimmern entstehen! Durch ein Justieren der Schilddrüsenwerte kann das Problem aber beseitigt werden.

Save your heart Tipp

- Die einfachste Spurensuche nach Vorhofflimmern: Puls messen: Am rechten Handgelenk, an der Seite, wo der Daumen ist, kannst du den Puls sehr gut tasten. Du schaust auf deine Uhr und zählst 15 Sekunden deine Pulsschläge, nimm das Ergebnis mal 4, das ist dein Ruhepuls. Wenn dein Puls unregelmäßig ist, kann das ein Hinweis für Vorhofflimmern sein.

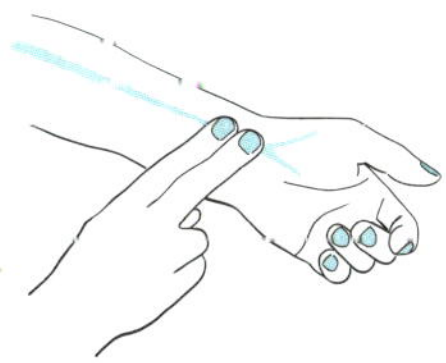

- Einige Smartwatches können Vorhofflimmern ziemlich gut detektieren, ihre Zuverlässigkeit liegt bei 90 Prozent. Sie helfen uns bei der Diagnosestellung enorm.
- Du hattest schon mal ein »Holiday-Heart-Syndrom«? Dann werde zum »Teetotaler«, lass also den Alkohol komplett weg: Bereits geringe Mengen Alkohol von 12 g (= ⅛ Liter Wein, 330 ml Bier) erhöhen das Risiko für Vorhofflimmern bei gefährdeten Menschen deutlich.

+ + +

Hilfe, ich habe ein Loch im Herz – das Persistierende Foramen ovale (PFO)

Es gibt angeborene Herzfehler, die mir in meinem Klinikalltag als interventionelle Kardiologin öfter begegnen, obwohl ich nur Erwachsene behandle. Am häufigsten ist das Persistierende Foramen ovale. Ein kleines Löchlein im Herzvorhof, das den rechten mit dem linken Vorhof verbindet.

Bei etwa 25 Prozent aller Menschen schließt sich diese Verbindung nach der Geburt nicht komplett. Das ist jetzt per se nichts Schlimmes, kann aber im Fall einer Blutgerinnselbildung, wie zum Beispiel bei einer Thrombose, ein unglückliches Ende finden. Du erinnerst dich vielleicht an den Fall von Franziska in Teil 1, bei der die ungünstige Kombination von Rauchen und Pilleneinnahme die Blutgerinnselbildung gefördert hatte. Es löste sich der Blutpfropf und wanderte nach Ankunft im rechten Vorhof direkt durch das Loch in den linken Vorhof. Von da aus geht es dann meist direkt geradeaus hoch in die Kopfgefäße, wo das Gerinnsel einen Schlaganfall auslösen kann. Auch eine Landung in anderen Regionen ist möglich, tückischerweise können auch die Herzkranzgefäße betroffen sein: Herzinfarktalarm. Aber keine Sorge, nur weil man ein PFO hat, heißt es nicht, dass man zwingend einen Schlaganfall bekommt.

Die Behandlungsmethode der Wahl, wenn ein Schlaganfall aufgetreten ist und ein PFO festgestellt wurde, ist der Verschluss mit einem Schirmchen (PFO-Okkluder). Das wird über die Leistenvene an Ort und Stelle gesetzt, dann wächst das normale Herzgewebe darüber und das Loch verschwindet. Bis diesem Prozess, der etwa drei bis sechs Monate dauert, vollzogen ist, musst du Medikamente zur Blutverdünnung schlucken.

Oh she's sweet, but psycho: Warum Herzbeschwerden bei Frauen oft als »psycho« abgestempelt werden

Allein über die Frauen, deren Herzbeschwerden als »psycho« abgestempelt wurden, könnte ich ein ganzes Buch schreiben. Allerdings würde es darin kein Happy End geben, denn diese Fehleinschätzungen kosten vielen Frauen in Deutschland jedes Jahr die Lebensqualität, den gesunden Herzmuskel und manchmal sogar das Leben selbst. Leider herrschen auch im Jahr 2024 in unserer Gesellschaft noch immer viele stereotype Vorstellungen davon vor, wie Männer und Frauen auszusehen, zu erkranken und sich zu verhalten haben. Ich kann als blonde Frau in einem männerdominierten Fachgebiet der Medizin ein Lied davon singen. »Sie sehen gar nicht aus wie eine Oberärztin« oder »Mit Ihnen möchte ich nicht reden, ich möchte einen richtigen Arzt« sind nur zwei Beispiele aus dem Fiese-Phrasen-Wortschatz, den ich in- und auswendig kenne. Meine männlichen Kollegen mussten sich selten solche despektierlichen Aussagen anhören.

Frauen gelten gemeinhin als emotional und empfindlich, Männer hingegen als stark und rational. Das sind zwar absolute Klischees, aber leider beobachte ich in der Praxis, dass diese Klischees in vielen Köpfen Realität sind. Nicht selten werden körperliche Beschwerden bei Frauen als »überempfindlich« und »psycho« abgestempelt. Auch Herzbeschwerden. Diesen Gender-Health-Bias gibt es übrigens auch bei Menschen, die sich mit Schmerzen in einer Notaufnahme vorstellen. Frauen bekommen seltener und später Schmerzmittel verabreicht als Männer.[184] Frauen werden generell für »weinerlicher« gehalten, wir machen angeblich »viel Lärm um nichts«. Alles pure »Hysterie«? Nein, es ist nachgewiesen, dass Frauen Schmerzen intensiver wahrnehmen, aber nicht, weil wir wehleidiger sind, sondern weil unser Gehirn Schmerzreize intensiver übersetzt.

Die große Bedeutung der Hirn-Herz-Achse bei uns Frauen habe ich bereits betont. Das ist dennoch kein Grund, die von Frauen beschriebenen Symptome herunterzuspielen. Denn erstens sind Erkrankungen, die durch psychische Ausnahmezustände ausgelöst werden, trotzdem ernst zu nehmende Erkrankungen (siehe Broken-Heart-Syndrom). Zweitens tun wir den Betroffenen oft unrecht, denn hinter den Beschwerden stecken wirklich häufig Erkrankungen wie Herzrhythmusstörungen, Herzinfarkt oder Herzschwäche.

Genau wie bei Charlotte, deren Fall mir noch gut in Erinnerung ist. Sie war 27 Jahre alt und ich sollte sie für eine elektrophysiologische Untersuchung aufklären. Sie erzählte mir, dass sie monatelang von Pontius zu Pilatus gelaufen war, weil sie seit zwei Jahren etwa einmal im Monat ein seltsames Poltern in der Brust verspürte, gefolgt von »Herzflattern«, wie sie es beschrieb. Sie hyperventilierte dann und bekam Schweißausbrüche. Die Attacken hielten etwa fünf bis zehn Minuten an, einmal wurde sie deshalb sogar schon ins Krankenhaus gebracht und durchgecheckt. Schließlich schloss man aufgrund des Hyperventilierens auf eine psychische Störung. Charlotte wurden starke Psychopharmaka verschrieben, die sie zwar ruhigstellten (und dazu führten, dass sie zehn Kilo zunahm), die Attacken aber nicht verhinderten. Die Rettung war letztendlich der Kauf einer Smartwatch mit EKG-Funktion, die bei der nächsten Attacke ihre Herzrhythmusstörung aufzeichnen konnte. Das hatte ihr eine Freundin empfohlen, die gerade als Assistenzärztin in der Kardiologie begonnen hatte zu arbeiten. Dank des aufgezeichneten EKGs der Smartwatch lag die Vermutung nahe, dass es sich dabei um eine spezielle Form der Herzrhythmusstörung handelte, und Charlotte wurde endlich an die richtige Adresse zur Behandlung geschickt: in die Kardiologie und nicht in die Psychiatrie. In der elektrophysiologischen Untersuchung, bei der die elektrischen Aktivitäten des Herzens gemessen werden können, bestätigte sich die Diagnose und eine Verödung der auslösenden Stelle konnte in derselben Sitzung erfolgreich durchgeführt werden. Die Psychopharmaka setzte Charlotte ab, die Beschwerden kamen nie wieder.

Ich bin mir sicher, dass man mit einem männlichen Patienten anders umgegangen wäre. Zugegeben, die unterschiedlichen Symptome bei Herzbeschwerden machen es nicht immer einfach, bei Frauen schnell auf die richtige Diagnose zu kommen. Aber ich habe die Erfahrung gemacht, dass selbst bei Frauen mit typischen Symptomen anders gehandelt wird.

Erst vor Kurzem erlebte ich den Fall der 44-jährigen Ute, die zunächst mit Herzbeschwerden in der Notaufnahme eines städtischen Krankenhauses aufgenommen wurde. Die Symptome waren klassisch für einen Herzinfarkt: ein Schmerz hinter dem Brustbein, der bei Belastung schlimmer wurde, mit Ausstrahlung in den linken Arm. Genau so schilderte sie es dem Notaufnahmepersonal bei der Anmeldung. Nach stundenlanger Wartezeit wurde ihr Blut abgenommen und ein EKG geschrieben. Das EKG war unauffällig, im Ergebnis der Blutuntersuchung des Labors war allerdings der Troponinwert dreifach erhöht. In der Aus bildung lernen wir: Jetzt ist eine Herzkatheteruntersuchung der nächste Schritt. Das wurde in diesem Fall leider nicht angeboten, weil: Hey, eine 44-jährige Frau wird schon nichts am Herzen haben. Immerhin wurde sie aufgenommen, um am Folgetag eine CT des Herzens zu machen. Da sie jedoch Platzangst hatte und man ihr auch nicht erklärte, dass sie dafür nur in einen großen Ring, nicht in eine geschlossene enge Röhre müsse wie bei einer MRT, lehnte Ute die Untersuchung ab und bestand darauf, auf eigene Verantwortung nach Hause zu gehen. Sie musste ihre Kinder versorgen, sie war alleinerziehend. Zwei weitere Tage mit dem plagenden Druck auf der Brust vergingen, schließlich wandte sie sich an den Kardiologen ihrer Mutter, der sich zum Glück ihrer annahm. Dank seiner ausführlichen Erklärung entschied sie sich dann doch, eine CT des Herzens machen zu lassen. Das Ergebnis ließ den Untersucher ner-

vös werden: eine fadenförmige Verengung des rechten Herzkranzgefäßes war zu sehen – also doch ein Herzinfarkt. Wenige Minuten später lag sie auf der Liege im Herzkatheterlabor und ihr hochgradig verengtes Herzkranzgefäß wurde behandelt. Die Kollegen sagten hinterher, es sei so untypisch gewesen, sie habe gar keine Risikofaktoren angegeben. Ratet mal, welche unentdeckten Risikofaktoren ich gefunden habe: zwei Fehlgeburten, ihre Mutter hatte mit 50 einen Herzinfarkt und sie war bereits seit zwei Jahren in der Postmenopause. Wer sucht, der findet.

Und auch hier bin ich mir sicher: Ein Mann hätte diese Odyssee nicht hinter sich bringen müssen. Denn bei ihm wären die klassischen Beschwerden, die die Frau angab, richtigerweise als Hinweis auf einen Herzinfarkt gewertet worden und spätestens bei Betrachtung der Laborwerte wäre schnell gehandelt worden. Ute wurde in diesem Fall zum Verhängnis, dass sich die abweichenden Symptome bei Frauen mittlerweile herumgesprochen haben. Aber deswegen darf man natürlich trotzdem die klassischen Anzeichen nicht vernachlässigen. Sie hatte einen Leidensdruck, den man hätte ernst nehmen müssen. In der Medizin müssen wir zuhören, die richtigen Fragen stellen und uns nicht nur auf Standardbeispiele und Wahrscheinlichkeiten verlassen. Ja, das erfordert oft etwas mehr Zeit, aber es bringt uns sehr viel weiter und kann Leben retten. Die Benachteiligung und Abwertung von Frauen in der Medizin kann fatal enden und ist skandalös.

Um eine Veränderung dieser Strukturen herbeizuführen, müssten sich aber außerdem die Lehrbücher ändern, denn auch heute werden noch Stereotype gelehrt: Der typische Herzinfarkt ist männlich, 58 Jahre alt und leicht untersetzt. Natürlich, das ist er auch häufiger, aber manchmal ist es eben eine schlanke Frau, der Teufel ist ein Eichhörnchen.

Sicher sind nicht immer nur andere schuld. Wir Frauen müssen uns auch an die eigene Nase fassen. Es fällt uns nicht immer leicht, um Hilfe zu bitten. Wir wollen keinem zur Last fallen, wir bagatellisieren die Beschwerden und reden uns fadenscheinige Gründe ein, warum wir jetzt keinen medizinischen Rat brauchen. The show must go on. Aber sobald unser Partner ein Zipperlein hat, nehmen wir das Handy in die Hand und rufen die 112 an.

Hinzu kommt, dass es uns (zumindest noch in meiner Generation und früheren) oft anerzogen wurde, uns still und leise zu verhalten, wenn uns selbst etwas quält. Ich bin selber eine Spezialistin darin. Als mittleres Kind und Schwester eines fahrradverrückten Bruders, der bereits im Kleinkindalter regelmäßig stürzte und mit fünfzehn Jahren eine dickere Krankenakte hatte als unser 90-jähriger herzkranker Nachbar mit Schenkelhalsbrüchen, versuchte ich, mich recht unauffällig zu verhalten, wenn ich krank war oder Hilfe brauchte. Irgendwann zog ich mir mal beim Radfahren eine große, klaffende Wunde zu, versorgte sie aber in Eigenregie und biss die Zähne zusammen. Bloß keinem Sorgen machen. Es dauerte Wochen, bis sie geheilt war, und ich habe bis heute eine große Narbe. Seitdem weiß ich: Mit Hilfe heilen Wunden meist besser und schneller. Vielleicht eine Erkenntnis, die mich zum Medizinstudium geführt hat.

Heute kann ich also die Frauen, die mir begegnen, darin bestärken, sich um sich selbst zu kümmern und Hilfe einzufordern. Und ganz langsam wird dann auch das medizinische Personal merken, dass jeder Mensch »psycho« ist und dass das nichts mit Geschlechtern zu tun hat.

Die Chemie muss stimmen – Heilmittel fürs Herz

Die bahnbrechenden Fortschritte in der Herz-Kreislauf-Medizin, die wir in den letzten vierzig Jahren erzielt haben – wie die Verringerung der Sterblichkeit nach einem Herzinfarkt oder die Verlängerung der Lebenserwartung trotz eines Herzleidens –, sind zum Großteil den Herzmedikamenten zu verdanken, die uns zur Verfügung stehen. Doch ich sehe immer wieder, dass Patientinnen und Patienten gar keine Ahnung haben, warum sie etwas schlucken. Manche vertrauen einfach blind dem verschreibenden Arzt oder der Ärztin. Andere hingegen wünschen sich zwar eine genauere Aufklärung über die neuen Pillen, aber das medizinische Personal kann sich oftmals nicht genug Zeit dafür nehmen. Wahrscheinlich rührt unter anderem auch daher die Skepsis gegenüber Medikamenten, die ich vor allem bei Frauen immer wieder erlebe.

Wir müssen reden – Warum Forschung und Aufklärung so wichtig sind

Ich möchte hier nicht alle über einen Kamm scheren, aber ich beobachte doch sehr häufig, dass Frauen deutlich skeptischer sind als Männer, was die Einnahme von Medikamenten angeht, und viel mehr hinterfragen. Wenn sie dann keine für sie plausiblen Antworten bekommen, konsultieren sie Dr. Google, der 24/7 erreichbar ist und erst recht für große Verunsicherung sorgt. Deswegen ist das Aufklärungsgespräch bei der Verschreibung von Medikamenten immens wichtig. Ich stelle immer wieder fest: Je besser die Frauen aufgeklärt wurden, desto eher halten sie sich an die Therapie.

Wenn ich eine Frau mit Herzinfarkt behandelt habe, weise ich sie noch im Herzkatheterlabor liegend darauf hin, dass sie ab jetzt neue Medikamente einnehmen muss, die enorm wichtig – quasi ihre Lebensversicherung – sind. Wenn man bestimmte Blutverdünner nach einer Stentimplantation nämlich verweigert, kann der Stent sofort wieder verstopfen.

Leider ist eine Vielzahl der Herzmedikamente bei Frauen gar nicht ausreichend untersucht. Insbesondere prämenopausale Frauen sind oftmals von Studien ausgeschlossen. Da wir bei uns in der Klinik häufig Studien durchführen, weiß ich, wie hart es ist, Frauen in eine Studie einzuschließen. Zunächst haben wir stramme Vorgaben von der Studienleitung, es muss zum Beispiel zum Teil unterschrieben werden, dass gebärfähige Frauen doppelt verhüten, um eine Schwangerschaft zu vermeiden. Mögliche Schäden des Ungeborenen kann keiner ausschließen und möchte niemand verantworten. Außerdem sind Frauen meist viel zu beschäftigt, um an einer Studie teilzunehmen. Ich höre wirklich oft Sätze wie: »Ich habe keine Zeit, ich muss mich doch um meinen Vater (oder meine Mutter oder Oma und so weiter) kümmern.« Somit kann man nicht alle Schuld auf die Studieninitiatoren schieben, es ist ein generelleres Strukturproblem. Sicherlich sollte es Maßnahmen geben, Frauen die Teilnahme einfacher zu gestalten, ich denke da im Rahmen der Digitalisierung an Apps oder Onlinebefragungsmöglichkeiten.

Grundsätzlich kann man aufgrund der verschiedenen biologischen Voraussetzungen von Männern und Frauen erwarten, dass Medikamente unterschiedlich schnell verstoffwechselt werden. Gründe dafür sind die hormonellen Unterschiede und die verschiedenen Körperzusammensetzungen (darauf bin ich in vorherigen Kapiteln eingegangen). Außerdem entleert sich unser Magen in der Regel schneller als der von Männern und auch die Aufspaltung und Verarbeitung von Medikamenten läuft unterschiedlich schnell ab, weil einige Enzyme im Magen-Darm-Bereich langsamer, einige schneller arbeiten. Das Risiko für unerwünschte Nebenwirkungen ist dadurch bei Frauen höher.[185] Ein konkretes Beispiel, das die Unterschiede dieser Enzyme verdeutlicht, ist die sogenannte Alkoholdehydrogenase, das Enzym, das den Alkohol abbaut. Bei Frauen ist das weniger aktiv, deshalb können wir bei gleicher Alkoholmenge unter dem Tisch liegen, wohingegen unser männlicher Trinkkumpan noch schnurstracks geradeaus laufen kann.

Wir wissen also, dass Medikamente bei Frauen etwas anders wirken, hinken in der Forschung jedoch massiv hinterher. Das bessert sich hoffentlich in den kommenden Jahren. Trotz dieses Defizits helfen unsere modernen Medikamente in der Herzmedizin sehr gut, sind bewährt in der Praxis und es gibt keinen Grund, Angst vor der Einnahme zu haben. Damit du einen Überblick über die gängigsten Arzneimittel, die unsere Herzen unterstützen, bekommst, stelle ich sie nun einmal vor.

Medikamente, die Frauenherzen bewegen

Ich habe die wichtigsten Medikamente in Gruppen eingeteilt: Blutverdünner, Blutdrucktabletten, Cholesterinsenker und herzfreundliche Zuckersenker.

ASPIRIN – DAS »ASS« DER HERZMEDIZIN

Die Acetylsalicylsäure, kurz ASS, gehört zu den Blutplättchen-Hemmern, auch »Thrombozytenaggregationshemmer« genannt. Sie halten die Blutplättchen (Thrombozyten) davon ab zu verklumpen, wirken also blutverdünnend und somit prophylaktisch gegen Herzinfarkt und Schlaganfall. Das gute alte **ASPIRIN (ACETYLSALICYLSÄURE)** wurde bereits in den 1960er-Jahren für die Herzmedizin entdeckt und ist seitdem nicht mehr wegzudenken. Typischerweise ist es in der 500-Milligramm-Dosierung gegen Fieber und Schmerzen in jeder gut sortierten Hausapotheke zu finden, fürs Herz reicht schon »Baby-Aspirin« in der 100-Milligramm-Dosierung. Bereits das hemmt die Blutplättchen effektiv. Alle Menschen, die einen Herzinfarkt überstanden oder deutliche Ablagerungen in den Herzkranzgefäßen haben, bekommen lebenslang ASS verordnet, weil Studien hier eindeutig gezeigt haben, dass dies (erneute) Herzinfarkte verhindert.

Aber bringt es eigentlich etwas, ASS prophylaktisch zu schlucken? Verhindert die kleine runde Tablette, dass ich einen Herzinfarkt bekomme, auch wenn ich noch vollkommen gesund und frei von Ablagerungen bin? Die Antwort lautet: Ja, aber … ASS reduziert zwar das Risiko für Herzinfarkte und Schlaganfälle, dafür kauft man sich aber eventuell die ein oder andere unangenehme Blutungskomplikation, wie schweres Nasenbluten, aber auch Magenblutungen ein. Die Gefahr kann also größer sein als der Nettogewinn. Um das Risiko-Nutzen-Verhältnis klarer zu formulieren, sprechen wir in solchen Fällen von der »number needed to treat« (NNT), also: Wie viele Menschen müsste man mit einer Maßnahme behandeln, um einen Todesfall zu verhindern? Bei ASS in der Primärprophylaxe sind es statistisch gesehen 1430. Im Vergleich dazu ist die Einnahme nach einem Herzinfarkt mit einer NNT von 40 überragend.[186] Eine gute Grundregel für die ASS-Einnahme lautet: Je höher dein kardiovaskuläres Risiko, also dein Risiko für Herzerkrankungen, desto mehr profitierst du.

Aber Achtung, auf die Dauer kann ASS neben Blutungen noch Asthma und Magengeschwüre begünstigen. Um das Risiko von Nebenwirkungen nicht noch weiter in die Höhe zu katapultieren, solltest du die gemeinsame Einnahme mit Schmerzmitteln wie Ibuprofen oder Diclofenac vermeiden. Grundsätzlich gilt hier immer: erst ASS einnehmen, dann Ibuprofen drei Stunden verzögert. Vermehrte blaue Flecken, wenn man sich stößt, sind zudem unter der Einnahme von

ASS typisch, bei Frauen vor der Menopause kann es zu verstärkten Menstruationsblutungen kommen.

WEITERE BLUTVERDÜNNER

Neben ASS gibt es noch weitere Blutverdünner, die noch stärker als ASS wirken, weshalb sie »on top« für sechs bis zwölf Monate bei Menschen verordnet werden, die einen Herzinfarkt erlitten und einen Stent bekommen haben. Zu ihnen zählt Clopidogrel, Ticagrelor und Prasugrel.

Bei anderen Herzerkrankungen, abseits der Herzkranzgefäße, reicht die Hemmung der Blutplättchen nicht aus. Es braucht dann einen Eingriff in die Blutgerinnung über die Ausschaltung bestimmter Blutgerinnungsfaktoren in der Leber. Die Erkrankung, bei der wir die sogenannten ANTIKOAGULANZIEN vor allem einsetzen, ist das Vorhofflimmern. Aber auch nach Thrombosen, Lungenembolien und dem Einsetzen künstlicher Herzklappen ist die Einnahme unumgänglich.

Jahrelang gab es hier nur ein Medikament, das Phenprocoumon, auch als Marcumar bekannt. Seit etwas mehr als zehn Jahren gibt es noch andere Substanzen, die effektiv das Blut verdünnen. Zu den etablierten und empfohlenen Medikamenten bei Vorhofflimmern gehörten Apixaban, Rivaroxaban, Edoxaban und Dabigatran. Bei künstlichen Herzklappen ist das Phenprocoumon (Marcumar) die Substanz der Wahl. Nur sie verhindert sicher, dass sich Blutgerinnsel am künstlichen Klappenmaterial bilden.

Wichtig: All diese Medikamente erhöhten dein Risiko für Blutungen, du solltest einen Ausweis (Marcumarausweis oder NOAK-Ausweis) mit dir führen, in dem vermerkt ist, dass du Blutverdünner einnimmst. Das ist insbesondere im Notfall sowie vor geplanten Operationen wichtig, muss aber auch bei Zahnbehandlungen beachtet werden!

HERZ UNTER DRUCK: DIE HELFERPILLEN

Tabletten gegen Bluthochdruck werden in verschiedene Substanzklassen eingeteilt. Grundsätzlich wird empfohlen (wird in der Realität selten umgesetzt), direkt mit einer Kombinationstherapie zu starten, die gleich zwei niedrig dosierte verschiedene Substanzgruppen in einer Tablette vereint, mit der sogenannten Kombipille. Wenn du allerdings auch mit einem einzigen Präparat gut eingestellt bist, ist das kein Grund, die Therapie umzustellen.[187]

FIRST LINE: ACE-HEMMER UND ANGIOTENSIN-REZEPTOR-ANTAGONISTEN

Sie gehören zu den Medikamenten, die am häufigsten verordnet werden: die Hemmer des Angiotensin-Converting-Enzyms (ACE) und die Angiotensin-Rezeptor-Antagonisten (Sartane). Sie sind die Liberos der Kardiologie und werden bei vielen verschiedenen Erkrankungen eingesetzt, zum Beispiel bei Herzschwäche und Bluthochdruck. Sie greifen ins Hormonsystem ein und verhindern, dass das Angiotensin II, ein gefäßverengender Stoff, gebildet wird, dadurch kommt es zur Erweiterung der Gefäße und zur Blutdrucksenkung, das Herz wird entlastet. ACE-Hemmer vermeiden außerdem Komplikationen von Bluthochdruck und können Herzgewebe bei der Regeneration nach einem Herzinfarkt unterstützen sowie eine Narbenbildung im Herzgewebe verhindern.

Es gibt jedoch auch einen unerwünschten Nebeneffekt: ACE-Hemmer unterbinden gleichzeitig die Bildung eines Stoffes, der die Bronchien erweitert, was bei vielen, insbesondere bei Frauen, Reizhusten auslösen kann. Zum Glück ist der Husten innerhalb weniger Tage nach Absetzen des Medikamentes wieder weg. Ausgewichen wird dann meist auf Sartane, sie wirken ähnlich, machen aber deutlich weniger Reizhusten. Wird ein ACE-Hemmer bei Herzschwäche verordnet, weiß man, dass Frauen bereits von niedrigen Dosierungen profitieren und die Medikation nicht immer bis zur Zieldosis eskaliert werden muss.[188]

BETABLOCKER (ZUM BEISPIEL BISOPROLOL, METOPROLOL, CARVEDILOL, NEBIVOLOL)

Betablocker gehören eigentlich nicht mehr zur Therapie der ersten Wahl bei Bluthochdruck – es sei denn, es bestehen bestimmte Nebenerkrankungen wie eine Herzschwäche –, sind sonst aber willkommener Kombipartner anderer Mittel gegen Bluthochdruck.

Sie senken außerdem die Herzfrequenz, was bei Frauen, die einen hohen Ruhepuls haben, sicherlich ein positiver Nebeneffekt ist. Die sportlich aktive Frau mit einem ohnehin schon niedrigen Puls von 60 Schlägen pro Minute kann es hier umhauen, deshalb sollte man sich mit der Dosis vorsichtig herantasten. Gerade Frauen mit Herzrhythmusstörungen wie Vorhofflimmern oder Extraschlägen bekommen oft Betablocker verordnet. Am verträglichsten bei Frauen scheint von den verschiedenen Präparaten das Bisoprolol zu sein.

Save your heart Wissen

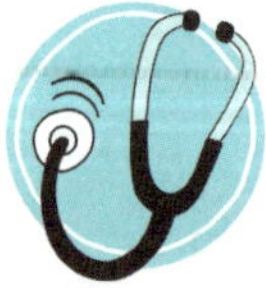

Grapefruit: Zitrusfrucht mit Risiken und Nebenwirkungen

Deinen Blutdrucksenker mal eben mit Grapefruitsaft runterspülen? Keine gute Idee. Grapefruitsaft enthält von Natur aus Stoffe, die den Abbau von Medikamenten verändern können, konkret gilt dies für Statine und Calciumantagonisten, Letztere werden zur Behandlung von Bluthochdruck eingesetzt. Auch junge Frauen, die eine Ethinylestradiol-haltige Pille einnehmen, müssen aufpassen. Wenn die Medikamente vom Körper nicht gleichmäßig abgebaut werden, kann sich die Wirkung unter Umständen verstärken, da sind Nebenwirkungen vorprogrammiert. Übrigens hält die Wirkung von Grapefruitsaft Stunden bis Tage an!

+ + +

CALCIUMKANALBLOCKER (ZUM BEISPIEL AMLODIPIN, LERCANIDIPIN)

Auch Calciumkanalblocker sind ein Klassiker unter den Blutdrucksenkern. Sie blockieren, wie der Name schon sagt, Calciumströme in der Muskulatur der Blutgefäße und des Herzens, dadurch wird weniger Spannung aufgebaut, das Blutgefäß erschlafft und der Blutdruck sinkt. Sie sind allgemein gut verträglich, aber viele Patientinnen und Patienten beklagen Wassereinlagerungen, vor allem an den Beinen, diese Nebenwirkung ist bei Frauen ausgeprägter als bei Männern. Abhilfe kann eine Dosisreduktion oder die Kombination mit einem ACE-Hemmer schaffen, sie schwächen die Ödeme ab. Ansonsten hilft dann nur ein Wechsel auf eine andere Substanzklasse.

WASSER MARSCH! (ZUM BEISPIEL TORASEMID, INDAPAMID, XIPAMID)

Wassertreibende Medikamente, sogenannte Diuretika, von Patientinnen und Patienten auch gerne »Wassertabletten« genannt, gehören in jede Kardiologie. Sie wirken in den Nieren und vertreiben Wasser und Salz aus dem Körper. Dadurch wird das Blutvolumen reduziert und – zur Freude des Herzens – Druck abgelassen, so muss es gegen weniger Druck im System anpumpen. Diuretika gehören auch bei Herzschwäche zum Standard.

Es sind schon Fälle beschrieben worden, bei denen junge Frauen zur raschen Gewichtsabnahme Diuretika eingenommen haben. Finger weg, das ist keine gute Idee! Es kann dabei zu nicht ganz ungefährlichen Verschiebungen deiner Mineralienverteilung im Blut kommen. Die meisten »Wassermedikamente« führen zu einem Kaliumverlust, und einen Kaliummangel mag das Herz gar nicht, akut reagiert es dann mit Herzstolpern.

Mein Tipp: Diuretika immer morgens einnehmen und nicht abends. Nachts ständig auf die Toilette zu müssen ist eine Qual!

Save your heart Tipp

Das beste Timing

Morgens, mittags, abends, wann ist der beste Zeitpunkt, deine Blutdrucksenker einzunehmen? Das haben große Studien untersucht und kamen zu dem Ergebnis: Die Uhrzeit ist egal! Hauptsache, du nimmst deine Tabletten regelmäßig ein.[189]

\+ + +

Bluthochdrucktherapie in der Schwangerschaft

Grundsätzlich werden bei Schwangeren etwas höhere Blutdruckwerte toleriert, derzeit wird ab systolischen Blutdruckwerten über 140 mmHg oder diastolischen Werten über 90 mmHg eine medikamentöse Therapie begonnen. Zu den in Deutschland eingesetzten Medikamenten zur Blutdrucksenkung bei Schwangeren gehören Alpha-Methyldopa, Metoprolol und Nifedipin, außerdem wird explizit (sofern von gynäkologischer Seite nichts dagegenspricht) zu regelmäßiger sportlicher Aktivität in niedriger Intensität (zum Beispiel Walking) geraten, um den Blutdruck zu senken und eine Schwangerschaftsvergiftung zu vermeiden.[190]

Cholesterin-Champions: Statine und mehr

Hohe Cholesterinwerte sind bei uns Frauen der Silbermedaillengewinner im Ranking der Risikofaktoren, die unsere Gefäße am stärksten schädigen. Und die Realität zeigt: Viel zu viele Frauen tragen hohes LDL-Cholesterin mit sich herum, ohne überhaupt davon zu wissen. Und wenn sie davon wissen, wird es häufig trotzdem nicht behandelt. Leider funktioniert die LDL-Senkung mithilfe einer Lifestyleänderung nicht bei allen Menschen gleich gut, und oftmals kommen wir um Medikamente nicht herum. Statine sind in diesem Fall das Mittel der ersten Wahl. Seit ihrer Entdeckung in den 1970-er Jahren sind Statine Eckpfeiler in der Therapie der Fettstoffwechselstörungen.

Save your heart History

Und was ist mit rotem Reis?

Wenn es um Senkung der Blutfette geht, werde ich sehr häufig nach »natürlichen Alternativen« – insbesondere nach der Anwendung von rotem Reis – gefragt, denn viele wollen keine »Chemie« schlucken. Dazu eine kurze Erklärung. Das erste Statin wurde vom japanischen Forscher Akira Endo entdeckt. Die rote Farbe des Reises kommt von einer Hefe, dem Monascus purpureus. Sie produziert die aktive Substanz Monacolin K, was chemisch komplett identisch mit dem Arzneistoff Lovastatin ist. Lovastatin war das erste Statin, das 1979 seine Zulassung zur Behandlung von hohem Cholesterin bekam. Folgerichtig hat Monacolin K auch die gleichen Nebenwirkungen wie das Statin. Die in rotem Reis enthaltenen Lovastatin-Konzentrationen schwanken sehr. Außerdem habe ich schon erlebt, dass Leute, die von fragwürdigen Internetanbietern roten Reis bestellt und eingenommen haben, hinterher mit Leberversagen auf der Intensivstation lagen, weil die Produkte zum Teil erheblich mit gesundheitsschädigenden Substanzen, wie dem Mykotoxin Citrinin (schädigt alles, Organe, deine Gene und verursacht Krebs), belastet sind. Ich rate von nicht ausreichend getesteten Substanzen ab und empfehle eindeutig »richtige« Statine!

+ + +

Statine beeinflussen ein Enzym, wodurch die Cholesterinproduktion in der Leber von Formel-1-Rennwagen-Tempo je nach Präparat auf Mofa oder Schrittgeschwindigkeit gedrosselt wird, der LDL-Cholesterinspiegel sinkt dadurch deutlich ab. Insbesondere bei Menschen, die bereits einen Herzinfarkt hatten, bei denen es also um die Verhinderung erneuter akuter Herzerkrankungen geht (= Sekundärprävention), sind Statine Pflicht. Die wenigsten erreichen ihre Zielwerte durch Möhrchenknabbern und Sporttreiben. Neben der Senkung der Blutfette haben Statine weitere positive Nebeneffekte: Sie wirken entzündungshemmend und halten die Ablagerungen in deinen Gefäßen stabil, das bedeutet, sie stabilisieren die gemeinen dünnhäutigen Plaques und verhindern, dass diese aufreißen und einen Herzinfarkt auslösen.

Das ist die Sonnenseite der Statine, in der Realität haben wir es aber auch mit Schattenseiten zu tun, den Nebenwirkungen. Sie treten im realen Szenario viel häufiger auf als im Studiensetting. Eine Rolle spielt hier sicher auch der sogenannte Nocebo-Effekt, wenn jemand überzeugt ist, dass eine Tablette Nebenwirkungen verursachen wird, kann es passieren, dass sie tatsächlich auftreten – auch wenn in der Tablette nur Traubenzucker und gar kein Medikament enthalten ist. Das zeigt, wie mächtig unsere Gedanken sind.

Lästiger Spitzenreiter unter den Nebenwirkungen ist der Muskelschmerz, der aber meist harmlos ist, sofern im Blut nicht massiv ein spezieller Biomarker (die Creatinkinase [CK]) nachweisbar wird, der auf eine schwere Muskelschädigung hinweist. Bei Muskelschmerzen empfehle ich zunächst, nach Ursachen zu fahnden. Dazu zählt zum Beispiel die abendliche Einnahme der Statine kombiniert mit Alkoholgenuss. Oft hilft auch ein Wechsel des Präparats, eine Dosisreduktion oder die Kombination mit Coenzym Q10, einem Nahrungsergänzungsmittel, dessen Kosten die Krankenkasse allerdings nicht übernimmt.

Die Tatsache, dass die Statineinnahme statistisch gesehen die Wahrscheinlichkeit für einen Typ-2-Diabetes, vor allem bei älteren Menschen über 65 Jahre, leicht erhöht, schreckt viele ab. In einigen Fällen kann es zu einer Abnahme der Insulinempfindlichkeit kommen, wahrscheinlich durch weniger Insulinausschüttung. Hier sind insbesondere Patientinnen und Patienten mit mehr als einem Risikofaktor für Diabetes betroffen.[191] Wenn man sich die Studien dazu genau anschaut, dann trat bei der dauerhaften Einnahme von Statin über Jahre hinweg bei 7 Prozent der Teilnehmerinnen und Teilnehmer ein Diabetes auf und bei 6,5 Prozent in der Vergleichsgruppe, die keine Statine einnahm. Der Unterschied ist also nicht riesengroß, aber war immerhin in der statistischen Berechnung signifikant.

Das gängige Gerücht, dass Statine das Demenzrisiko erhöhen, konnte wissenschaftlich nicht belegt werden. Im Gegenteil, die Studien dazu zeigen, dass Statine die Wahrscheinlichkeit für eine Demenz um zwanzig Prozent reduzieren.[192] Hohes LDL-Cholesterin zählt seit Neuestem zu den beeinflussbaren Risikofaktoren für die Entwicklung einer Demenz, das mit 7 Prozent deines Demenzrisikos schwer ins Gewicht fällt![193] Die gute Nachricht für alle, die keine Statine vertragen: Wir haben inzwischen wirksame andere Medikamente und die Forschung geht immer weiter! Die schlechte Nachricht: Sie sind um ein Vielfaches teurer und werden in der Regel erst von deiner Krankenkasse bezahlt, wenn bei dir zwei verschiedene Statine ausprobiert und nicht vertragen wurden. Insbesondere Bempedoinsäure ist hier hervorzuheben, die Substanz wird deutlich besser vertragen und macht keine Muskelschmerzen.

Save your heart *Wissen*

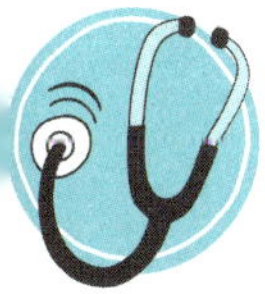

Statine in der Schwangerschaft

Es gab jahrelang einen Aufschrei, wenn man das Wort Schwangerschaft und Statine in einem Satz benutzte. Inzwischen mehren sich die Daten, die zeigen, dass Statine dem Ungeborenen nicht schaden und bei gewissen Risikopatientinnen sogar vorteilhaft sein könnten.[194] Allerdings bedarf es auch hier noch weiterer groß angelegter Studien, die den Benefit eindeutig zeigen. Die oberste Regulationsbehörde der USA, die FDA (U.S. Food and Drug Administration), die für die Regulierung und Überwachung von Arzneimitteln zuständig ist, hat das absolute Verbot von Statinen für Schwangere zurückgezogen.

Grundsätzlich wurde immer geraten, Fettsenker abends vor dem Schlafengehen zu schlucken, weil sie in der Nacht besonders gut wirken können, allerdings hat sich inzwischen herausgestellt, dass insbesondere das Atorvastatin und Rosuvastatin auch morgens geschluckt werden können, ohne dass Einbußen der Wirksamkeit befürchtet werden müssen!

Alternativen und Kombipartner

EZETIMIB: hemmt die Cholesterinaufnahme im Darm und senkt das LDL-Cholesterin um 10 bis 15 Prozent, was die Substanz allein für die Cholesterinsenkung nicht wirklich effektiv macht. Durch gleichzeitige Einnahmen eines starken Partners wie Statinen aber doppelt effektiv, weshalb es gerne in der Praxis eingesetzt wird.

BEMPEDOINSÄURE: Sie hemmt ein Enzym in der Leber und fährt dadurch die körpereigene Cholesterinproduktion runter. Dieses Präparat macht viel seltener Muskelschmerzen als Statine, ist aber auch nicht ganz so effektiv in der LDL-Senkung wie Statine.[195]

PCSK9-HEMMER: führt über die Hemmung eines Proteins zur drastischen LDL-Cholesterinsenkung.[196] Die derzeit verfügbaren Substanzen sind extrem teuer und nur als Spritze erhältlich, dafür reicht hier ein Pieks alle zwei bis sechs Monate. Tablettenform wird derzeit getestet. Bis auf Beschwerden an der Einstichstelle gibt es bisher keinerlei schwerwiegende Nebenwirkungen. Sie werden bei angeborener Fettstoffwechselstörung mit sehr hohen Cholesterinwerten verordnet oder kommen infrage, wenn mehrere Statine nicht vertragen wurden.

Herzfreundliche Zuckersenker – zwei Fliegen mit einer Klappe

METFORMIN ist ein Blutzuckersenker. Seine Wirkung ergibt sich aus einer Vielzahl von Effekten. Es bringt die Glucose in die Zelle, hemmt die Zuckerproduktionsstätten in der Leber und die Aufnahme von Kohlenhydraten aus dem Darm. Gleichzeitig verbessert Metformin grundsätzlich die Wirkung von Insulin, ohne dass sich die Insulinspiegel erhöhen. Es bewirkt quasi das, was in der heutigen Arbeitswelt als »Arbeitsverdichtung« bezeichnet wird: vorhandenes Insulin wird effizienter und senkt die Insulinspiegel um 20 Prozent ab. Dieser Wirkmechanismus ist vorteilhaft für den ganzen Körper, denn da Insulin ein Wachstumshormon ist, kann es bei dauerhaft hohen Spiegeln auch das Krebswachstum fördern. Metformin hat zudem antioxidative Eigenschaften, wirkt sich positiv auf deine Gefäße aus und verhindert Herz-Kreislauf-Leiden. Zu allem Überfluss senkt es zusätzlich das Risiko, an Darmkrebs und Demenz zu erkranken, und wird auch gerne bei jungen Frauen mit der Hormonstörung PCOS verwendet. Klingt alles zu gut, um wahr zu sein, oder?

Die beschriebenen Effekte von Metformin ließen auch Longevity-Forscherinnen und -Forscher neugierig werden. Man führte Tierversuche durch, deren Ergebnisse darauf hinwiesen, dass Metformin eine verjüngende Wirkung hat. Trotzdem hat sich in wissenschaftlichen Analysen an Menschen bisher nicht gezeigt, dass man länger lebt, wenn man es schluckt. Der positive Einfluss auf den Stoffwechsel ist jedoch unbestritten.[197] Aktuell laufen Studien, die Beweise liefern sollen, dass Metformin das Altern nicht nur bei Fadenwürmern, sondern auch beim Menschen aufhält. Wir werden sehen, zu welchen Ergebnissen sie kommen.

Einen Nachteil hat das Medikament dann aber doch: Bei Menschen mit eingeschränkter Nierenfunktion können schwerwiegende Nebenwirkungen auftreten.

DIE BLOCKBUSTER IN DER DIABETESTHERAPIE: GLP-1-ANALOGA

Hinter dem komplizierten Namen GLP-1-Analoga verbirgt sich eine Spritze, die in der Diabetestherapie eingesetzt wird und als »Abnehmspritze« Popularität auch abseits der Diabeteswelt erlangt hat. Die Wirkstoffe stupsen die Produktion von Insulin in der Bauchspeicheldrüse an und haben ebenfalls noch weitere Vorteile im Gepäck. Sie wirken nicht nur verlangsamend auf die Magenentleerung, sondern verstärken auch das Sättigungsgefühl, die Pfunde purzeln. Da sie die Eigenschaft haben, den Zuckerspiegel nur zu senken, wenn die Werte erhöht sind, macht es sie auch für übergewichtige Nicht-Diabetiker zum Blockbuster-Medikament. Aufgrund ihres »kardioprotektiven« Effekts verbessern die Herzmuskelzellen ihre Funktion, weil ihr Zucker- und Fettstoffwechsel optimiert läuft, außerdem werden freie Sauerstoffradikale eliminiert. Bei übergewichtigen Patientinnen (BMI über 27) ohne Diabetes reduzierte die Anwendung nicht nur drastisch Gewicht, sondern senkte das Risiko für Herz-Kreislauf-Erkrankungen deutlich ab.[198] Im Tierexperiment konnte sogar gezeigt werden, dass Ablagerungen in den Gefäßen unter GLP-1-Behandlung schrumpfen, bisher ist dies noch nicht beim Menschen nachgewiesen worden. GLP-1-Analoga werden in Kombination mit Metformin ebenfalls bei Frauen mit PCOS eingesetzt, sie bringen hier den Zuckerstoffwechsel wieder auf Spur, senken die Konzentration der männlichen Geschlechtshormone und führen zur gewünschten Gewichtsreduktion.[199]

Das klingt ja schon wieder viel zu gut, um wahr zu sein, denkst du dir? Ein paar Haken hat die Sache schon. Harmlose Nebenwirkungen wie Übelkeit und Bauchschmerzen sind nicht das Problem. Es gibt aber Hinweise auf eine mögliche Schädigung des Sehnervs.[200] Zum anderen wird der schnelle Gewichtsverlust zu einem großen Teil dem Verlust von Muskelmasse zugeschrieben. Das ist ein klarer Minuspunkt für das »Wundermedikament«, denn wertvolle Muskelmasse wollen wir natürlich auf gar keinen Fall abgeben! Ich bin gespannt, welche Lösungsansätze hier vorgeschlagen werden, Abnehmspritze plus Anabolika? Ich würde aus Gesundheitsgründen auf eine Anpassung des Lifestyles mit Pumpen und Proteinen setzen. Aktives Muskeltraining sowie eine Ernährungsumstellung sind langfristig unumgänglich, denn sobald die Spritze nicht mehr angewendet wird, nehmen die meisten wieder zu. Ein weiteres Problem der Medikamente sind die Verfügbarkeit und die Kosten.

SGLT-2-INHIBITOREN: DER NEUE SUPERSTAR FÜRS HERZ

Die Gruppe der SGLT-2-Inhibitoren wurde ebenfalls zur Behandlung des Typ-2-Diabetes auf den Markt gebracht. Seit 2008 müssen alle neuen Blutzucker-Medikamente auf Sicherheit bei Herzpatientinnen und -patienten getestet werden. Dies wurde auch mit den SGLT-2-Inhibitoren gemacht, und eine groß angelegte Sicherheitsstudie entdeckte, was man sich nicht im Traum hätte erhoffen können: Die Substanz ist nicht nur verdammt gut bei Diabetes, sondern reduziert nebenbei auch noch die Sterblichkeit bei Patientinnen und Patienten mit Herzschwäche. Eigentlich regulieren SGLT-2-Inhibitoren den Blutzucker, indem sie ein Protein in der Niere hemmen, den sogenannten Glucosetransporter. Dadurch scheidet die Niere jede Menge Zucker über den Urin aus und es verbleibt weniger Zucker im Blut.

Inzwischen geht der Einsatz der SGLT-2-Inhibitoren weit über die Zuckertherapie hinaus. Wegen der guten Effekte wie Gewichtsreduktion, Nierenprotektion und Herzschutz wird diese Medikamentengruppe vielseitig ohne größere Sicherheitsbedenken – egal ob mit oder ohne Herzschwäche – in der Herzmedizin eingesetzt.

Save your heart Wissen

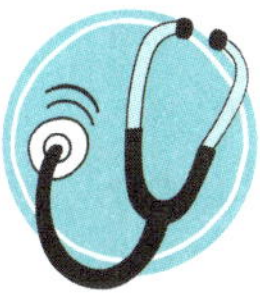

SGLT-2-Inhibitoren machen deinen Urin süß, richtig süß und das kann zu vermehrten Pilzinfektionen im Intimbereich führen. Eine gute Intimhygiene ist hier ganz wichtig, denn Zucker mögen die Keime!

Staying alive – Ich bin herzkrank, wie geht es weiter

Wenn die Diagnose einer Herzerkrankung gestellt wird, kann das ein einschneidendes und lebensveränderndes Ereignis sein. Die Freude, einen plötzlichen Herzstillstand oder einen Herzinfarkt überlebt zu haben, weicht oft dem Gedanken an eine Zukunft mit einer lebenslangen Herzerkrankung. Es ist ganz normal, dass du dir Gedanken über die Zukunft und den Umgang mit der Erkrankung machst. Wichtig ist das Verständnis der eigenen Herzerkrankung mit all ihren Facetten. Welche Prognose hast du? Mit welchen Symptomen musst du rechnen? Wie musst du deinen Lebensstil anpassen? Was sind die möglichen Komplikationen deiner Erkrankung?

Je nach Herzerkrankung sind Letztere ein sehr weit gefächertes Feld. Wenn ein PFO verschlossen wurde, werden vielleicht in den ersten Jahren noch Verlaufskontrollen gemacht, oftmals sieht man dann die Patientinnen und Patienten nie wieder, weil es auch keinen weiteren Bedarf gibt. Anders ist es bei einer Herzklappenerkrankung. Hier ist es ganz wichtig zu wissen, welche Kontrollen wahrgenommen werden sollten und bei welchen Symptomen du medizinischen Rat einholen solltest. Genauso ist es auch nach einem Herzinfarkt oder wenn eine Koronare Herzerkrankung festgestellt wurde. Hier heißt es Schadensbegrenzung betreiben und alles stabil halten.

Bei akuten Erkrankungen wie einem Herzinfarkt empfehle ich, unbedingt, eine Reha-Maßnahme durchzuführen, sie erleichtert das »Ankommen« im neuen Alltag enorm. Leider nehmen Frauen viel zu selten eine Reha in Anspruch und nicht selten wird ihnen gar nicht erst eine angeboten. Deshalb mein Tipp: Frag aktiv nach! In den Kliniken wird nach einer akuten Behandlung oftmals zu wenig mit den Patientinnen und Patienten geredet, weil schlicht und einfach zu wenig Zeit ist. Deshalb ist es umso wichtiger, eine gute Kardiologin oder einen guten Kardiologen zu finden, der oder dem du vertraust, nachdem du mit einer Herzdiagnose aus der Klinik entlassen wurdest. Ich weiß, die Umsetzung ist auch hier schwierig, denn inzwischen muss man froh sein, wenn man überhaupt in irgendeiner kardiologischen Praxis einen Termin in den nächsten zwölf Monaten bekommt. Die gute Nachricht ist: In den meisten Fällen stirbst du nicht *an* deiner Herzerkrankung, sondern *mit* einer Herzerkrankung. Uns stehen nämlich (wie wir jetzt gesehen haben) viele gute und langjährig erprobte Medikamente und Hilfsmittel zur Verfügung, die deine Prognose deutlich verbessern.

Auch die Anpassung deines Lifestyles spielt eine entscheidende Rolle. Du kannst durch regelmäßige körperliche Aktivität und herzgesunde Ernährung sowie den richtigen Umgang mit Stress dein Herz stärken, und ich sehe nicht selten, dass zum Beispiel Bluthochdruck-Medikamente reduziert werden können, wenn durch Lebensstilmaßnahmen, wie Umstellung der Ernährung oder fleißiges Sporteln, der Blutdruck sinkt. Natürlich kann eine Herzerkrankung auch einen großen Einfluss auf deine psychische Gesundheit haben. Hier ist oft ein ganzheitlicher Ansatz gefragt, denn Herz und Hirn haben eine enge Verbindung, die nicht zu unterschätzen ist. Ich frage insbesondere jüngere Frauen vor der Entlassung immer, ob sie mit unserer Psychokardiologin sprechen möchten.

Ein positives Mindset und Lebensfreude sollten trotz Herzerkrankung erhalten bleiben, es ist wichtig, das Leben zu genießen und positiv zu denken. Ganz im Sinne des österreichischen Psychologen Viktor Frankl: Wenn wir nicht mehr in der Lage sind, die Situation zu ändern, müssen wir uns selbst ändern.

Epilog – Die Zukunft der Frauenherzen

Ich hoffe, dir hat unsere gemeinsame Reise durch die spannende, aber auch komplexe Welt der Herzgesundheit gefallen. Wenn du es bis hierher geschafft hast, besitzt du das theoretische Wissen, um zehn Jahre länger – und vor allem länger herzgesund – zu leben. Das Lesen hat sich also gelohnt, oder? Wir haben gemeinsam Mythen entlarvt, kritisch in die Vergangenheit der Herzmedizin geschaut, zu wenig bekannte und zu wenig beachtete Risiken bei Frauen beleuchtet sowie frauenspezifische Besonderheiten und wichtige präventive Maßnahmen zum Schutz vor Herzerkrankungen thematisiert. Vielleicht hat dir dieses Buch die Augen geöffnet und du hattest den ein oder anderen »Aha«-Effekt, vielleicht aber auch einen »Oje«-Moment.

Mein Ziel war es, dein Bewusstsein zu schärfen und dich zu inspirieren, dich aktiv mit deinem wertvollsten Gut, deiner Gesundheit, auseinanderzusetzen und die Bedeutung einer langfristigen, präventiven Herangehensweise zu erkennen. Es war mir eine absolute Herzensangelegenheit, dieses Buch zu schreiben und mein Wissen dahin weitergeben zu dürfen, wo es gebraucht wird: AN DICH!

Ich habe jahrelang hochkomplexe und spezielle Herzkathetereingriffe an Menschen mit fortgeschrittenen Herzkrankheiten durchgeführt. Das war am Anfang meiner Tätigkeit unglaublich faszinierend (ich mag es auch immer noch), und ich hatte das Gefühl, damit Großartiges zu tun und den Menschen richtig gut helfen zu können. Doch irgendwann realisierte ich, dass ich eigentlich versage. Nicht weil ich meinen Job nicht mehr richtig gemacht habe, sondern weil mir klar wurde, dass ich so viele Menschen erst viel zu spät sehe, nämlich auf dem Herzkathetertisch mit einem Herzinfarkt. Sehr viele Herzerkrankungen und Einsätze im Herzkatheterlabor wären vermeidbar, wenn die richtige Vorsorge gemacht werden würde, um rechtzeitig

Risiken zu erkennen, sie zu behandeln und den Lifestyle entsprechend anzupassen. Natürlich gibt es genetische Risiken und man kann auch trotz eines optimalen herzgesunden Lifestyles nicht jede Erkrankung verhindern. Manchmal ist es einfach Schicksal. Aber bei einem Großteil der Menschen entstehen Herzerkrankungen über viele Jahre durch das Zusammenspiel von ungünstigen Lifestyleentscheidungen und mangelnder Früherkennung von Risikokonstellationen. Die Etablierung von Herz-Vorsorge-Programmen wäre ein Schritt in die richtige Richtung. Was wir aber noch viel mehr brauchen, sind umfassende Präventionskampagnen, die die Menschen dazu aufrufen, frühzeitig auf ihre Gesundheit zu achten. Am besten sollte schon in der Schule das Fach »Gesundheit« auf dem Stundenplan stehen, denn je früher wir uns für eine gesunde Lebensweise entscheiden, desto besser. Die heutige Welt macht es uns nicht leicht und viele ungünstige Lifestyleentscheidungen laufen unbewusst ab: der Überfluss an energiereichen Lebensmitteln und verzuckerten Getränken, die uns süchtig machen, zu wenig köperliche Aktivität, weil alles online möglich ist und viele nur noch dauererschöpft vom Alltag sind. Dazu der Einfluss der sozialen Medien, die viele von uns ablenken, vom Schlafen abhalten und uns potenziell unzufriedener machen, weil wir sehen: Da draußen springt immer jemand höher, weiter und besser.

Dennoch: Du hast deine Gesundheit selbst in der Hand und kannst dich ab heute für ein herzgesünderes Leben entscheiden, wie auch immer das in deinem Fall aussehen mag. Wenn du in der Zwischenzeit schon deine letzten Laborwerte herausgekramt hast, um nach deinen Blutfettwerten zu schauen, oder die erste Einheit Krafttraining absolviert und dich danach grandios gefühlt hast, dann habe ich erreicht, was ich erreichen wollte.

Ich freue mich, dass ich dich inspirieren konnte und dass mein Herzensthema – die Frauenherzgesundheit – mit diesem Buch eine Bühne bekommen hat. Denn noch immer läuft Frauengesundheit in vielen Aspekten unterhalb des Radars, weil geschlechtsspezifische Unterschiede bei Erkrankungen viel zu wenig berücksichtigt wurden. Während in meiner Studienzeit zu Beginn der Jahrtausendwende die Gendermedizin, die sich mit diesen Unterschieden beschäftigt, kaum an den Universitäten gelehrt wurde, entstehen heute immer mehr Professuren für diesen Fachbereich, und gendermedizinische Aspekte werden vermehrt in die Lehre eingebunden. Es ist Zeit, dass immer mehr Forscherinnen und Mediziner die Unterschiede zwischen den Geschlechtern in Sachen Herzgesundheit anerkennen und in ihren Studien berücksichtigen. Ich wünsche mir, dass diese Bewegung noch mehr Fahrt aufnimmt, um ein noch besseres Verständnis für die spezifischen Bedürfnisse von Frauen zu entwickeln und jede einzelne Patientin maßgeschneidert behandelt werden kann. Dafür muss medizinisches Personal flächendeckend geschult werden, und die Awareness für Frauenherzerkrankungen muss sich durchsetzen.

Bis dahin müssen wir uns alle gegenseitig empowern. Erzähle deinen Töchtern, deinen Freundinnen, deiner Mutter von den Erkenntnissen, die du aus diesem Buch gezogen hast, und sorge so dafür, dass die Bedeutung von Herzerkrankungen und vor allem von ihrer Prävention überall in der Gesellschaft ankommt. Wir brauchen mehr Bildung, Aufklärung und Zusammenhalt. Gemeinsam können wir den Unterschied machen: Save your Heart!

Danke!

Ich möchte all denjenigen danken, die mich auf der spannenden Reise zur Veröffentlichung dieses Buches unterstützt haben. Es stand nie auf meiner Agenda, ein Buch zu schreiben, auch wenn ich öfter mal gesagt habe: »Über all das, was da jeden Tag in der Klinik passiert, könnte ich Bücher schreiben.« Aber so ernst hatte ich es nie wirklich gemeint.

Die Nachricht einer Literaturagentin änderte diese Agenda, und überzeugte mich, das Projekt »Buch über Frauenherzgesundheit« zu wagen. Ohne dich, liebe Lisa Volpp (Literaturagentur Copywrite), gäbe es dieses Buch nicht.

Meinem Verlag dtv und besonders der Verlegerin Barbara Laugwitz danke ich herzlich für die sehr wertschätzende Zusammenarbeit; ich habe mich von Anfang an als Teil der dtv-Familie und willkommen gefühlt. Ganz ausdrücklich möchte ich meine Lektorin Laura Weber erwähnen, die meine Texte mit sehr viel Herzblut feingeschliffen und so auch komplexe Themen für alle verständlich gemacht hat. Natürlich gilt mein Dank auch all den fleißigen Helferinnen und Helfern im Hintergrund: den Korrekturleserinnen, den engagierten Menschen in Vertrieb, Herstellung, Marketing, Presse, dem Außendienst und all denen, die ich möglicherweise vergessen habe aufzuzählen. Auch der Illustratorin Lorena Addotto danke ich für die wirklich gelungene und kreative Umsetzung meiner Ideen, sie machen die Inhalte dieses Buches lebendig und anschaulich.

Meinen Kolleginnen und Kollegen, die mich bei Themen abseits der Kardiologie begleitet haben, möchte ich an dieser Stelle meinen Dank aussprechen. Dieser gilt insbesondere Dr. med. Christian Merkel für das Korrekturlesen des Skincare-Kapitels und meinen lieben Kolleginnen Dr. med. Judith Bildau (Rom) und Dr. med. Vera Lichtneckert (Koblenz) für ihre Unterstützung in der Welt der weiblichen

Geschlechtshormone. Danke auch dir, lieber Vincent Vermeulen (Therapie und Training Vermeulen, Ramsau), für deine Zeit und die geduldige Beantwortung all meiner Fragen rund um das Thema Training und Muskeln.

In nur acht Monaten ein Buch zu schreiben, wäre für mich schlicht unmöglich gewesen, wenn ich wie gewöhnlich hätte weiterarbeiten müssen. Deshalb danke ich meinem Chef, Professor Dr. Samuel Tobias Sossalla, der mich jederzeit bei dem Buchprojekt unterstützt hat, auch wenn das bedeutete, dass ich trotz der ohnehin angespannten Personalsituation meine Arbeitszeit reduzieren musste.

Meiner Familie danke ich von ganzem Herzen. Meinem Mann Christian für seinen emotionalen und fachlichen Support, und meinen wundervollen Kindern, die während der Entstehung dieses Buches viel Mama-Zeit opfern mussten. Eure Geduld, eure Motivations-Freundschaftsarmbändchen und eure Liebe haben mir Kraft gegeben.

Dieses Buch gäbe es nicht, wenn ich nicht Medizin studiert hätte. Deshalb danke ich auch meinen Eltern, die mir dieses Studium ermöglicht haben. Ärztin zu sein ist für mich der schönste Beruf der Welt und ich würde es immer wieder genauso machen.

Zu guter Letzt möchte ich auch meinen Patientinnen danken, die mich über die Jahre für das Thema Frauenherzgesundheit sensibilisiert und mir den Anstoß gegeben haben, mich intensiver damit zu beschäftigen. Auch dir, liebe Leserin, möchte ich danken. Möge dieses Buch dich ermutigen, frühzeitig auf deine Herzgesundheit zu achten und ein langes, glückliches und herzgesundes Leben zu führen.

Glossar

ABLATION: generelle Bezeichnung für verschiedene Verfahren zur Verödung von Herzrhythmusstörungen wie Vorhofflimmern, die über einen Zugang über die Leistenvene durchgeführt werden.
ACE-HEMMER: Medikament zur Blutdrucksenkung
ADIPOSITAS: krankhaftes Übergewicht mit einem BMI von >30 kg/m²
ANDROGENE: Überbegriff für männliche Geschlechtshormone, die auch bei Frauen vorkommen
ANGIOTENSIN-REZEPTOR-BLOCKER: Medikamentengruppe zur Blutdrucksenkung
ANTIKOAGULATION: Blutverdünnung, die zum Beispiel bei Vorhofflimmern notwendig ist
AORTA: Hauptschlagader
AORTENKLAPPE: Herzklappe zwischen linkem Vorhof und linker Herzkammer
ASS: »Aspirin«, Standardmedikament in der Kardiologie, wird zur Hemmung der Blutplättchen eingesetzt und senkt insbesondere bei vorbestehender Herzerkrankung das Risiko für Herzinfarkte
ATHEROSKLEROSE: krankhafte Ablagerungen in den arteriellen Gefäßen bestehend aus Cholesterin und Entzündungszellen. Wenn diese Ablagerungen in den Herzkranzgefäßen zu finden sind, nennen wir das Koronare Herzerkrankung.
AUTOIMMUNKRANKHEIT: Erkrankung, die durch eine überschießende Reaktion des körpereigenen Immunsystems ausgelöst wird, Immunzellen richten sich gegen den eigenen Körper
BEMPEDOINSÄURE: neueres Medikament zur Cholesterinsenkung, Alternative zu Statinen
BETABLOCKER: Medikament in der Herzmedizin zur Blutdrucksenkung und zur Verringerung der Herzfrequenz
BMI: Abkürzung für Body Mass Index, der in der Einheit kg/m² angegeben wird
BROKEN-HEART-SYNDROM: siehe Stress-Kardiomyopathie
BYPASS: operatives Verfahren der Herzchirurgie, bei der eine Überbrückung einer Gefäßverengung geschaffen wird
C-CT: Coro-CT, Computertomografie, Verfahren zur genauen Darstellung deiner Herzkranzgefäße
CHOLESTERIN: Teil der Blutfette
DASH-DIÄT: Dietary Approach to Stop Hypertension, gilt als die herzgesündeste Ernährungsweise, ist eine mediterrane Ernährung mit Limits für den Salz- und Alkoholkonsum.
DIABETES MELLITUS: Erkrankung, die mit erhöhten Blutzuckerspiegeln durch Insulin mangel oder Insulinresistenz ausgelöst wird
DIASTOLE: Entspannungsphase während des Herzzyklus
DIURETIKA: wassertreibendes Medikament
DNA: dein Erbgut, bestehend aus 23 Chromosomenpaaren
ECHOKARDIOGRAMM: Ultraschall des Herzens
EKG: Elektrokardiogramm, Herzstromkurve
ENDOTHEL: Innerste Auskleidung deiner arteriellen Blutgefäße, reguliert die Gefäßfunktion.

ENZYME: Proteine in deinem Körper, die viele Prozesse beeinflussen
EXTRASYSTOLE: zusätzlicher Herzschlag, der entweder aus dem Vorhof (SVES) oder der Herzkammer (dann heißt er VES) kommen kann.
GLP-1: Glucagon-like Peptide-1, ein Hormon, das im Darm produziert wird und eine wichtige Rolle im Glukosestoffwechsel spielt
HDL-CHOLESTERIN: High Density Lipoprotein, tendenziell gut für die Herzgesundheit
HERZFREQUENZ: Anzahl der Herzschläge pro Minute
HERZINFARKT: akuter Notfall. Verschluss eines Herzkranzgefäßes, führt zu einem bedrohlichen Sauerstoffmangel deines Herzens
HERZINSUFFIZIENZ: Herzschwäche, bei der das Herz nicht mehr in der Lage ist, das Blut richtig raus zu pumpen oder sich mit Blut zu füllen
HERZKATHETERUNTERSUCHUNG: Verfahren zur Darstellung deiner Herzkranzgefäße und der Herzkammer mithilfe von jodhaltigem Kontrastmittel und Röntgenstrahlung
HERZKRANZARTERIE, HERZKRANZGEFÄSS: deine Herzschlagadern, die dein Herz mit Sauerstoff und Nährstoffen versorgen.
HERZRHYTHMUSSTÖRUNGEN: Überbegriff für alle Veränderungen des regelrechten Herzrhythmus
HET: Hormonersatztherapie, Gabe von Hormonen zur Linderung von Wechseljahrbeschwerden
HIIT: Hochintensives Intervalltraining
HRV: Heart Rate Variability, Herzfrequenz-Variabilität
INSULIN: Hormon der Bauchspeicheldrüse, das den Blutzuckerspiegel reguliert
KALIUMSALZ: kochsalzreduziertes Salz, bei dem ein Teil (meist ⅓) des Natriumchlorids durch Kaliumchlorid ersetzt wird, hat gesundheitliche Vorteile bei Menschen mit hohem Blutdruck
KAMMERFLIMMERN: Lebensgefährliche Herzrhythmusstörung, die einem Herzstillstand entspricht
KHK: Koronare Herzerkrankung, wenn Atherosklerose die Herzkranzgefäße betrifft, sprechen wird von einer KHK
KORONARANGIOGRAFIE: siehe Herzkatheteruntersuchung
LDL-CHOLESTERIN: Low Density Lipoprotein, das potenziell gefäßschädigende Cholesterin
LONGEVITY: Langlebigkeit
MENARCHE: erste Regelblutung im Leben einer Frau, Durchschnittsalter 12 Jahre
MENOPAUSE: Zeitpunkt der letzten Menstruation, Durchschnittsalter in Deutschland 51 Jahre
MENSTRUATION: Regelblutung
MITOCHONDRIUM: Minikraftwerk deiner Zelle, produziert Energie
MITRALKLAPPE: Herzklappe zwischen linkem Herzvorhof und linker Herzkammer
MITRALKLAPPENINSUFFIZIENZ: Schlussunfähigkeit der Mitralklappe, bei der Blut immer wieder zurück in den Vorhof läuft
MRT: Magnetresonanztomografie, bildliche Darstellung des Herzens und Messung der Herzfunktion in einem starken Magnetfeld
NÜCHTERNBLUTZUCKER: dein Blutzuckerspiegel nach 12 Stunden Nüchternheit
OGT: Oraler Glukosetoleranztest, Zuckerbelastungstest
OSTEOPOROSE: kritische Abnahme der

Knochendichte, die zu einem erhöhten Risiko für Knochenbrüche führt

ÖSTROGENE: das weibliche Geschlechtshormon, produziert in den Eierstöcken

PCOS: Polycystisches Ovarialsyndrom, häufigste Hormonstörung bei jungen Frauen

PCSK9-HEMMER: neueres und hochwirksames Medikament zur Senkung der Blutfette, das bei Menschen mit genetisch erhöhten Cholesterinwerten eingesetzt wird

PERIMENOPAUSE: beginnt bereits um das 45. Lebensjahr mit den ersten Symptomen der Wechseljahre, wie Hitzewallungen, Schlafstörungen und vielem mehr

PFO: Persistierendes Foramen ovale, kleines Loch zwischen linkem und rechtem Herzvorhof

PRÄEKLAMPSIE: Komplikation des Schwangerschaftsbluthochdrucks, bei der es zur Organschädigung mit Ausscheidung von Eiweiß kommt

PRÄMENOPAUSE: Zeitspanne von der ersten Menstruation bis zur Perimenopause

SCHWANGERSCHAFTSBLUTHOCHDRUCK: erhöhter Blutdruck, der in der Schwangerschaft festgestellt wird

SCHWANGERSCHAFTSDIABETES: Störung des Zuckerstoffwechsels, die erstmals in der Schwangerschaft festgestellt wird

SEXUALHORMONE: Östrogen, Progesteron und auch Testosteron gehören bei den Frauen dazu

SINUSKNOTEN: Taktgeber des Herzens, sitzt im rechten Vorhof

SINUSRHYTHMUS: der normale Rhythmus, in dem dein Herz schlagen sollte und der vom Sinusknoten, dem Taktgeber, gesteuert wird

SIRTUINE: Proteine, die an der Regulierung von Zellprozessen und der Lebensdauer von Zellen beteiligt sind, werden auch Langlebigkeitsenzyme deines Körpers genannt und können durch Lifestyle beeinflusst werden

STATINE: Standardmedikament zur Senkung des LDL-Cholesterins und zur Senkung des Risikos für Herzkrankheiten

STENT: Gefäßstütze aus einem Metallgerüst bestehend, die während einer Herzkatheteruntersuchung in dein Herzkranzgefäß gesetzt wird

STRESSKARDIOMYOPATHIE: durch akute Stressreaktion ausgelöste Herzschwäche, die mit typischen Herzinfarktsymptomen einhergeht

SYSTOLE: Anspannungsphase deines Herzens, bei der Blut hinaus in die Hauptschlagader (Aorta) gepumpt wird

TAVI: Transkatheter-Aortenklappenimplantation. Minimalinvasives Verfahren zum Einsetzen einer Aortenklappe über die Leistenschlagader

TELOMERE: Schutzkappen deiner Chromosomen, vergleichbar mit den Enden deiner Schnürsenkel, die deine Schnürsenkel (Erbgut) beschützen.

TESTOSTERON: männliches Geschlechtshormon, das auch bei Frauen in 10 mal niedrigerer Konzentration als bei Männern vorkommt

VO_2MAX: maximale Sauerstoffaufnahme, gemessen in Milliliter pro Minute pro Kilogramm Körpergewicht, einer der besten Longevity-Gesundheitsparameter, der eng mit der Herzgesundheit korreliert

VORHOFFLIMMERN: Herzrhythmusstörung, bei der dein Herz nicht mehr im regelrechten Sinusrhythmus, sondern unregelmäßig schlägt

VES: Ventrikuläre Extrasystole: irregulärer Herzschlag aus der Herzkammer

Register

Hinweis zu den Quellen

Alle Quellen findest du (korrespondierend mit den Endnoten im Text) online unter:

www.dtv.de/buch/save-your-heart